肿瘤与 新型肿瘤细胞治疗

盛思源 著

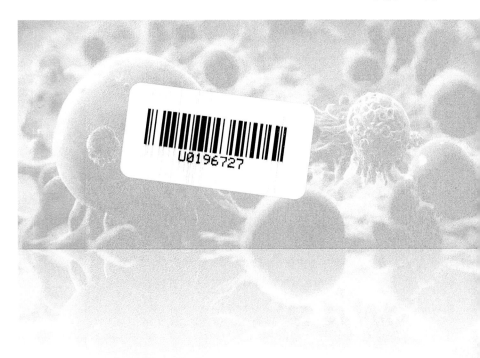

化学工业出版社

·北京·

内容简介

肿瘤免疫治疗是通过重新启动被肿瘤细胞抑制的人体免疫系统，发挥其正常功能，从而清除肿瘤。本书主要介绍免疫系统与肿瘤的关系、抗肿瘤免疫学机制、肿瘤主动免疫及被动免疫治疗、新型肿瘤细胞治疗、肿瘤免疫治疗的不良反应及处理等内容，结合当前肿瘤免疫治疗的新进展，对肿瘤与新型肿瘤细胞治疗展开深入研究，穿插了肿瘤治疗的理论知识与临床案例，更具参考性和实用性。

本书适合基础医学、临床医学、公共卫生学、药学以及护理学的学生，也可供免疫学、肿瘤学和各临床科室的研究生、住院医师等阅读参考。

图书在版编目（CIP）数据

肿瘤与新型肿瘤细胞治疗 / 盛思源著. — 北京：
化学工业出版社，2024.3
ISBN 978-7-122-44657-2

Ⅰ．①肿…　Ⅱ．①盛…　Ⅲ．①肿瘤－治疗　Ⅳ.
①R73

中国国家版本馆 CIP 数据核字（2024）第 000370 号

责任编辑：戴小玲　彭爱铭　　　加工编辑：翟　珂　张晓锦
责任校对：李雨晴　　　　　　　　装帧设计：张　辉

出版发行：化学工业出版社
　　　　　（北京市东城区青年湖南街 13 号　邮政编码 100011）
印　　装：北京印刷集团有限责任公司
710mm×1000mm　1/16　印张 12¾　字数 226 千字
2024 年 3 月北京第 1 版第 1 次印刷

购书咨询：010-64518888　　　售后服务：010-64518899
网　　址：http://www.cip.com.cn

前言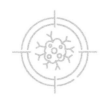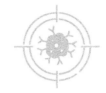

目前恶性肿瘤已成为危害我国乃至全世界最严重的疾病之一，其发生率仍呈上升趋势，相应地对肿瘤的基础和临床研究也受到广泛重视，肿瘤免疫治疗研究内容的广度和深度在此背景下也在迅速提高。

肿瘤免疫治疗的时代已经到来，但是并非所有的患者都有反应（如肺癌约20%）。虽然高 PD-L1 表达、高突变负荷、高微卫星不稳定性和肿瘤浸润淋巴细胞是预测疗效的肿瘤标志物，但上述肿瘤标志物阴性的患者，也存在治疗反应。而且，一些患者对治疗有非常规反应，如混合反应或假性进展，被定义为肿瘤负荷的初始激增，通常在影像学检查时检测到，然后是肿瘤缩小。而且，临床病例报告在开始抗 PD-1/PD-L1 抗体治疗后，观察到患者反常的肿瘤加速进展，即超进展。重要的是，肿瘤免疫治疗明显延长了癌症患者的生存时间，但不良反应也值得引起我们的足够重视。不同类型的肿瘤免疫治疗药物的不良反应不同，在不同肿瘤患者中的毒性也不相同。常见的毒性机制包括细胞因子诱导的毛细血管通透性增加，肿瘤疫苗诱导的低水平自身免疫反应，过继细胞治疗引起的交叉反应，以及检查点蛋白抑制剂诱导的自身炎症反应。细胞因子可能产生的是弥漫性非特异性 T 细胞反应，而肿瘤疫苗、过继细胞治疗以及检查点蛋白抑制剂似乎能激活更多特异性 T 细胞，作用于正常组织后可造成特定器官的损害。重要组织的严重损害是致命的，所以需要时刻警惕、早期识别，并立即予以积极处理。

因此，我们需要对免疫生物学的深入理解，获得消灭癌症的必要知识。目前生物医学的数据具有"3V"的特征，即数据量大、数据来源多和数据处理速度快。面对生命科学领域的大数据爆炸时代，要求我们肿瘤免疫学工作者必须强制性继续教育学习。

本书共六章，包括绪论、免疫系统与肿瘤的关系、抗肿瘤免疫学机制、肿瘤主动免疫及被动免疫治疗、新型肿瘤细胞治疗、肿瘤免疫治疗的不良反应及处理等，旨在介绍肿瘤免疫治疗新进展的同时，将肿瘤免疫治疗基础知识与临床应用结合起来，从而为我国肿瘤免疫治疗研究的更大发展作出贡献。本书的主要阅读对象是基础医学、临床医学、公共卫生学、药学以及护理学的学生，也可供免疫学、肿瘤学和各临床科室的研究生、住院医师等参考、学习。

对此，我谨向出版社工作人员的辛勤工作和宝贵努力，致以由衷地感谢和深切的敬意。感谢湖南省教育厅优秀青年项目基金（No. 20B544）、湖南省自然科学基金青年项目（No. 2019JJ50566）以及 2021 年度湖南省普通高校青年骨干教师培养对象（湘教通〔2022〕46 号）对于本书编写经费上的支持。对于书中疏漏之处，恳请读者批评指正，以利于我今后不断完善与提高。

湖南文理学院医学院
盛思源
2023 年 4 月

目录

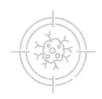

第一章 绪论

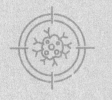

第一节　肿瘤的基本常识

一、肿瘤的概念

肿瘤又称新生物，是机体在各种致病因素的长期作用下发生的细胞异常增殖而形成的新生物。肿瘤细胞与正常细胞相比，有结构功能和代谢的异常，具有超常的增殖能力。肿瘤的发生是一个复杂的过程，宿主受某些物理、化学、生物等因素的影响，细胞的 DNA 发生改变，形成变异细胞，此阶段称为启动阶段。再结合某些因素的影响，进入促进阶段，癌细胞开始形成。癌细胞的特性包括细胞的无休止和无序地分裂，并有侵蚀性和转移性[1]。

肿瘤一旦形成，不因诱因消除而停止生长。良性肿瘤对机体危害一般较轻；恶性肿瘤则会对机体构成严重威胁，特征为失控性过度生长，并由原发部位向其他部位转移和侵犯，如不能得到控制，将侵犯重要器官和组织，引起衰竭，导致患者死亡。

恶性肿瘤以其高发病率和高死亡率，严重威胁人民群众的生命安全，并给家庭和社会带来沉重的经济负担。

中医学认为"肿大成块，留居不散之物为肿瘤"。3500 年前的甲骨文上已有"瘤"字。2000 多年前的《周礼》已记载有专门治疗肿瘤的医师，称为"疡医"。历代中医对恶性肿瘤的描述主要有下列病名："噎膈"包括食管癌及贲门癌；"胃反"包括胃癌在内；"积聚"是指包括各种内脏肿瘤在内的胸腹部肿块；"症瘕"多指下腹部及盆腔肿块；对"崩漏带下"的描述则与宫体、宫颈癌症状相似；"石疽""失荣"则与恶性淋巴瘤及颈部转移癌症状相似。此外，还有"肾岩""脏毒"等类似肿瘤的描述。

二、肿瘤的命名及分类

（一）肿瘤的命名

肿瘤的命名应以能反映肿瘤的部位、组织来源及其良恶性为原则，但因历史的原因，有些命名并不符合这一原则。目前，常用的命名方法有普通命名法和特殊命名法。

1. 普通命名法

普通命名法主要依据肿瘤的生物学行为、解剖部位、组织结构、细胞类型等，分为：①良性肿瘤，按"部位＋组织分化类型＋瘤"命名，如支气管乳头状瘤、卵巢浆液性乳头状囊腺瘤等。②交界性肿瘤，按"部位＋交界性或非典型性或侵袭性＋组织分化类型＋瘤"命名，如卵巢交界性浆液性乳头状囊腺瘤、非典型性脑膜瘤和跟骨侵袭性骨母细胞瘤等。③恶性肿瘤，上皮组织来源的恶性肿瘤，按"部位＋上皮组织分化类型＋癌"命名，如食管鳞状细胞癌、直肠腺癌、膀胱尿路上皮癌和肺泡细胞癌等；间叶组织来源的恶性肿瘤，按"部位＋间叶组织分化类型＋肉瘤"命名，如腹膜后平滑肌肉瘤、头皮血管肉瘤和小腿上皮样肉瘤等；有些肿瘤采用"恶性＋组织分化类型＋瘤"来命名，如恶性纤维组织细胞瘤、恶性黑色素瘤和恶性淋巴瘤等；向胚胎组织分化的肿瘤，按"部位＋母细胞瘤"来命名，多数为恶性，如肾母细胞瘤、肝母细胞瘤、视网膜母细胞瘤和神经母细胞瘤等，也有少数为良性，如脂肪母细胞瘤和骨母细胞瘤；当肿瘤内同时含有上皮和肉瘤成分时，按"部位＋癌或腺＋肉瘤"来命名，如膀胱癌肉瘤和子宫腺肉瘤等；当肿瘤内含有两种或两种胚层以上成分时，按"部位＋畸胎瘤或未成熟畸胎瘤"来命名，如卵巢成熟性囊性畸胎瘤和睾丸未成熟畸胎瘤等，加以恶性，如子宫恶性中胚叶混合瘤等[2]。

也有学者按以下方法命名：①根据生物学行为可将肿瘤分为良性瘤、交界瘤、恶性瘤，其中恶性瘤中来源于上皮组织的称为癌，来自间叶组织的则称为肉瘤。②根据恶性程度可分为低度恶性、中度恶性及高度恶性肿瘤。③根据生长方式可分为原位癌、浸润癌、转移癌。④根据波及范围可分为早期癌、中期癌和晚期癌以及原发性癌、继发性癌。⑤根据解剖部位可分为食管癌、胃癌、大肠癌、肝癌、鼻咽癌、肺癌、乳腺癌、宫颈癌、皮肤癌等。⑥根据组织结构可分为乳头瘤、乳头状癌、囊腺瘤、囊腺癌、绒毛状腺瘤、管状癌、腺样囊腺癌、叶状囊肉瘤、腺泡细胞癌、腺泡状软组织肉瘤、滤泡性癌等。⑦根据细胞来源可分为鳞状细胞癌、基底细胞癌、尿路上皮癌、腺瘤、腺癌、精原细胞瘤、神经鞘瘤、神经节细胞瘤软骨肉瘤、骨肉瘤、平滑肌瘤、横纹肌肉瘤等。⑧根据细胞的形状可分为梭形细胞癌、燕麦细胞癌、印戒细胞癌、上皮样肉瘤等。⑨根据细胞的大小可分为大细胞癌、巨细胞瘤、小细胞癌等。⑩根据细胞的染色反应可分为嗜银细胞瘤、嗜铬细胞瘤、嗜酸细胞瘤、嗜碱细胞瘤、嫌色细胞癌、透明细胞癌等。⑪根据细胞内所含的内容可分为黏液腺癌、恶性黑色素瘤、浆液性腺瘤。⑫含内分泌激素的可分为生长激素瘤、催乳素瘤、促甲状腺素瘤、促皮质激素瘤、胰岛素瘤、胃泌素瘤、高血糖素瘤等。⑬根据细胞的颜色可分为棕色瘤、绿色瘤、黄色瘤等。⑭根据所含肿瘤成分命名，如癌肉瘤、腺鳞癌、基底鳞状细胞癌、黏液表皮样癌、红白血病、支持-间质细胞瘤、纤维腺瘤、血管平滑肌脂肪瘤等[3]。

2. 特殊命名法

特殊命名法无一定规律，多来自传统习惯或特殊情况的约定俗成。有以下几种方式：①按传统习惯，如白血病和蕈样真菌病等。②按人名，如霍奇金（Hodgkin）淋巴瘤、尤因（Ewing）肉瘤、肾母细胞（Wilms）瘤［维尔姆斯瘤（Wilms瘤）］、Askin瘤、佩吉特（Paget）病、卵巢布伦纳瘤和梅克尔（Merkel）细胞癌等。③按肿瘤的形态学特点，如海绵状血管瘤、多囊性间皮瘤和丛状神经纤维瘤等。④按解剖部位，如迷走神经体瘤和颈动脉体瘤等。⑤以地名命名的肿瘤有地中海淋巴瘤、非洲淋巴瘤等。需要注意的是，有一些并非肿瘤的疾病却被称为瘤，应从肿瘤中剔除，如石蜡瘤、胆脂瘤、淀粉样瘤、动脉瘤等。

（二）肿瘤的分类

一般按照肿瘤的生物学行为和肿瘤的组织来源进行分类。从2000年起，世界卫生组织（WHO）分类引入细胞学和遗传学的相关内容[4-8]。常见肿瘤分类见表1-1。

表1-1　常见肿瘤分类

组织来源	良性肿瘤	交界性肿瘤	恶性肿瘤
上皮组织	—		
鳞状上皮	鳞状细胞乳头状瘤、角化性棘皮瘤、透明细胞棘皮瘤、大细胞棘皮瘤	—	鲍恩（Bowen）病、鳞状细胞癌、疣状癌
基底上皮	基底细胞乳头状瘤	—	基底细胞癌（囊性型、腺样型、角化型、未分化型、实质型、色素型、硬化性、浅表型）
毛发上皮	毛发上皮瘤，毛母质瘤（钙化上皮瘤）、毛发瘤、毛鞘瘤、毛囊瘤	—	毛根髓癌、毛母质癌
尿路上皮	尿路上皮乳头状瘤	—	尿路上皮癌
黏液细胞	黏液性囊腺瘤	交界性黏液性囊腺瘤	黏液性囊腺癌、杯状细胞癌、黏液腺癌、黏液表皮样癌、印戒细胞癌
皮脂腺细胞	皮脂腺瘤、皮脂腺上皮瘤、睑板腺瘤	—	皮脂腺癌、睑板腺癌
汗腺细胞	汗腺瘤	—	汗腺癌

续表

组织来源	良性肿瘤	交界性肿瘤	恶性肿瘤
克拉拉细胞	克拉拉细胞瘤	—	克拉拉细胞癌
Ⅱ型肺泡上皮	Ⅱ型肺泡上皮细胞瘤	—	Ⅱ型肺泡上皮癌
支气管表面上皮	支气管乳头状瘤	—	支气管表面上皮癌
腺上皮	乳头状腺瘤、管状腺瘤、乳头管状腺瘤、囊腺瘤	—	腺癌、乳头状腺癌、管状腺癌、乳头管状腺癌、筛状癌、小梁状癌、腺样囊腺癌、实体癌、髓样癌
非造血系统间叶组织	—	—	—
纤维组织	纤维瘤、结节性筋膜炎、增生性筋膜炎/肌炎、婴儿纤维性错构瘤、肌纤维瘤病、钙化性腱膜纤维瘤、各种纤维瘤病	—	纤维肉瘤
纤维组织细胞	纤维组织细胞瘤、幼年性黄色肉芽网状组织细胞瘤	非典型纤维黄色瘤、隆凸性皮肤纤维瘤、丛状纤维组织细胞瘤、血管瘤样纤维组织细胞瘤、巨细胞成纤维细胞瘤	恶性纤维组织细胞瘤（席纹状-多形型、黏液型、巨细胞型、垂体黄色瘤）
脂肪组织	脂肪瘤、脂肪母细胞瘤、血管脂肪瘤、梭形细胞脂肪瘤、多形性脂肪瘤、血管平滑肌脂肪瘤、髓性脂肪瘤、冬眠瘤、非典型性脂肪瘤	—	分化良好的脂肪肉瘤（脂肪瘤样型、硬化型、炎症型）、黏液样脂肪肉瘤、圆形细胞脂肪肉瘤、多形性脂肪肉瘤、去分化性脂肪肉瘤
平滑肌组织	平滑肌瘤、血管平滑肌瘤、上皮样平滑肌瘤（良性平滑肌母细胞瘤）、散在性腹腔平滑肌瘤病	—	平滑肌肉瘤、上皮样平滑肌肉瘤（恶性平滑肌母细胞瘤）
横纹肌组织	横纹肌瘤（成熟型、生殖道型、胎儿型）	—	横纹肌肉瘤（胚胎型、葡萄簇型、梭形细胞型、腺泡型、多形型）

组织来源	良性肿瘤	交界性肿瘤	恶性肿瘤
血管和淋巴管内皮组织	乳头状血管内皮增生、血管瘤(毛细血管型、海绵型、上皮样型、肉芽肿型)、淋巴管瘤、淋巴管肌瘤和淋巴管肌瘤病、血管瘤病和淋巴管瘤病	血管内皮瘤(上皮样、梭形细胞、血管内乳头状)	血管肉瘤(淋巴管肉瘤)、卡波西(Kaposi)肉瘤
血管外皮组织	良性血管外皮瘤、血管球瘤	—	恶性血管外皮瘤、恶性血管球瘤
滑膜组织	腱鞘巨细胞瘤(局限型、弥漫型)	—	恶性腱鞘巨细胞瘤
间皮组织	局限型纤维性间皮瘤、囊性间皮瘤、腺瘤样瘤、分化良好的乳头软间皮瘤	—	恶性局限型纤维性间皮瘤、弥漫型间皮瘤(上皮型、梭形型或肉瘤样型)
子宫内膜间质	子宫内膜间质结节	—	子宫内膜间质肉瘤
骨细胞	骨瘤、骨母细胞瘤、骨样骨瘤	侵袭性骨母细胞瘤	骨肉瘤
软骨细胞	软骨瘤、软骨母细胞瘤、软骨黏液纤维瘤	—	软骨肉瘤、间叶性软骨肉瘤、去分化软骨肉瘤
脑膜	脑膜瘤	非典型性脑膜瘤	恶性脑膜瘤
淋巴造血组织	—		
B细胞		淋巴滤泡不典型增生	B细胞性淋巴瘤
T细胞		—	T细胞性淋巴瘤
组织细胞		—	真性组织细胞增生症、恶性组织细胞增生症、朗格汉斯细胞组织细胞增生症、滤泡树突细胞肉瘤、指突状树突细胞肉瘤、浆细胞样单核细胞淋巴瘤
多种细胞里-施(Sternberg-Reed)细胞	—		霍奇金淋巴瘤(淋巴细胞为主型、结节硬化型、混合细胞型、淋巴细胞消减型)

续表

组织来源	良性肿瘤	交界性肿瘤	恶性肿瘤
造血细胞	—	—	白血病，包括粒细胞白血病、淋巴细胞白血病、单核细胞白血病、红血病、红白血病、嗜酸性粒细胞白血病、嗜碱粒细胞白血病、巨核细胞白血病、浆细胞白血病、毛细胞白血病、干细胞白血病、肥大细胞白血病
中枢神经组织胶质细胞	星形细胞瘤（纤维型、原浆型、肥胖细胞型）、毛发型星形细胞瘤、多形性黄色星形细胞瘤、室管膜下巨细胞星形细胞瘤、少突胶质细胞瘤、室管膜细胞瘤（细胞丰富型、乳头型、上皮型、透明细胞型）、黏液乳头室管膜瘤、混合性角质细胞瘤	星形母细胞瘤	间变性星形细胞瘤、多形性胶质母细胞瘤、胶质母细胞瘤、恶性少突胶质细胞瘤、恶性室管膜瘤、恶性混合性胶质细胞瘤
脉络丛细胞	脉络丛乳头状瘤	—	脉络丛乳头状癌
神经元及髓上皮	节细胞神经瘤、中央性神经细胞瘤	—	神经母细胞瘤、髓上皮瘤、髓母细胞瘤（结缔组织增生性髓母细胞瘤、髓肌母细胞瘤、黑素细胞髓母细胞瘤）、原始神经上皮瘤
周围神经组织周围神经	损伤性神经瘤、趾间神经瘤、神经肌肉错构瘤、神经鞘瘤（丛状型、细胞丰富型、退化型或陈旧型）、神经纤维瘤（弥漫型、丛状型、环层小体型或Pasini型、上皮样型）、颗粒细胞瘤、黑色细胞神经鞘瘤、神经鞘膜黏液瘤、神经节细胞瘤、色素性神经外胚叶瘤（网膜始基瘤）	—	恶性周围神经鞘膜瘤（恶性蝾螈瘤、腺型恶性周围神经鞘膜瘤、上皮样型恶性周围神经鞘膜瘤）、恶性颗粒细胞瘤、透明细胞肉瘤（软组织恶性黑素瘤）、恶性黑素细胞神经鞘瘤、神经母细胞瘤、节细胞神经母细胞瘤、神经上皮瘤、视网膜母细胞瘤、嗅神经母细胞瘤
内分泌组织	—	—	—
松果体细胞	松果体细胞瘤		
促生长细胞	生长激素瘤	浸润性垂体腺瘤	垂体腺癌

续表

组织来源	良性肿瘤	交界性肿瘤	恶性肿瘤
促肾上腺皮质细胞	促肾上腺皮质激素瘤	—	—
促甲状腺细胞	促甲状腺素瘤	—	—
促性腺细胞	促性腺细胞瘤	—	—
肾上腺髓质细胞	嗜铬细胞瘤	—	恶性嗜铬细胞瘤
肾上腺皮质细胞	肾上腺皮质腺瘤	—	肾上腺皮质腺癌
甲状腺细胞	甲状腺瘤	—	甲状腺癌
甲状旁腺细胞	甲状旁腺腺瘤	—	甲状旁腺癌
胰岛 β 细胞	胰岛素瘤	—	恶性胰岛素瘤
胰岛 δ 细胞	胃泌素瘤	—	恶性胃泌素瘤
胰岛 α 细胞	高血糖素瘤	—	恶性高血糖素瘤
胰岛非 β 细胞	血管活性肠肽瘤	—	恶性血管活性肠肽瘤
副交感副神经节细胞	副交感神经副神经节瘤	—	恶性副交感神经副神经节瘤
交感副神经节细胞	交感神经副神经节瘤	—	恶性交感神经副神经节瘤
分散的神经内分泌细胞	—	—	神经内分泌癌，包括类癌
梅克尔细胞	—	—	梅克尔细胞癌
甲状腺 C 细胞	—	—	甲状腺髓样癌
性腺组织	—	—	—
生殖细胞	畸胎瘤（囊性）	畸胎瘤（实质性）	无性细胞瘤（精原细胞瘤）、卵黄囊瘤（内胚窦瘤）、胚胎性癌、多胚瘤、绒毛膜癌、畸胎瘤（未成熟型）、恶性畸胎瘤
性索间充质细胞	—	—	
粒层及卵泡膜细胞	卵泡膜细胞瘤、卵巢纤维瘤、黄体瘤	粒层细胞癌	恶性粒层细胞瘤、恶性卵泡膜细胞瘤、卵巢纤维肉瘤

续表

组织来源	良性肿瘤	交界性肿瘤	恶性肿瘤
支持细胞-间质细胞	PICK管状腺瘤、门细胞瘤、支持-间质细胞瘤	中间型支持-间质细胞瘤	恶性支持-间质细胞瘤
两性细胞	两性母细胞瘤	—	—
生殖细胞+性索间充质细胞	生殖腺膜细胞瘤	—	—
特殊组织		—	
牙组织	造釉细胞瘤、牙源性腺样瘤（腺样造釉细胞瘤）、牙源性钙化上皮瘤、牙源性钙化囊肿、牙源性鳞状细胞瘤、牙源性纤维瘤、牙源性黏液瘤、牙本质瘤、牙骨质瘤、化牙骨质纤维瘤、造釉细胞纤维瘤、造釉细胞牙瘤、造釉细胞纤维牙瘤、牙瘤（混合性牙瘤、组合性牙瘤）	—	造釉细胞癌、颌骨原发性鳞状细胞癌、牙源性纤维肉瘤、造釉细胞纤维肉瘤、造釉细胞牙肉瘤
脊索	—	—	脊索癌
颅咽管	颅咽管瘤	—	—
胸腺	胸腺瘤	浸润性胸腺瘤	胸腺癌
黑色素细胞	黑痣	—	恶性黑色素瘤
两种以上成分各种"母细胞"	—		肝母细胞瘤、肾母细胞瘤
其他	混合瘤、纤维腺瘤、纤维上皮瘤、间叶瘤	—	癌肉瘤、恶性混合瘤、叶状囊肉瘤、恶性纤维上皮瘤、恶性中胚叶混合瘤、恶性间叶瘤
组织来源不明	先天性颗粒细胞瘤、黏液瘤（皮肤、肌肉、血管）、副脊索瘤	—	腺泡状软组织肉瘤、上皮样肉瘤、骨外尤因肉瘤、滑膜肉瘤、恶性横纹肌样瘤、儿童结缔组织增生性小细胞瘤

三、肿瘤的分级和分期

1. 肿瘤的分级

肿瘤的组织学分级依据肿瘤细胞的分化程度、异型性、核分裂象和有无坏死来确定，一般用于恶性肿瘤。对于上皮性肿瘤，较常采用的是三级法，即 I 级为高分化，属低度恶性；II 级为中分化，属中度恶性；III 级为低分化，属高度恶性。如食管或肺的鳞状细胞癌可分为 I 级、II 级和 III 级。胃或大肠癌可分为分化好、分化中等和分化差，或分为低度恶性（low-grade，包括分化好和中分化）和高度恶性（high-grade，包括低分化和未分化）。中枢神经系统肿瘤通常分成 4 级，I 级为良性，II、III 和 IV 级分别代表低度、中度和高度恶性。IV 级肿瘤包括胶质母细胞瘤、松果体母细胞瘤、髓上皮瘤、室管膜母细胞瘤、髓母细胞瘤、幕上原发性神经外胚层瘤（PNET）和非典型性畸胎瘤样/横纹肌样瘤。

2. 肿瘤的分期

目前，被大家普遍应用的为国际抗癌联盟（UICC）制订的 TNM 分期系统。

TNM 分期系统是目前国际上最为通用的分期系统。首先由法国人 Pierre Denoix 于 1943 年至 1952 年间提出，后来美国癌症联合委员会（AJCC，American Joint Committee on Cancer）和国际抗癌联盟（UICC，the International Union Against Cancer）逐步开始建立国际性的分期标准，并于 1968 年正式出版了第 1 版《恶性肿瘤 TNM 分类法》手册。TNM 已经成为临床医师和医学科学工作者对于恶性肿瘤进行分期的标准方法。

TNM 分期系统是基于肿瘤的范围（"T"是肿瘤一词英文"Tumor"的首字母），淋巴结播散情况（"N"是淋巴结一词英文"Node"的首字母），是否存在转移（"M"是转移一词英文"Metastasis"的首字母）。肿瘤 TNM 分期见表 1-2[9]。

表 1-2　肿瘤 TNM 分期

分期符号	临床意义
T_X	原发肿瘤的情况无法评估
T_0	没有证据说明存在原发肿瘤
T_{is}	原位癌
$T_{1\sim4}$	大小和（或）原发肿瘤的范围
N_X	区域淋巴结情况无法评估

续表

分期符号	临床意义
N_0	没有区域淋巴结受累（淋巴结未发现肿瘤）
$N_{1\sim3}$	随着淋巴结转移和淋巴结外侵犯的程度增加，依次用 $N_1\sim N_3$ 表示
M_0	没有远处转移（肿瘤没有播散至体内其他部分）
M_1	有远处转移（肿瘤播散至体内其他部分）

　　每一种恶性肿瘤的 TNM 分期系统各不相同，因此 TNM 分期中字母和数字的含义在不同肿瘤所代表的意思不同。TNM 分期中 T、N、M 确定后就可以得出相应的总的分期，即 Ⅰ 期、Ⅱ 期、Ⅲ 期、Ⅳ 期等。有时候也会与字母组合细分为 Ⅱa 或 Ⅲb 等等。Ⅰ 期的肿瘤通常是相对早期的肿瘤，有着相对较好的预后。分期越高意味着肿瘤进展程度越高。

四、肿瘤的形态结构

（一）大体形态

1. 形状

　　因肿瘤生长的部位不同形态各异，一般呈实性或囊性。膨胀性生长的肿瘤边界清楚或有包膜。浸润性生长的肿瘤边界不清，边缘不规则，常呈犬牙交错状、蟹足样或放射状伸入邻近的正常组织内。肿瘤常见形状如表 1-3。

表 1-3　肿瘤常见形状

肿瘤生长部位	肿瘤形状
深部组织	多呈结节状
两层致密组织间	扁圆形
神经鞘内	长梭形
锥孔、肋间处	哑铃形或葫芦状
软组织中、实质脏器内	圆、椭圆、分叶状
浅表部位	息肉状、菜花状、乳头状、浅表播散状、斑块状、皮革袋状、空洞状、溃疡状、草莓状、蟹足状

2. 肿瘤的体积

　　肿瘤大小不一，一般位于躯体浅表或狭窄腔道（如颅腔、椎管和耳道）的肿瘤较小，位于深部体腔（如腹膜后和纵隔）的肿瘤体积较大。大者可达数十千克，小者小到不易被肉眼发现，微小癌或隐匿性癌直径不超过1cm，如甲状腺乳头状微小癌；特大肿瘤多为生长缓慢、长在非要害部位的良性或低度恶性的肿瘤；恶性肿瘤生长迅速，易转移，在未达到巨大体积前，患者往往已死亡。

（二）组织结构

任何肿瘤的显微镜下形态结构都可分为实质和间质两部分。

1. 实质

实质是肿瘤的主要部分，由肿瘤细胞组成，决定肿瘤的特性及其生物学行为。良性肿瘤的瘤细胞与其起源组织相似，而恶性肿瘤则多显示与其起源组织有相当程度的差异，这种差异越大，表示肿瘤细胞的分化程度越低，反映出肿瘤的恶性程度越高；反之，瘤细胞在形态上越接近起源组织，则瘤细胞分化程度越高，反映肿瘤的恶性程度越低。因此，根据肿瘤的细胞形态可识别其组织来源，根据肿瘤分化程度，可衡量肿瘤的恶性程度。构成肿瘤实质的瘤细胞类型和形态多种多样。肿瘤病理学通常根据肿瘤细胞的类型及其排列方式来进行肿瘤的分类、命名和诊断，并根据肿瘤细胞的分化程度和异型性来确定肿瘤的性质。

2. 间质

间质是肿瘤的支持组织，由结缔组织、血管和神经等组成，起着支持和营养肿瘤实质的作用。间质不具有肿瘤的特性，在各种肿瘤中基本相似，只是在数量、分布及各种间质成分的比例上有差别。肿瘤的生长依靠间质的支持，但又受间质固有成分及浸润细胞等制约，即实质与间质互相依赖又相互拮抗。间质中结缔组织的固有细胞由纤维细胞和成纤维细胞组成，还包括一些未分化间叶细胞和巨噬细胞。未分化的间叶细胞多分布于血管周围，具有多向分化的潜能。结缔组织中的纤维成分包括胶原纤维、弹力纤维和网状纤维。结缔组织的基质由黏多糖和蛋白质组成。间质内往往还有数量不等的淋巴细胞、浆细胞、中性粒细胞和嗜酸性粒细胞浸润，常为宿主针对肿瘤组织的免疫反应。一般来说，淋巴造血组织肿瘤、胃肠道黏液腺癌、乳腺髓样癌等肿瘤内的结缔组织较少，而乳腺硬癌、胆管癌和一些促进结缔组织增生的肿瘤内的结缔组织则较多。网状纤维多存在于间叶组织肿瘤内，可出现于瘤细胞之间，而在癌组织中，网状纤维仅围绕在癌巢周围，在癌和肉瘤的鉴别诊断中具有一定的参考价值。间质内血管的数量因肿瘤而异，一般来说，生长较快的肿瘤血管丰富，生长缓慢的肿瘤血管稀少。间质内的神经多为固有神经，多呈指纹状、漩涡状或不规则分支状，腔隙常有不规则扩张。

（三）超微结构

一般来说，恶性肿瘤的核异形且大，核膜常曲折，核质比例大，核仁及常染色质都较显著，染色质在有丝分裂器凝集成染色体，染色体的数目偏离正常的二倍体，出现超二倍体、亚四倍体、多倍体、非整倍体，形态不规则，表现为易位、断裂、缺失、重复、倒置、环状等。染色体的改变随恶性程度的递增而加重。肿瘤细胞的线粒体变得十分畸形，线粒体峰变少，排列方向杂乱。粗面内质网在肿瘤细胞中一般是减少，也有的仍保留丰富的粗面内质网，但显畸形。分化较好或分泌功能旺盛的肿瘤中高尔基体发达，恶性程度高的肿瘤细胞内高尔基体不易见到。肿瘤细胞中微丝减少，直径较小。弹力纤维也减少，肿瘤细胞的微管一般也减少。肿瘤细胞的中间丝在结构和数量上无明显改变，各种中间丝的生化组成及其抗原性具有细胞类型的特点，肿瘤细胞仍可能保持这种特点。肿瘤的溶酶体在侵袭性强的瘤细胞中数量显著增多，常见的为多泡体及残余体。生长活跃的肿瘤细胞有丝分裂增多，中心体容易见到。通常肿瘤细胞的细胞膜连接结构减少，细胞表面可出现较丰富的不规则的微绒毛、胞质突起和伪足等。

（四）排列方式

常见上皮性肿瘤的排列方式有：腺泡状排列、腺管状排列、栅栏状排列、乳头状排列、筛孔状排列、圆柱状排列、菊形团样排列、条索状排列、片状排列、实性团或巢状排列、丛状排列等。非上皮性肿瘤的排列方式有：栅栏状排列、漩涡状排列、洋葱皮样排列、腺泡状排列、分叶状排列、结节状或弥漫片状排列、交织的条索状或编织状排列、波纹状排列、席纹状或车辐状排列、鱼骨样或人字形排列、器官样排列、丛状排列、菊形团样排列等。

第二节　肿瘤的致病因素

一、化学致癌因素

最早观察到化学因素与人肿瘤的关系可以追溯到 1775 年。Percivall Pott 发现，童年时当过烟囱清扫工的男性患阴囊癌的比例增高，虽然当时并不清楚致癌物的性质，但是 Pott 的这一发现提示了职业暴露与某种特定类型肿瘤发病的联系。100 年之后，Volkman 和 Bell 观察到长期与液状石蜡和焦油接触的工人易患皮肤癌。此外，德国的科学家 Rehn 报道接触苯胺的工人易发生泌尿道膀胱肿瘤。

这些早期的观察结果促进了化学诱癌的动物实验。1915 年，Yam agiwa 和 Ichikawa 反复用煤焦油涂擦兔耳成功地诱发了皮肤癌，从此科学家们开始致力于研究煤焦油中活化的致癌物并证实后者为多环芳香烃；此后，Cook 等多位科学家进一步证明多种化学致癌物与动物肿瘤的关系，从而为人类认识化学致癌提供了一系列的有意义的实验证据[10]。

随着现代工业的迅速发展，新的化学物质与日俱增。目前，人们认为凡能引起人或动物肿瘤形成的化学物质，都可称为化学致癌物。近几年，通过肿瘤流行病学与病因学研究证实，对动物有致癌作用的化学物质已达 2000 余种，其中有些可能和人类肿瘤的形成有关。

（一）化学致癌物的分类

1. 根据化学致癌物的作用方式分类[11]

根据化学致癌物的作用方式可将其分为直接致癌物、间接致癌物和促癌物三大类。

（1）直接致癌物　是指这类化学物质进入机体后能与体内细胞直接作用，不需代谢就能诱导正常细胞癌变的化学致癌物。这类化学致癌物的致癌力较强、致癌作用快速，常用于体外细胞的恶性转化研究。如各种致癌性烷化剂、亚硝酸胺类致癌物等。

（2）间接致癌物　是指这类化学物质进入体内后须经体内微粒体混合功能氧化酶活化，变成化学性质活泼的形式方具有致癌作用的化学致癌物。这类化学致癌物广泛存在于外环境，常见的有致癌性多环芳香烃、芳香胺类、亚硝胺及黄曲霉毒素等。

（3）促癌物　又称为肿瘤促进剂。促癌物单独作用于机体内无致癌作用，但能促进其他致癌物诱发肿瘤形成。常见的促癌物有巴豆油（佛波醇二酯）、糖精及苯巴比妥等。

2. 根据化学致癌物与人类肿瘤的关系分类

根据化学致癌物与人类肿瘤的关系又可将化学致癌物分为肯定致癌物、可疑致癌物以及潜在致癌物，见表 1-4。

表 1-4　与人类肿瘤相关的部分致癌物质

肯定致癌物	可疑致癌物	潜在致癌物
砷及砷化物	丙烯腈	氯仿
联苯胺	碱性品红	DDT

续表

肯定致癌物	可疑致癌物	潜在致癌物
苯	黄曲霉毒素	亚硝基脲
石棉	二甲基硫酸盐	镉及镉化物
铬及铬化物	镍及镍化物	四氯化碳
2-萘胺	氯芥	二甲基肼
氯乙烯	镀及镀化合物	钴、铅、汞等某些重金属
4-氨基联苯	非那西丁	肼

（1）肯定致癌物　是指经流行病学调查确定并且临床医师和科学工作者都证实对人和动物有致癌作用，其致癌作用具有剂量反应关系的化学致癌物。

（2）可疑致癌物　可疑致癌物具有体外转化能力，而且接触时间与发病率相关，动物致癌试验阳性，但结果不恒定；此外，这类致癌物缺乏流行病学方面的证据。

（3）潜在致癌物　一般在动物试验中可获某些阳性结果，但尚无资料证明对人具有致癌性。

（二）化学致癌物的代谢活化

根据间接致癌物代谢活化的程度，一般将未经代谢活化的不活泼的间接致癌物，称为前致癌物；经过体内代谢转变为化学性质活泼，寿命极短的致癌物称为近致癌物；近致癌物进一步转变成带正电荷的亲电子物质，称为终致癌物，终致癌物与 DNA、RNA、蛋白质等生物大分子共价结合而导致它们的损伤，从而引起细胞癌变。

在间接致癌物的代谢活化过程中涉及一系列酶类。其中最重要的活化酶是混合功能氧化物系统。这类酶系统包括细胞色素 P450 和 P448。近年来，对细胞色素 P450 基因多态性与肿瘤关系的研究已逐步成为肿瘤分子流行病学研究的热点[12]。细胞色素 P450 是一个超基因家族，根据其氨基酸序列的相似性，细胞色素 P450 可分为许多家族和亚家族。哺乳动物中，细胞色素 P450 超基因家族至少可分成 10 个家族，包含有 100 多个基因。细胞色素 P450 是外源性化学物质体内生物转化最主要的代谢酶。该酶主要存在于内分泌组织、平滑肌组织、肝、肾、肺、脑及脂肪组织中的滑面内质网上，在线粒体中也可检测出一些细胞色素 P450 的活性。目前认为细胞色素 P450 基因的多态性是肿瘤易感性的一个重要方面。它们通过对癌物的环氧化、羟化、脱烷基化、氧化、还原、结合以及水解，从而使致癌物活化或代谢成水解产物排出外，因此该酶系统对化学致癌物的代谢具有两重性。如 3,4-苯并（a）芘是一种间接致癌物，其在代谢活动过程中需经过酶介导的两次环氧化和一次水化，从而形成近致癌物 7,8-二氢二醇-9,10-环氧化物[13]。这化合物的 10 位氧为亲电物质，可形成终致癌物而与细胞 DNA 等大分子结合；但是如果该环氧化物进一步水化，则可形成四醇化合物与谷胱甘肽或葡糖醛酸结合而解毒。

因此，间接致癌物代谢活化过程是多种酶类参与的过程。同一种酶类对不同类型的化学致癌物的代谢可能有不同的作用，即酶的作用方式取决于化学致癌物的结构以及代谢产物与细胞大分子结合的特性。

（三）DNA 加合物的形成

致癌物经过酶活化最终形成带有亲电子基团的终致癌物后，可与细胞的生物大分子结合，其中 DNA 是终致癌物攻击的主要目标。终致癌物与 DNA 结合导致 DNA 的化学修饰，形成致癌物——DNA 加合物。致癌物与 DNA 的结合有非共价键及共价键两种方式。其中非共价键结合又有内插及外附两种类型。一些平面型的芳香烃可以平行地插入两个碱基对之间，但另一些致癌物可与碱基中不参与碱基配对的部位结合。非共价键结合方式主要见于体外试验，体内主要以共价键方式形成致癌物——DNA 加合物。

DNA 加合物形成后可以造成多种形式的 DNA 损伤，如碱基替代、缺失、插入、颠换；甲基硝基亚硝基胍（MNNG）可导致碱基烷化；双功能烷化剂可导致 DNA 交联；亚硝胺类致癌物可引起 DNA 单链、双链断裂。这些损伤则进一步造成移码突变、点突变，使 DNA 复制时发生碱基配对错误；DNA 单链或双链的断裂及交联损伤则影响 DNA 复制与转录，从而形成体细胞恶变的分子基础。

化学致癌物除了可与细胞核 DNA 结合外，亦可与线粒体 DNA 发生交互作用，形成致癌物修饰的线粒体 DNA。目前，尚不清楚这种 DNA 加合物的形成对细胞生物学功能有何影响，可能与细胞能量代谢障碍、离子内环境失衡等有关。

加合物的形成与基因突变之间有明显的相关。在多环芳烃类化合物（PAH）形成的加合物中，PAH-鸟苷酸加合物主要诱发小鼠 ras 基因 12 和 13 位密码子突变（G-T），而 PAH-腺苷酸加合物则诱发 61 位密码子突变（A-T）；黄曲霉毒素（aflalonxin，AF）形成的加合物可导致 P53 基因的 249 位密码子突变，其突变类型（GC-TA）与 AFB1-N7-鸟苷酸加合物的致突变类型是一致的；人类肺癌细胞中 ras 基因、P53 基因的突变类型主要是 G-C，与烟草中多环芳烃类致癌物形成的加合物的突变特性相一致。

由于 DNA 加合物既是一种暴露标志物，同时又是一种效应标志物，因此在生物监测中具有特别的意义。近年来，应用不同的方法可以从细胞或体液中检测加合物的水平，以此作为人体暴露致癌物的标志，如应用免疫亲和纯化联合高效液相色谱测定尿液中黄曲霉毒素 B 的鸟嘌呤加合物从而可以对人体接触黄曲霉毒素的状况进行评价[14]。

目前，较为常用的检测方法主要有：免疫法、荧光法和 [32]P-后标记法等。荧光法中的色谱质谱法灵敏度可达 0.1～1 个加合物/10^8 个核苷酸，但每次分析需要的 DNA 量高达 50～2000μg，而 [32]P-后标记法由于具有极高的灵敏度，可达一个加合物/10^8 个核苷酸，每次分析需要的 DNA 量仅为 1～10μg。

（四）化学致癌物诱发的肿瘤与特定的基因改变有关

化学致癌物攻击的靶子为细胞的瘤基因和抑瘤基因，从而引起瘤基因的激活和抑瘤基因的失活。化学致癌物诱发的肿瘤常表现为特定的基因位点改变，即这种特定的基因位点改变与化学致癌物类型有关，或与肿瘤类型有关。如烷化剂引起 G-A 碱基置换，苯并（a）芘引起 G-T 改变；在人肺癌 K-ras 基因常见 G-T 的改变，而结肠癌中 K-Ras 基因则常呈 G-A 变化。抑瘤基因 P53 的突变热点是外显子 5-8，在人结肠癌中 P53 主要的突变类型为 G-A，但是在原发性肝癌中却主要是密码子 249G-T 转换，这种特定位点的改变主要见于中国或南非肝癌患者，被认为与黄曲霉毒素的暴露有关。

（五）化学致癌物的累积和协同效应

人的一生不可避免地接触各种化学致癌物，致癌物同时或相继作用于机体后，表现为化学致癌物的累积作用和协同作用。所谓累积作用是指两种或多种致癌物同时或相继作用于机体，其复合效应等于单独作用之和。此外，当动物同时暴露于几种致癌物中时，对靶器官有协同效应，当用二甲基苯蒽和二亚硝基哌嗪同时处理大鼠，鼻咽癌的发生率明显高于两药单独使用的发病率，而且比分别单独使用两药的发病率之和还高，发病的时间也会提前[15]。因此，化学致癌作用与致癌物的剂量有关。

（六）常见的化学致癌物

1. 多环芳香烃类

多环芳香烃类是一类含苯环的化学致癌物，又名多环碳氢化合物。这类化合物可形成三环、四环或五环的结构，致癌作用强，小剂量应用就能引起局部组织细胞的恶变。如3,4-苯并（a）芘、1,2.5,6-双苯并（a）芘、甲基胆蒽、二甲基苯蒽等都是具有强致癌作用的多环芳香烃类致癌物。这些化学物质广泛存在于外环境中，是煤焦油、烟草燃烧的烟雾、煤烟、工业废气中化学致癌物的主要致癌成分。此外，烤制和熏制的鱼肉中也含有3,4-苯并（a）芘[16]。

2. 芳香胺与偶氮染料

芳香胺与偶氮染料是一类含有苯环与氮原子的化学致癌物，主要存在于各种着色剂、除草剂、防氧化剂、人工合成染料中。前面说到从事染料工业的工人易发生膀胱癌，后经流行病学研究与动物实验证实，苯胺染料工人容易发生膀胱癌的原因可能是长期接触染料中的2-萘胺所致。这类致癌物有较强的致癌作用，2-萘胺、联苯胺对人有致膀胱癌作用，在大鼠可引起肝癌[17]。二甲基偶氮苯（奶油黄）是食品工业中常用的着色剂，为肝癌的强致癌物[18]；2-乙酰氨基芴是一种杀虫剂，可诱发大鼠多种器官肿瘤[19]；4-氨基偶氮苯涂擦皮肤可引起皮肤癌，口服可致肠癌和皮肤癌等[20]。

3. 亚硝胺类

亚硝胺类化合物可分为亚硝酸胺和亚硝胺两类。亚硝酸胺为直接致癌物，物理性质不稳定，体外试验可使细胞恶性转化，体内试验可诱发动物多种器官的肿瘤，如甲基亚硝基脲、甲基硝基亚硝基胍[21]。亚硝胺类为间接致癌物，须经体内代谢后才有致癌性。亚硝胺类又可分脂肪簇和环状亚硝胺。较常见的脂肪簇亚硝胺有二甲基亚硝胺、二乙基亚硝胺等；环状亚硝胺有亚硝基哌嗪、N-亚硝基吗啉等。

亚硝胺类化合物在环境中存在的方式有两个显著的特征，一是广泛存在于空气、水、香烟烟雾、熏烤肉类、咸鱼、油煎食品和酸菜等中；二是环境中存在很多可以合成致癌性亚硝胺的前体物质，这些物质如亚硝酸盐、硝酸盐、二级胺等普遍存在于肉类、蔬菜、谷物、烟草、酒类及鱼类中。亚硝胺前体物质在酸性环境中易于合成亚硝胺。人的胃液 pH 在 1.3～3.0，是亚硝胺合成的理想场所，如以甲苄基胺、二甲胺、二乙胺和亚硝酸钠在胃液环境中反应则可使前三种次级胺亚硝基化而合成相应的亚硝胺。此外，某些药物底物如哌嗪、马福林在胃内也容易亚硝基化产生亚硝胺。一般在碱性环境中难以合成亚硝胺，但加入催化剂如甲醛、氰化物、细菌或真菌毒素可以促进亚硝胺的合成[22]。

二、物理致癌因素

人类对物理致癌物的研究已有一百多年的历史。地球上的生命在宇宙射线和放射性物质产生的电离辐射环境中发展进化，人类也正暴露于各种人造或人为增强的辐射源中。1931 年，Martland 对镭针刻度盘油漆工进行了研究，首先提出放射性核素可诱发癌症的观点。近些年，美国人也认识到氡作为主要辐射源的重要性，氡为地面天然放射性气体，衰减过程中释放 α 粒子可能是导致肺癌的危险因素[23]。随着分子生物学技术的发展，在对物理因素致癌的分子机制研究中，提出了 DNA 损伤中双链断裂，涉及大量基因改变，引起染色体缺失或重组，诱发肿瘤形成的见解。相信通过不断的深入研究，将进一步阐明物理性致癌因素与肿瘤的发生与发展的关系，从而为人类提供更有效的防护措施。

已证实的物理性致癌因素主要是电离辐射和紫外线。异物、慢性炎性刺激和创伤亦可能具有促癌作用。

（1）电离辐射　包括 X 线、γ 射线、亚原子微粒（β 粒子、质子、中子或 α 粒子）的辐射。大量事实证明，长期接触 X 线及镭、铀、氡、钴、锶等放射性核素，可以引起各种不同的恶性肿瘤，例如，放射工作者长期接触 X 线而又无必要的防护措施时，常可发生手部放射性皮炎以至皮肤癌；其急性和慢性粒细胞性白血病的发生率亦较一般人高 10 倍以上。在出生前或出生后接受过 X 线照射的儿童，其急性白血病的发生率高于一般儿童。开采含放射性物质（钴、氡等）的矿工易患肺癌。日本长崎、广岛在第二次世界大战时受原子弹爆炸影响的幸存居民，经过长期观察，发现慢性粒细胞性白血病的发生率明显增高（照射后 4～8 年为发病高峰），甲状腺癌、乳腺癌、肺癌等的发生率亦较高[24]。在婴幼儿期接受过颈部放射线照射者，甲状腺癌发生率明显增高。有些放射性核素如 ^{32}P、^{48}Sr、^{210}Po、^{239}Pu 等摄入后能诱发骨肉瘤。

电离辐射的作用途径有两种。

① 直接作用：电离辐射的直接作用是指射线直接将能量传递给生物分子，引起电离和激发，导致分子结构的改变和生物活性的丧失。

② 间接作用：射线首先作用于水，引起水分子的活化和自由基的形成，然后通过自由基再作用于生物分子，造成它们的损伤。在液态环境下，间接作用是致 DNA 损伤的主要原因。

电离辐射最重要的特征就是在局部释放大量的能量，这些能量足以使牢固的化学键断裂。与辐射有关的肿瘤主要有白血病、乳腺癌、甲状腺肿瘤、肺癌、骨肿瘤、皮肤癌以及多发性骨髓瘤和淋巴瘤等[25]。

（2）紫外线　紫外线为非电离辐射，是阳光中波长最短的部分，以 280～320nm 者对诱发多种动物肿瘤的效能最强。动物试验和临床观察均证实，阳光中紫外线长期过度照射可引起外露皮肤的鳞状细胞癌、基底细胞癌和恶性黑色素瘤。

白种人或照射后色素不增加的有色人种最易发生。其作用机制是细胞内 DNA 吸收了光子，使其中相邻的两个嘧啶连接（包括胸腺嘧啶与胸腺嘧啶、胸腺嘧啶与胞嘧啶、胞嘧啶与胞嘧啶）形成嘧啶二聚体。二聚体又形成环丁烷，从而破坏 DNA 双螺旋中二聚体所在处的磷酸二酯骨架，妨碍 DNA 分子的复制。在正常人这种损害通常可为一系列 DNA 修复酶所修复，因此皮肤癌发病少见。而一种罕见的常染色体隐性遗传病——着色性干皮病的患者，由于先天性缺乏修复 DNA 所需的酶，不能将紫外线所致的 DNA 的损害修复，故皮肤癌的发病率很高。此外，紫外线照射可导致全身免疫系统改变，抑制免疫反应，从而增加肿瘤的易感性[26]。

（3）热辐射　克什米尔人冬季习惯用怀炉取暖，有时可在腹部引起"怀炉癌"；我国西北地区居民冬季烧火取暖有时臀部皮肤可发生癌变形成所谓的"炕癌"。这些说明长期的热辐射可能有一定的促癌作用。在烧伤瘢痕的基础上易发生"瘢痕癌"，有人在烧伤瘢痕中发现化学致癌物。

（4）慢性刺激　肿瘤必须在细胞增生的基础上发生。慢性炎症时，产生的细胞生长因子能使细胞持续增生，在此基础上 DNA 易发生突变而发生肿瘤，因而慢性刺激有促癌作用。慢性皮肤溃疡、结石引起的慢性胆囊炎、慢性子宫颈炎和子宫内膜增生等病变有时可发生癌变，可能与此有关。但不是所有慢性刺激最后都会引起肿瘤。

慢性刺激引起肿瘤的过程可能还有其他致癌因素参与。长期慢性刺激容易使组织与细胞受损、再生和增生。这种细胞如果接受外界即使是微量的致癌因素，就能通过协同作用而致癌。因此认为，慢性机械刺激对致癌可能只起到一种辅助作用，是一种促癌因素。

（5）异物　石棉诱发间皮瘤、肺癌的潜伏期很长，一般在 30 年以上，有时 40 年以上。开始接触的年龄越小，危险性越大。石棉的化学成分是复合的硅酸盐，然而其致癌性并不取决于化学成分，许多文献报道石棉等矿物纤维的致癌作用主要是与纤维的形状、溶解性、表面电荷变化和吸附性等理化特性有关。20 世纪 90 年代，从基因水平更深刻地揭示了石棉致癌的分子机制。研究已发现，石棉可激活或诱导原癌基因 ras（H-ras，K-ras，N-ras）、c-fos、c-jun 和 c-sis 等的表达，并涉及 P16、P53、NF2、Rb、WT1 等多种抑癌基因所在染色体区域的等位基因丢失和抑癌基因的突变、失活等变化，从而使细胞克隆获得生长优势发生恶性转化[27]。

异物致癌机制目前尚不十分清楚。有人将直径为 $1.2\mu m$ 的圆形盖玻片植入小鼠皮下，半年后，玻片两面都附有大量生长活跃的多核合体细胞和纤维细胞，少数见核分裂象和恶变。目前认为，异物最先被纤维包绕，使之被隔绝，表面的细胞处于孤立与稳定的环境中生长，由于长期的隔离潜伏生长而发生恶变，形成肉瘤。石棉纤维的致癌机制可能是其对多环芳烃有很强的吸附能力，使后者在局部持久存在而易于致癌[28]。

(6) 创伤 临床上有些肿瘤，如骨肉瘤、睾丸肿瘤、脑瘤等患者常有外伤史，但两者属于偶合抑或有一定因果联系尚需具体分析。小鼠子宫颈的人工创伤有促进化学致癌物质诱发子宫颈癌的作用，而单独局部创伤能诱发子宫颈癌。因此，创伤至多只是一种促癌因素[29]。

三、生物性致癌因素

生物性致癌因素主要是指肿瘤病毒。其次，某些肿瘤的发生也与一些真菌、细菌和寄生虫感染有关。早在18世纪就有人怀疑肿瘤的发生可能与病毒有关，但直到1908年Ellennann和Bang证明将鸡的白血病无细胞滤液注射给健康的鸡诱发白血病之后，才奠定了病毒致瘤的实验基础[30]。此后，又相继发现了Rous鸡肉瘤病毒（1911年）、兔乳头状瘤状病毒（1932年）、蛙肾腺癌病毒（1934年）和小鼠乳腺癌病毒（1936年）等，1951年Cross应用AKR近交系小鼠自发性白血病器官制备的无细胞滤液，注射C3H近交系新生乳鼠诱发白血病，并可在对小鼠连续传代的研究结果的报道中，对肿瘤病毒病因学研究起到了积极的推动作用。1970年Temin和Bahimore两个实验室同时在肿瘤病毒中发现了逆转录酶（reverse transcriptase，RT），不仅使DNA-RNA-蛋白质的"中心法则"有了新的发展，同时也解释了肿瘤病毒RNA经RT作用转变成病毒DNA的过程。RT的发现，是肿瘤病毒学研究中的一大突破，也促进了分子病毒学的发展[31]。

近几年，根据已经得到的研究资料，动物肿瘤的病毒病因可以肯定，这主要与病毒的肿瘤基因（又称癌基因）密切相关。某些动物肿瘤的癌基因在病毒核苷酸链上排列位置已经确定，随着这方面的研究不断深入发展，必将为人类恶性肿瘤的发生机制的阐明及其防治提供科学的依据[32]。

肿瘤病毒包括DNA肿瘤病毒和RNA肿瘤病毒，具有生命体的一些基本特征，其致癌作用特点为以下几方面。①肿瘤病毒是具有生命的微生物，含有DNA或RNA，可进行复制和遗传产生子代病毒，继续发挥致癌作用。②肿瘤病毒对动物和人类具有感染性，有些病毒对某些细胞具有特殊的侵蚀作用，引起疾病并诱发肿瘤。③肿瘤病毒的核酸（DNA）可以整合到宿主细胞DNA链上，通过不同的机制而使细胞发生癌变。④有些肿瘤病毒基因组中含有特殊的序列，即病毒癌基因（v-oncogene），可编码转化蛋白，进而使细胞发生恶变。由于上述的作用特点，使病毒在致癌机制研究中具有特殊的地位。

一般认为，病毒致瘤必须具有下列证据：①病毒感染发生在肿瘤出现之前；②肿瘤细胞中显示病毒特异性抗原或特异性颗粒；③病毒 DNA 整合到宿主细胞的基因组中，整合的病毒基因在体外能导致细胞的恶性转化并能传代；④消灭病毒应该使该肿瘤不形成或至少使肿瘤发生明显减少。

目前已知的动物致瘤病毒有 600 株以上，在一定条件下，可引起从两栖类到灵长类动物的肿瘤或体外培养的细胞发生转化，其中 1/3 属 DNA 病毒，2/3 属 RNA 病毒。

（一）DNA 肿瘤病毒

1. DNA 肿瘤病毒的分类

在自然状态下，DNA 肿瘤病毒广泛感染包括人类在内的许多动物，其中有一些注射于动物后能诱发肿瘤，并能在体外使正常细胞转化为恶性表型细胞。根据目前的研究资料，与动物和人类恶性肿瘤有关的 DNA 肿瘤病毒主要分为五个科。

（1）乳多病毒科　包括以下几种病毒，可以诱发不同动物的肿瘤。①乳头瘤病毒，如人类乳头瘤病毒（HPV）、兔乳头瘤病毒、牛乳头瘤病毒（5 个亚型）等。②多瘤病毒，如多瘤病毒 PY（小鼠）、BKV 和 JCV（人类）。③空泡病毒，又称 SV40，见于猴。

（2）腺病毒科　包括以下病毒。①人类腺病毒（aden ovirus）（至少已有 37 个亚型）：A 组（Ad12、18、31）、B 组（Ad3、7、11、14、16、21）、C 组（Ad1、2、5、6）、D 组（Ad8、9、10、13、15、17、19、20、22、23）、E 组（Ad4）。②猴、牛、小鼠、狗、羊、猪、马、绵羊和树鼠等病毒。

（3）疱疹病毒科　包括以下亚科。①a 亚科：单纯疱疹 Ⅰ 型（HSV-Ⅰ）（人类）、单纯疱疹 Ⅱ 型（HSV-Ⅱ）（人类）、马疱疹病毒 Ⅰ 型（EHV-Ⅰ）（马）。②2β 亚科；Saimiri 疱疹病毒（松鼠猴）、Ateles 疱疹病毒（蜘蛛猴）、Marek 病毒（MDV）（鸡）、EB 病毒（EBV）（人类），尚未分类的疱疹病毒、Lucke 疱疹病毒（蛙）、Sylvilagus 疱疹病毒（棉尾兔）。

（4）乙型肝炎样病毒科　主要包括乙型肝炎病毒（HBV）（人类）、土拨鼠肝炎病毒（WHV）、地松鼠肝炎病毒（GSHV）、鸭乙型肝炎病毒（DHBV）（北京鸭和麻鸭等）。

（5）痘病毒科　包括兔纤维瘤病毒、兔黏液瘤病毒和猴的 Yaba 病毒，这些皆为与良性肿瘤发生相关的病毒。

2. DNA 肿瘤病毒的一般特性

尽管各种致瘤性 DNA 病毒的形态大小有较大差别，但其超微结构甚为相似。

基本结构是：内有病毒核心，是 DNA 和蛋白质组成的复合体，外有衣壳包绕，后者由颗粒组成。这些病毒皆呈 20 面体对称型。由于其直径相差较大，组成病毒衣壳的亚单位也就不同。如乳多病毒的直径为 45～55nm，是由 72 个颗粒组成的衣壳；而疱疹病毒的直径为 100nm，其衣壳由 162 个颗粒组成。病毒的核心为拟核，是由 DNA 和蛋白质组成的复合体。应当指出，DNA 病毒一般都在宿主的细胞核内成熟，其中只有疱疹病毒具有由糖蛋白构成的包膜结构。

（1）乳头瘤病毒科　现已从 15 种动物分离出乳头瘤病毒，主要诱发产生三种类型的肿瘤：①良性的乳头瘤，起源于上皮细胞；②纤维乳头瘤，含有纤维结缔组织；③纤维瘤，主要由纤维结缔组织组成，含有增殖的成纤维细胞。牛乳头瘤 4 型病毒（BPV-4）和棉尾兔乳头病毒（CRPV），可以诱导牛的胃肠道和膀胱以及兔的皮肤在自然状态下产生肿瘤。另外，已证明，将牛乳头瘤病毒 1 型（BPV-1）、牛乳头瘤病毒 2 型（BPV-2）、绵羊乳头瘤病毒、欧洲麋乳头瘤病毒和鹿纤维瘤病毒注射给仓鼠，皆可诱发肿瘤[24]。

在人类中，已分离出多种亚型的人乳头瘤病毒（HPV），新近报道已达 51 种亚型。不同亚型的 HPV 能诱发不同的乳头状病变，其中 HPV-6 和 HPV-11 与性传递的尖锐湿疣以及喉乳头瘤密切相关。近年来发现 HPV-52、HPV-16 亚型在人类的宫颈癌中有很高的检出率。

HPV 不同的亚型有相似的遗传结构，但是基因的排列略有差异。HPV 基因组分为：①早期区域（E），约 4.5kb，含有 E_1、E_2、E_4～E_7 等基因，其中有些基因具有转化功能；②晚期区域（L），约 2.5kb，含 L_1 和 L_2 两个亚区，负责编码病毒衣壳蛋白。

转化细胞内乳头瘤病毒的环状病毒基因组是以游离基因形式存在的。由于乳头瘤病毒尚未在体外培养成功，因此对于这种病毒的复制和对细胞转化的作用了解甚少。一般认为，乳头瘤病毒感染表皮的生发细胞后，细胞加强分裂，形成乳头状瘤，在增殖的细胞中不生成或者复制很少量的病毒颗粒，当细胞分化进入角化细胞到达皮肤表层时，分裂停止，细胞"允许"病毒增殖，而可产生大量的乳头瘤病毒。但是，上皮细胞内控制病毒表达的因素尚不清楚。1983 年以来，应用分子生物学方法研究乳头瘤病毒瘤基因组 DNA 核苷酸。这些病毒序列与 SV40、PY 病毒的 DNA 核苷酸序列没有同源性。

（2）多瘤病毒科　多瘤病毒科包括多瘤病毒（polyoma Virus，PY）、SV40 和 BKV、JKV 等，它们的生物学特性也各不相同。PY 病毒是 Gross 在 1953 年从 AKR 小鼠白血病病毒传播过程中分离出来的，在实验室和野生的小鼠间以潜伏的形式广泛分布，幼鼠由于接触成年鼠的尿液或唾液而被感染，在自然的情况下一般不会诱发肿瘤。新生的小鼠、大鼠、仓鼠、家兔、豚鼠等，对 PY 特别敏感，可以诱发多个部位或器官发生肉瘤或癌症，故称为多瘤病毒。1957 年，Steward 和 Eddy 首先在小鼠胚胎纤维细胞中培养 PY 获得成功，继之发现 PY 还可以使小鼠和仓鼠成纤维细胞发生转化，从 PY 分离的 DNA 也具有转化细胞的能力[33]。

SV40 病毒生活在恒河猴的肾细胞内，病毒在这种猴肾细胞内生长但不引起明显的细胞病变。将恒河猴肾细胞培养液加到非洲绿猴的肾细胞培养液中，可使后者细胞产生明显的空泡，这种病毒称为猴空泡病毒，现一般称为 SV40。将分离的 SV40 或 SV40 中提取的 DNA 注射新生的仓鼠皆可诱发肉瘤。SV40 在体外可使培养的仓鼠、大鼠、猴等细胞发生转化。SV40 进入敏感的猴肾细胞核内成熟，产生大量的病毒颗粒，使细胞裂解死亡，这一过程在 37℃下约经 24~48h。BKV 是从一例人肾移植后免疫功能受到抑制患者的尿液中分离出来的病毒，可诱发新生的仓鼠和小鼠产生肿瘤，在体外能使仓鼠、大鼠、小鼠、家兔和非洲绿猴细胞发生转化，BKV 的 DNA 也能转化大鼠和仓鼠细胞。JCV 是从一例进行性多发灶脑白质病（PML）患者的脑组织中分离的病毒，能使新生仓鼠发生神经胶质瘤。JCV 的 DNA 可使新生仓鼠胶质细胞的原代培养细胞发生转化。虽然 BKV 和 JCV 是普遍分布的，并在动物实验证明具有致瘤能力，但尚未证实它们与人类恶性肿瘤的关系。

（3）腺病毒科　人群中腺病毒可分布于人的腺体组织、扁桃体和肠系膜淋巴结等处，部分（Ad3、4、7）有时可引起呼吸道疾病。在猴、牛、马、猪、羊、狗、鼠以及禽类均已分离到腺病毒。已发现 80 多个血清型腺病毒，其中已鉴定的人腺病毒有 37 个亚型。人类的腺病毒按照其 DNA 基因组的同源性、致瘤性能、DNA 百分率和 DNA 中（G+C）百分率的不同，分为 5 组。

任何动物对人 Ad 都不敏感，但人 Ad 可在多种人源细胞如原代人胚肾和人传代细胞 Hela、KB 和 FL 等细胞中传代。Ad 对新生仓鼠的诱瘤能力各不相同，A 组的 Ad 病毒注射后，大多数动物在 4 个月内产生肿瘤；B 组（除 Ad11 亚型外）使少部分动物在 4~18 个月内发生肿瘤；C、D 和 E 组 Ad 病毒无致瘤作用。D 组的 Ad9 型病毒对新生仓鼠不能诱发肿瘤，但是可在雌性大鼠特异地诱发乳腺纤维腺瘤，并有很高的发生率。体外建立的细胞株被不同 Ad 病毒转化后对动物的致瘤性能也不一致。

腺病毒核酸为双股线型 DNA，DNA 约占病毒重量的 11%~14%。从成熟病毒颗粒分离的 DNA 具有传染性，不同亚型 Ad 病毒的 DNA 的（G+C）百分含量不同，与其致瘤性能强弱相关。

（4）疱疹病毒科　疱疹病毒在自然界广泛分布，可感染两栖类（蛙）、禽类（鸡）、哺乳类（兔、马、牛、猪、猫），也能感染灵长类（猴）和人类。与其他

DNA 肿瘤病毒相比较，特点是病毒颗粒的直径最大并且被膜由糖蛋白组成。目前对于疱疹病毒还没有一个公认的分类，常见命名法有以下几种。①根据分离病毒的不同宿主而命名，如禽类疱疹病毒、猴疱疹病毒等。②根据引起不同的疾病而命名，如单纯疱疹病毒、蛙肾腺癌疱疹病毒等。③根据病毒首先发现者的名字而命名，如 EB 病毒（Epstein-Barr 病毒）、Lucke 疱疹病毒和 Marek 病毒等。④按病毒的生物学特征和基因结构，疱疹病毒可分为 α、β 和 γ 三个亚科。α 疱疹病毒亚科，包括单纯疱疹病毒（HSV）、水痘-带状疱疹病毒（VZV）和猴 B 病毒等。该亚科病毒复制周期短，对培养细胞有较高致瘤性。β 疱疹病毒亚科，如人巨细胞病毒（HCMV）和鼠巨细胞病毒，对培养细胞致瘤性较弱，而复制周期较长。γ 疱疹病毒亚科，该亚科内病毒作用的宿主范围较窄，仅在淋巴母细胞样细胞（特别是在 T 或 B 淋巴细胞）中复制，属于该亚科的有 EB 病毒、鸡 Marek 病毒和 HHV-8 等。疱疹病毒在体外能转化培养细胞，γ 亚科中的 EB 病毒和 Marek 病毒还可诱发动物肿瘤。近年来研究表明，EB 病毒、HSV-2 与人鼻咽癌、伯基特（Burkitt）淋巴瘤和子宫颈癌发生有密切关系。

1964 年 Epstein 和 Barr 从非洲 Burkitt 淋巴瘤培养细胞中发现一种病毒，后来证明其具有独特的性质，称为 EB 病毒，分类学上归入 γ 疱疹病毒亚科淋巴细胞病毒属的 DNA 肿瘤病毒内，其主要特征为具有在体外感染人及某些灵长类动物 B 淋巴细胞的专一性，并能建立起长期隐性感染，使受感染细胞增殖和分化，无限期传代达到永生化。已知 EB 病毒与人类传染性单核细胞增多症（IM）、伯基特淋巴瘤（BL）、鼻咽癌（NPC）和弥散性多克隆 B 细胞淋巴瘤的发生有病因学联系[34]。

（5）乙型肝炎样病毒科　乙型肝炎样病毒科包括不同的病毒，已知的有人乙型肝炎病毒（human hepatitis B virus，HHBV）、土拨鼠肝炎病毒（wood chuck hepatitis virus，WHV）、地松鼠肝炎病毒（ground squirrel hepatitis virus，GSHV）和鸭乙型肝炎病毒（duck hepatitis B virus，DHBV）。上述病毒基因组核苷酸序列的同源性很低，病毒的结构、多肽大小和组成也有差异，但在生物学作用方面又存在共同的特性：①上述各种病毒均对肝细胞有亲嗜性；②被感染的肝细胞可产生大量无感染性病毒包膜颗粒和完整的感染病毒，在血液中浓度甚高；③肝细胞和血液持续性感染可维持多年；④与急慢性肝炎和肝硬化、肝细胞癌的发生有关。

（二）RNA 肿瘤病毒

致瘤性 RNA 病毒在动物界分布广泛，能引起鸟、小鼠、地鼠及猫的白血病、恶性淋巴瘤及肉瘤。其分类方式有以下两种。

1. 按所含的逆转录酶分科

研究证明，这类病毒皆含有逆转录酶，故也称为逆转录病毒科。可分为以下三个亚科。

(1) 泡沫病毒亚科　本科病毒类核的电子密度较低，含有逆转录酶，表面有较长垢尖突，常向胞质内空泡芽生，只在分裂的细胞中增殖，可以感染哺乳类内许多动物（灵长类或人类、仓鼠、猫、牛和家兔等）。表现为：①动物持续病毒感染；②虽然感染但并不发生病理性损害；③自发地形成泡沫空泡合体细胞，例如猫合胞体病毒、牛合胞体病毒和猴泡沫病毒等，这些病毒在体外无转化作用。

(2) 慢病毒亚科　慢病毒亚科包括 Visna 病毒和 Maedi 病毒等。其直径为 60～90nm；类核为 30～40nm；被膜上有"尖突"，长 10nm；病毒颗粒内有 4S 和 70S 的 RNA 以及逆转录酶。病毒能在细胞培养中生长，并能转化非允许性细胞。Visna 病毒引起的神经系统脱髓鞘疾病，潜伏期数月，疾病持续数周至数年，动物最终死亡。Maedi 病毒只感染羊，引起羊肺腺瘤病，肺可肿大为正常肺的 2 倍，潜伏期约年，疾病持续 3～6 个月，死亡率很高。

(3) 致瘤病毒亚科　这是逆转录病毒科中数目最多的亚科，与动物的白血病、肉瘤、淋巴瘤和乳腺癌的发生密切相关。20 世纪 80 年代初期，人们确定了人类第一个致瘤性 RNA 病毒，这是一种人类 T 细胞白血病病毒-Ⅰ（HTLV-Ⅰ），能引起 T 细胞系列的非霍奇金淋巴瘤[35]。一种与 HTLV 系相近的病毒（HIV），是获得性免疫缺陷综合征（AIDS）的病原体。

2. 按照 RNA 肿瘤病毒的生物学特性和作用特点分类

(1) 内源性病毒　内源性病毒指 RNA 肿瘤病毒感染机体后，其遗传信息整合到宿主细胞核的 DNA 中，并作为正常细胞的一部分通过性细胞由亲代垂直传递给子代的病毒。内源性病毒有如下特点。①RNA 肿瘤病毒的 DNA 拷贝与细胞 DNA 共价结合，可在宿主的性细胞及全部体细胞中存在。②内源性病毒基因遗传由亲代传给子代。③结合的内源性病毒基因组受到宿主遗传因素的控制。④内源性病毒可由于自发的或外界因素所激活而增殖。这种病毒一般皆是异嗜性病毒，含有 *gag*、*pol*、*env* 等复制基因，可编码相应的产物而形成病毒颗粒，所以是非缺失性病毒。在一般情况下，由于宿主细胞节制性控制而处于静止状态，内源性病毒并不表达或复制病毒颗粒。已经证明，许多脊椎动物（包括鸡、小鼠、猫、狒狒等）细胞内皆有内源性病毒的序列，通常并不危害机体。实验证明，射线或化学物质（BUDR、IRDR 等）的作用可使不带病毒的近交系小鼠或鸡产生肿瘤病毒或诱发肿瘤[36]。已在体外分离了猫 RD114、异嗜性小鼠白血病病毒和狒狒 BaEV

等，并证明是内源性病毒。

（2）外源性病毒 这类病毒与动物和人类的白血病、淋巴瘤以及肉瘤的发生密切相关，表现为供体从外界环境水平式感染。这类病毒又可按其生物学性能、发展过程和基因组的不同而区分为两组，分别为急性 RNA 肿瘤病毒和慢性 RNA 肿瘤病毒。

急性 RNA 肿瘤病毒：这组病毒诱发动物产生肿瘤的潜伏期较短（3～4 周），在体外对培养的成纤维细胞（如小鼠 NIH/3T3 细胞）具有转化的能力。这组病毒的基因组内含有 onc 基因，编码产生转化蛋白使细胞发生恶性的转化。但这组病毒往往缺失某些复制基因的片段而不能复制病毒颗粒，所以是一种缺失性病毒，需要辅助病毒的协助才能复制出完整的病毒。动物中绝大部分的肉瘤病毒和少部分白血病病毒都属于这一组外源性急性 RNA 肿瘤病毒。①肉瘤病毒：猴肉瘤病毒（SiSV）、猫肉瘤病毒（FeSV）和小鼠肉瘤病毒（MuSV）都具有上述的生物学作用特点。但应强调指出，鸡 Rous 肉瘤病毒（RSV）是一个例外，它的基因组内复制基因完整，可不依赖辅助病毒协助而能进行病毒的复制，同时含有明确的肿瘤基因（在 RSV 中称为 sre 基因）。RSV 基因组的排列次序为 5′-LTR-gag-pol-env-src-C-LTR-3′，并已分离出 src 基因编码的转化蛋白，这是一种相对分子质量为 60000 的磷酸化蛋白，以 pp60v-src 表示，后者具有蛋白激酶的作用，对酪氨酸残基显示专一性的磷酸化作用，可改变细胞的功能而发生恶性转化。②急性白血病病毒：白血病病毒中成红细胞增生症病毒（AEV），禽骨髓细胞瘤病毒的 MC29、MH2 和 CM11 株，禽骨髓母细胞增生症病毒（AMV）以及小鼠的 Abelson 白血病病毒（Abl-MuLV）等均属于此组。它们都是复制缺失性白血病病毒，在这些病毒基因组内相应的有 erb-B、myc、myb 和 abl 等肿瘤基因及其编码的产物。AEV、MC29 和 Abl-MuLV 等病毒在动物体内可诱发白血病，在体外有转化成纤维细胞的能力。

慢性 RNA 肿瘤病毒：这组病毒能在感染的细胞内复制增殖，产生完整的病毒颗粒，为非缺失性病毒但要经过较长的潜伏期（4～12 个月）才能诱发动物产生肿瘤，对体外培养的成纤维细胞没有转化的能力。大部分动物白血病病毒，如 ALV、MuLV（除 F-MuLV 和 Abl-MuLV 外）、猫白血病病毒（FeLV）、牛白血病病毒（BLV）和长臂猿白血病病毒（GaLV），以及新近分离的人类 T 细胞白血病病毒Ⅰ（HTLV-Ⅰ）、Ⅱ（HTLV-Ⅱ）等都属于此组。这组病毒基因组的线状排列次序为 5′-LTR-gag-rol-env-C-LTR-3′，未能检测出有特异的肿瘤基因存在。这组病毒诱发肿瘤的机制与急性白血病病毒不同。

（三）其他生物性致癌因素

真菌（霉菌）与某些肿瘤的发生有十分明确的关系，如可产生黄曲霉毒素的黄曲霉等真菌有致癌作用，例如黄曲霉、杂色曲霉可能引起肝癌。可产生 T-2 毒素的镰刀菌在动物体内可诱发胃癌、胰腺和脑部肿瘤等，而常见的产生灰黄毒素的青霉菌可诱发小鼠甲状腺癌或肝癌。实验还证明了河南省森林食物中几种常见的真菌，如串珠镰刀菌、杂色曲霉、圆弧青霉、娄地青霉、念珠菌、白地霉等均可促进食物亚硝胺的形成，镰刀菌的代谢产物和亚硝胺有协同致癌作用[37]。

通过对幽门螺杆菌的研究，发现其与胃炎、胃溃疡、胃癌有一定关系，用某些抗生素杀灭幽门螺杆菌可降低胃炎与胃癌的发生率。

寄生虫感染也与某些肿瘤有着密切的关系。如血吸虫病患者中有的发生直肠癌、结肠癌，中东地区"埃及血吸虫病"可引起膀胱癌，华支睾吸虫的感染可能引起肝脏的胆管细胞癌[1]。

四、内分泌因素

20 世纪 40 年代，生物学家 Bitter 基于老鼠雌激素与乳腺癌关系的实验研究提出了激素可能引发肿瘤的观点[38]。至今，发现与激素有关的肿瘤有乳腺癌、前列腺癌、子宫内膜癌、卵巢癌、甲状腺癌、骨癌以及睾丸癌等。激素在恶性肿瘤生长中起的作用主要是通过促进细胞分裂引起的。

在美国，对激素有反应的肿瘤新生物占新诊断男性肿瘤的 35% 以上，女性肿瘤的 40% 以上。在乳腺癌患者中，乳腺癌的生长通常受到类固醇激素调节。围绝经期妇女，长期服用雌激素可能增加患乳腺癌的风险。在卵巢未被切除的妇女，应用雌激素的总量达 1500mg 以上，其发生乳腺癌的风险是未使用者的 2.5 倍以上。Toniolo 等前瞻性研究表明，血清中总的和游离的雌二醇较高，可以明显增加乳腺癌的发病风险。目前临床中常进行肿瘤细胞中雌激素受体（estrogen receptor，ER）或孕激素受体（progesterone receptor，PR）的浓度测定，用于判断抗激素治疗是否有效及判断预后[39]。在男性中，前列腺癌是发病率最高的恶性肿瘤之一。前列腺癌的主要危险因素主要是年龄。虽然对前列腺癌及循环血中睾酮水平的前瞻性研究目前尚无明确结论，但有动物实验表明，皮下注射一定剂量的外源性睾酮可以增加老鼠的发病率。而流行病调查资料显示，美国黑种人男性血中睾酮水平高于白人 15%，游离睾酮水平高达 13%。与日本男性相比，美国黑种人男性血中的雄烯二酮和葡萄糖醛酸化雄酮水平要高 25%～50%。而在前列腺癌的死亡率中日本男性最低，美国黑种人男性为最高。这些资料均表明，睾酮水平可能在前列腺癌的发病及预后中起着重要作用[29]。

五、遗传因素

除了外界因素外，机体本身的因素与恶性肿瘤发生的关系也不容忽视，特别是机体的免疫系统和遗传背景，不仅影响机体对恶变细胞的识别和排斥，而且影响机体对损伤 DNA 修复和致癌剂（或致癌前生物）转化的速率，约 5% 的人类肿瘤呈现家族遗传性。近十几年来，癌基因、抑癌基因和肿瘤凋亡相关基因研究成为热点。

（一）癌基因与原癌基因

原癌基因的激活及抑癌基因的失活是肿瘤发生的分子基础，现认为，肿瘤是多种癌基因多阶段途径协同作用的结果。癌基因是指细胞内或病毒内存在的，能诱导正常细胞发生转化，使正常细胞获得一个或多个新生物特性的基因。1968年，Duesberg 等首次发现 Rous 肉瘤病毒基因组中有一种编码酪氨酸蛋白激酶的基因并证实它在细胞转化中起关键作用，因这种基因来自病毒，因而被命名为病毒癌基因。1972 年 Bishop 应用核酸分子杂交法证实，几乎在所有高等脊椎动物细胞的基因组中，都拥有和病毒癌基因相似的 DNA 核苷酸序列，因为这些 DNA 所代表的基因是动物细胞基因组的成员之一，所以称为细胞癌基因。在人体正常细胞中存在一种称为原癌基因的正常基因，它在细胞中起着调控细胞生长和分化的作用，这类基因广泛存在于生物界中，从酵母到人的细胞中都存在着原癌基因[40]。

在进化过程中这类基因高度保守，属于看家基因。按照原癌基因的结构，产物的功能及所在位置，将已知的细胞癌基因分为下列四类：①蛋白激酶类，②信息传递蛋白类，③生长因子及其受体类，④核内蛋白类。细胞癌基因普遍存在于各种细胞，在正常情况下的表达有时间、空间的限制，参与细胞分化及增殖，正常细胞中的原癌基因和肿瘤细胞中的癌基因的核苷酸顺序十分相似，后者可使 NIH3T3 细胞恶性转化，前者经激活后才具有转化能力，说明在正常情况下细胞原癌基因不致癌，生理条件下内外环境中的某些刺激可激活癌基因，从而调节细胞的生长、分化和信息传递；因此，癌基因并不是肿瘤所特有，而是细胞的生长、分化和信息传递基因，是细胞的正常基因，只有在异常表达或发生突变时，才会导致肿瘤发生。细胞癌基因的生理功能主要表现为两个方面：一是调节细胞生长，二是参与细胞分化和发育过程。虽然细胞癌基因的表达产物和表达方式不同，但具有作用相关性，它们在时间、空间上协同作用，能维持并协调细胞的正常增殖与生长发育。具有正常生理功能同时又具有潜在致癌能力的原癌基因，其致癌潜能的发挥，通常需要首先被激活。常见的激活因素有病毒、化学物质、辐射等。激活的机制可分为两大类。一类是由病毒诱导的活化，如反转录病毒感染动物细胞后，得到一个动物细胞的原癌基因顺序，并把它整合进自己的基因组内，这样原癌基因便被激活。反转录病毒感染动物细胞后，也可将它本身基因组内的一个强大增强子或启动子插入动物细胞原癌基因的附近或内部，使原癌基因激活。另一类是非病毒诱导的活化，如点突变基因扩增和染色体重排。

1. ras 基因

自 1982 年发现人膀胱癌细胞系中有活化的 H-ras 基因后，引起了人们对 ras 癌基因在人类肿瘤发生、发展中所起作用的极大关注[41]。目前，在膀胱癌、乳腺癌、结肠癌、肾癌、肝癌、肺癌、胰腺癌、胃癌及造血系统肿瘤中，均检测出了 ras 癌基因的异常。事实上，ras 癌基因参与多种肿瘤的发生发展，只不过突变率相差很大。①不同肿瘤类型，ras 癌基因的突变率相差明显，最高是胰腺癌（可达90%），其次是甲状腺癌（53%）和结肠癌（47%）。②突变 ras 癌基因的种类与某些肿瘤类型密切相关，即有优势激活现象。如胰腺癌、结肠癌、肺癌等以 K-ras 突变为主，造血系统肿瘤多发现 N-Ras 的突变，泌尿系肿瘤则以 H-ras 突变为主。目前的资料表明，H-ras 和 K-ras 的表达不仅与膀胱癌、肾盂癌、肺癌、结肠癌有密切的关系，而且也与胆囊癌、胰腺癌、肾母细胞瘤、慢性淋巴细胞白血病、黑色素瘤形成密切相关。N-ras 表达水平上升虽然主要发生在造血系统的恶性肿瘤中，如 APL、AML、BL，但在神经母细胞瘤、纤维肉瘤、横纹肌肉瘤中的表达也有一定的上升，并可能是这些肿瘤形成的主要原因。因此，检测 ras 突变对了解肿瘤的发生发展，以及监测恶性肿瘤的治疗效果具有重大意义，对临床工作具有重要指导意义。

2. myc 癌基因

c-myc 基因是 myc 基因家族的重要成员之一，c-myc 基因既是一种可易位基因，又是一种受多种物质调节的可调节基因，也是一种可使细胞无限增殖，获永生化功能，促进细胞分裂的基因。myc 基因参与细胞凋亡，c-myc 基因与多种肿瘤发生发展有关。

myc 基因定位于染色体 8q24，IgH、IgK、Igλ 链的基因位点分别在 14q32、2pl3 和 22q11，在 BL 细胞中往往出现 c-myc 基因位点与 Ig 基因位点之间的易位，即 c-myc 易位到 Ig 位点的高活性转录区，从而组成一个高转录活性的重排基因，启动 c-myc 转录，使 c-myc 表达增强，促进细胞恶变，最后导致肿瘤的发生。

c-myc 基因主要通过扩增和染色体易位重排的方式激活，与某些组织肿瘤的发生、发展和演变转归有重要关系。在不同的人体肿瘤细胞系中，包括粒细胞性白血病细胞系、视网膜母细胞瘤细胞系、某些神经母细胞病细胞系、乳腺癌细胞系及某些肺癌细胞系，已发现 $c\text{-}myc$ 或 $c\text{-}myc$ 相关序列的扩增，在人结肠癌细胞系中也观察到 $c\text{-}myc$ 基因的扩增。$c\text{-}myc$ 癌基因已在成骨肉瘤、软骨肉瘤、脊索瘤、脂肪肉瘤、横纹肌肉瘤中发现扩增，还发现 ras 与 myc、sis 与 myc、myc 与 fos 具有偶联激活，协同致瘤作用。

（二）原癌基因激活成为癌基因的机制

1. DNA 重排

促进子插入具有高活性的启动子或加强子，使原癌基因持久，过量地表达。这种启动子或加强子可来自细胞外（外源性），也可以来自细胞内。染色体易位是原癌基因 DNA 重排的典型例子，断裂的原癌基因（上游区）与另一基因的促进子（或加强子）重组而得到激活。人 B 淋巴瘤中免疫球蛋白基因与 $c\text{-}myc$ 的重排，使 $c\text{-}myc$ 激活。

负调控区的失活或丢失：不少原癌基因，如 $c\text{-}myc$、$c\text{-}fos$、$c\text{-}mos$（小鼠）等在旁侧顺序具有抑制转录启动的负调控区，人 $c\text{-}myc$ 的负调控区在 5 端 428～1188bp 处，而在 B 淋巴瘤中，该区发生多点突变或部分丢失。

2. 基因放大

基因扩增，可导致基因过量表达。在人体肿瘤中，如人肝癌中出现 $N\text{-}ras$ 重排及其基因放大，小细胞肺癌中 $c\text{-}myc$ 及 $L\text{-}myc$ 基因放大与癌转移可能有关。神经母细胞瘤中 $N\text{-}myc$ 基因放大明显与病程发展有关，基因放大一般被认为与恶性演进有关，未必是恶性病变早期的改变。

3. 点突变

在人体肿瘤中，已从膀胱癌、小细胞肺癌（$Ha\text{-}ras$、$Kit\text{-}ras$）、胃癌（$N\text{-}ras$）、乳腺癌（$Ha\text{-}ras$）中证明在 12 或 61 号编码子出现点突变，从而引起一个氨基酸的置换。上述突变可使其编码的蛋白 P21 的 GT-Pase 酶活性明显下降，从而影响 P21 的生物学活性。

4. 其他调控的异常

反式调控系统：已证明某些基因产物包括病毒 HTLV-Ⅰ、HTLV-Ⅱ 中 TAT（LOR）区、SV40 中的某些片段、RSV 的 gag 区，可以影响其他基因的转录，原癌基因很可能会接受其他基因（包括病毒的基因物）的控制或影响。值得注意的是 $v\text{-}myc$ 进入细胞后，可关闭细胞本身 $c\text{-}myc$ 的表达，同时，$c\text{-}myc$ 激活后亦可使另一个正常表达的 $c\text{-}myc$ 等位基因关闭，提示 $c\text{-}myc$ 产物对 $c\text{-}myc$ 的转录发生

trans 的负控制。

转录后的调控异常：如成纤维细胞在生长因子处理后，*c-myc* 的 RNA 量增高并非转录水平的改变，生长因子作用前后的细胞转录水平相同，显然是 mRNA 转录后加工或稳定性的改变，基因的转录后调控目前了解其少。

（三）抑癌基因

在恶性肿瘤发病过程中，除了癌基因起作用外，还涉及另一类基因，即肿瘤抑制基因或称抗癌基因，是一类抑制细胞生长和肿瘤形成的基因，在生物体内与癌基因功能相抵抗，共同保持生物体内正负信号间相互作用的相对稳定。抑癌基因的失活和癌基因的激活都是癌化过程的一部分。抑癌基因主要有以下功能：①诱导终末分化，②维持基因稳定，③触发衰老，诱导细胞程序性死亡，④调节细胞生长，⑤抑制蛋白酶活性，⑥改变 DNA 甲基化酶活性，⑦调节组织蛋白酶活性，⑧调节血管形成，⑨促进细胞间联系。癌基因受内外多种因子的激活，使细胞生长分化失控，增强了细胞瘤性转化的可能性；当抑癌基因失活时，进一步加剧细胞瘤性转化，最终导致了细胞癌变的发生。恶性肿瘤转移是肿瘤患者死亡的主要原因，它涉及肿瘤细胞与宿主之间错综复杂的关系。目前认为，肿瘤细胞转移基因的激活和转移抑制基因失活，可诱发肿瘤细胞转移表型而导致转移的发生，原发部位肿瘤组织中具有转移潜性的细胞群是肿瘤转移的细胞生物学基础。

到目前为止，发现的癌基因已有 100 多个，抗癌基因有 7 个，对转移基因及转移抑制基因各有一些发现和深入研究，提高了人们对恶性肿瘤的发生、发展规律，以及对细胞增殖与分化的调控机制和浸润转移机制的认识。

1. *P16* 基因

P16 基因又叫 *MTS* 基因，是 1994 年美国冷泉实验室 Kamb 等发现的抗癌基因，是细胞周期中的基本基因，直接参与细胞周期的调控，负调节细胞增殖及分裂，在人类 50％肿瘤细胞株发现有纯合子缺失、突变，故认为 *P16* 是比 *P53* 更重要的一种新型抗癌基因。有人把它比作细胞周期中的刹车装置，一旦失灵则会导致细胞恶性增殖，导致恶性肿瘤发生。*P16* 基因已经在肺癌、乳腺癌、脑肿瘤、骨肿瘤、皮肤癌、膀胱癌、肾癌、卵巢癌和淋巴瘤、黑色素瘤中发现纯合子缺失以及无义、错义及移码突变，表明 *P16* 基因以缺失、突变方式广泛参与肿瘤形成。检测 *P16* 基因有无改变对判断患者肿瘤的易感性以及预测肿瘤的预后，具有十分重要的临床意义。

2. *P53* 基因

P53 基因是迄今发现与人类肿瘤相关性最高的基因。在短短的十多年里，人

们对 *P53* 基因的认识经历了癌蛋白抗原、癌基因到抑癌基因的三个认识转变。现已认识到，引起肿瘤形成或细胞转化的 P53 蛋白是 *P53* 基因突变的产物，是一种肿瘤促进因子，它可以消除正常 *P53* 的功能，而野生型 *P53* 基因是一种抑癌基因，它的失活对肿瘤形成起重要作用。P53 正常功能的丧失，最主要的方式是基因突变。P53 突变可分为三类。①零突变：即突变体无功能，不参与相互作用。②负突变：即失去负调控功能，并能使野生型失活，但并不直接参与致癌。③正突变：失去负调控功能，并获得转化能力，这种突变体可在细胞恶性转化中代替癌基因起启动作用[42]。

P53 基因与人类 50% 的肿瘤有关，目前发现的有肝癌、乳腺癌、膀胱癌、胃癌、结肠癌、前列腺癌、软组织肉瘤、卵巢癌、脑瘤、淋巴细胞肿瘤、食管癌、肺癌、骨肉瘤等，人类肿瘤中 *P53* 突变主要在高度保守区内，以 175、248、249、273、282 位点突变最高。

3. *RB* 基因

RB 基因是第一个被发现的人体中的抑癌基因，即视网膜母细胞瘤基因。基因所编码的蛋白与核内的一些转录因子相结合。这些转录因子也是蛋白质，与 *RB* 基因发生特异结合，启动一套由结合位点所调控的基因的表达。*myc* 基因的蛋白产物也是一种转录因子。*RB* 产物与 *myc* 产物的结合属于细胞正常的生理功能，而在肿瘤细胞中发生了突变的 RB 蛋白不能与 myc 蛋白结合，故推断肿瘤细胞中因 RB 蛋白与 *myc* 转录因子不能结合，因而引起细胞转化。已发现 *RB* 基因的缺失和突变及其引起 RB 蛋白失活，伴同许多恶性肿瘤的发生，包括视网膜母细胞瘤、骨肉瘤、乳腺癌和肺癌等。另外，由致癌病毒，如一些腺病毒、乳头状瘤病毒和 SV40 病毒所产生的转化蛋白，可与 *RB* 基因产物结合，阻断后者的抗肿瘤作用。总之，肿瘤的发生、发展涉及多方面、多层次的问题。从本质上来讲，是那些调控细胞生命最基本活动的基因，如癌基因、抑癌基因、凋亡相关基因等出现异常改变所致。癌基因所编码的生长因子、生长因子受体、第二信使以及调节基因表达的转录因子对细胞生长、增殖、发育、分化起着重要作用，而抑癌基因、凋亡相关基因对细胞增殖、生长起调控作用，以维持基因间的平衡，若这种平衡被打破，则可能导致肿瘤的发生[1]。

六、免疫因素

原发性和继发性免疫缺陷者容易发生肿瘤，尤其是淋巴组织肿瘤。这可能与对致癌病毒易感或缺乏对慢性抗原刺激反应的正常反馈机制有关。继发性免疫缺陷见于医源性免疫缺陷，如长期应用免疫抑制剂的器官移植患者易发生肿瘤，大量化疗、放疗引起的免疫抑制可能在原有肿瘤被有效治疗的同时发生另一种肿瘤。这可能是由于长期或大量使用免疫抑制药物损害淋巴系统免疫监视功能，降低机体对肿瘤细胞或突变细胞的监视作用所致。然而，免疫系统可能有刺激肿瘤生长的作用，这种刺激效应可能是由于淋巴细胞激活其他产物对肿瘤生长的直接作用所致。人们目前尚不清楚在肿瘤中刺激性或抑制性反应何者占优势，这些可能与肿瘤抗原的特征、抗原递呈方式以及宿主免疫细胞相互作用的初始部位有关。

肿瘤的免疫治疗是肿瘤生物治疗的基础，在肿瘤的综合治疗中发挥着重要作用。肿瘤的免疫治疗分为主动免疫治疗和被动免疫治疗两种类型。主动免疫治疗是指用制备抗原刺激荷瘤宿主，使宿主发生免疫反应，从而消除肿瘤或抑制肿瘤的生长。主动免疫治疗又可以分为非特异性主动免疫治疗和特异性主动免疫治疗两种。早期的肿瘤免疫治疗多应用非特异性主动免疫，该方法要用免疫佐剂进行免疫刺激，如卡介苗、短小棒状杆菌、左旋咪唑等。用肿瘤细胞或肿瘤细胞提取物进行治疗也需要和免疫佐剂联合使用。这些免疫治疗大多数不成功，现在很少使用。在肿瘤被动免疫治疗中使用独特的单克隆抗体治疗 B 细胞淋巴瘤和 T 细胞白血病已取得了令人满意的效果，是肿瘤治疗今后研究的方向之一。

肿瘤的发生、发展和治疗均与机体免疫因素有关，然而免疫抑制并不导致常见的肿瘤增多，而是少见的淋巴系统及与病毒相关的恶性肿瘤显著增多。因此，为肿瘤患者设计免疫治疗计划方案时要警惕由此造成的免疫抑制或免疫缺陷导致新的肿瘤的发生[29]。

第三节　肿瘤免疫治疗概述

长期以来，手术、放疗和化疗作为传统治疗肿瘤的三大方法，对恶性肿瘤的治疗能够取得一定的疗效。但这些治疗手段并非对所有的肿瘤都有效，且有的伴有明显的不良反应。因此，寻找损伤小又能有效控制肿瘤生长和转移的治疗方法，成为临床肿瘤治疗的迫切需要。随着肿瘤学、免疫学以及分子生物学等相关学科的迅速发展和交叉渗透，肿瘤免疫治疗的研究突飞猛进，以免疫学原理为基础、以免疫学技术为方法而建立起来的肿瘤免疫治疗，已经从实验室研究逐渐向有效、安全的临床试验过渡并形成了转化医学。

肿瘤免疫学（tumor immunology）主要是研究肿瘤的免疫原性及机体对肿瘤的免疫应答和抗肿瘤的效应机制，探索肿瘤发生、发展的免疫学原理，并从免疫学的角度为肿瘤的诊断和防治提供理论依据和新的方法、措施。肿瘤免疫学是免疫学中发展最快的一个分支。也就是说肿瘤免疫学的基本内容包括：①肿瘤抗原；

②机体对肿瘤的免疫应答与抗肿瘤免疫效应机制；③机体的免疫功能与肿瘤发生、发展的相互关系，着重肿瘤的免疫监视和免疫逃逸；④肿瘤的免疫诊断与免疫治疗，后者扩展为生物治疗。

肿瘤的免疫治疗分主动免疫治疗（细胞疫苗、分子疫苗和 DNA 疫苗）和被动免疫治疗（细胞过继免疫治疗、分子水平治疗和基因治疗）。

一、肿瘤主要的免疫治疗方法

（一）细胞过继免疫治疗

肿瘤免疫治疗的复苏开始于 20 世纪 80 年代中期。Rosenberge 用 LAK 和 TIL 细胞过继免疫治疗肿瘤，在肿瘤研究领域引起轰动[43]。这种治疗的优点是体外诱导效应细胞避开了肿瘤宿主存在的免疫抑制，易于活化和扩增。活化的杀伤细胞在体内可以产生抗肿瘤效应，并且与现在的常规治疗方法有互补性。其缺点是不能产业化生产，制备繁琐，质量控制较难，成本高，治疗范围有限。

（二）重组细胞因子治疗

由于生物工程的发展，物理条件下难以获得的细胞因子可以被大量生产。有一批基因重组细胞因子已成为正式的药物，与肿瘤治疗相关的有 IFN、IL-2、G-CSF、GM-CSF，并有大量的基因重组细胞因子在进行临床研究。IFN-α 是最早进入临床的基因重组细胞因子，对毛细胞白血病的缓解率可达 60%～90%。

（三）基于抗体的免疫治疗

生物导弹是一个理想的思路，应用毒素、放射性核素、化疗药物与肿瘤相关抗体连接由静脉注入体内，靠抗体的靶向作用使药物集中于瘤内，既增强疗效又减少对机体的不良反应。抗 erbB-2 癌基因产物抗体作为生物药品已进入市场，配合化疗用于抗肿瘤治疗，获得较好疗效。

（四）免疫基因治疗

采用细胞因子基因导入免疫效应细胞（如 TIL）虽然分泌量不大，却能提高体内的抗肿瘤免疫效应。也有将细胞因子、共刺激分子等基因通过重组病毒、脂质体、基因枪直接导入体内的肿瘤组织中进行表达，其中包括多基因导入，本质是利用原位肿瘤诱导抗肿瘤免疫，方法简便、经济。

（五）肿瘤疫苗

肿瘤疫苗是主动免疫的主要内容，分为细胞瘤苗、亚细胞瘤苗、分子瘤苗和基因疫苗四种类型。

1. 细胞瘤苗

细胞瘤苗是一种最古老的瘤苗，但仍有优越性，因为自体肿瘤细胞包容了所有自身肿瘤抗原。早期的细胞瘤苗只将肿瘤细胞用射线或化疗药物灭活，一般只配合佐剂卡介苗（BCG）使用，临床效果参差不齐，远期疗效多数不理想。

2. 亚细胞瘤苗

细胞瘤苗必须经过可靠的灭活才能用于免疫，否则会产生种植。从实体瘤分离完整的细胞需要用酶进行消化，获得率较低。而直接裂解细胞，获取细胞粗提的成分极为简单，进入体内也更安全。如应用同种异体黑色素瘤细胞裂解物在Ⅰ、Ⅱ期临床研究中客观反应率达 20%，长期存活达 8%。国内学者应用 *IL-2* 基因重组痘苗病毒转染小鼠黑色素细胞瘤，将其裂解的沉淀物作为疫苗治疗荷瘤鼠，明显延长了生存期[44]。近几年发现，DC 分泌的外泌体（exosomes）属于亚细胞结构，具有多种抗原呈递分子和 T 细胞共刺激分子。肿瘤抗原肽刺激的 DC 产生的外泌体能够呈递肿瘤抗原，活化 CTL，抑制和根除已建立的小鼠肿瘤，所以外泌体瘤苗极具发展潜力[45]。

3. 分子瘤苗

伴随着肿瘤抗原、抗原呈递、T 细胞识别机制研究的突破性进展，分子瘤苗发展极快。根据抗体与抗原的影响关系，制备抗肿瘤抗原独特型的抗体，作为独特型瘤苗，在临床上也见到一定疗效。

4. 基因疫苗

基因疫苗在临床研究中也初见端倪，以往认为不能作为肿瘤排斥性抗原的 CEA，将其基因插入痘苗病毒进行体内免疫可以诱导 CTL 杀伤 CEA 阳性的肿瘤细胞。

二、肿瘤免疫效应机制

机体有多种抗肿瘤免疫机制，其中包括细胞免疫和体液免疫，又可分为特异性免疫和非特异性免疫。

（一）细胞免疫

抗肿瘤免疫是以细胞免疫为主，其中具有免疫记忆功能和特异性的主要是 T

细胞，因此一直受到人们的重视，而非特异性抗肿瘤免疫细胞自然杀伤细胞（NK细胞）和 γδT 淋巴细胞也日益受到人们的重视。

1. T 细胞

T 细胞主要有两类，即 CD4+ T 辅助细胞和 CD8+ 细胞毒性 T 细胞。它们均表达 CD3 标志，主要产生特异性免疫。

2. 自然杀伤细胞

NK 细胞是淋巴细胞的亚群，约占外周血淋巴细胞的 15%。其特征是无 $TCR\alpha\beta$ 或 $\gamma\delta$ 基因重组，不表达 TCR/CD3 和 BCR。一般用于鉴定 NK 细胞的标志是 CD56+、CD16+、CD3+。

3. 巨噬细胞

在抗肿瘤免疫中，巨噬细胞具有抗原呈递功能，参与调节特异性 T 细胞免疫。未活化的巨噬细胞对肿瘤细胞无杀伤作用，活化后作为效应细胞产生非特异性杀伤和抑制肿瘤作用，它可产生多种杀伤靶细胞的效应因子，其中包括超氧化物、一氧化氮、肿瘤坏死因子（tumor necrosis factor，TNF）及溶酶体产物等。

4. 树突状细胞（DC）

在诱导 T 细胞抗肿瘤免疫中，DC 是最强的抗原提呈细胞（antigen presenting cell，APC）。肿瘤抗原多肽致敏的骨髓 DC 制备的外泌小体可在体内诱导高水平的肿瘤特异性 CTL，有望成为一种新型的肿瘤疫苗。

（二）体液免疫及细胞因子

在抗肿瘤免疫中，体液免疫不占主导地位。抗体结合补体后的溶瘤作用，以及依赖抗体的细胞介导的细胞毒（ADCC）作用是人们早已了解的抗肿瘤中的作用方式。20 世纪 80 年代至今伴随着生物工程的发展，已发现了大批细胞因子，并在原核系统或真核系统中进行表达。它们在抗肿瘤免疫及其调节中具有重要作用，如干扰素（interferon，IFN）、白细胞介素（interleukin，IL）、肿瘤坏死因子（TNF）、各种造血相关细胞因子等。

三、影响肿瘤免疫机制的因素

理论上讲，人体每天都有大量细胞发生突变，但只有极少数的细胞能够继续分裂生长，并且逃脱免疫系统的监视和攻击而形成肿瘤。只有真正搞清楚其中的原因，才能寻找出对抗肿瘤的策略。目前，人们已发现了各种各样影响肿瘤免疫的因素。

1. 肿瘤细胞的弱免疫原性

免疫原是指能诱导机体产生免疫应答的物质，通常免疫原的来源与应答者之间在种系进化过程中相距越远，免疫原性就越强，如细菌、病毒等对于人体来讲就具有强的免疫原性；肿瘤抗原是人体自身抗原，因此属于弱免疫原性。

2. T 细胞缺陷

长期以来，研究人员还发现肿瘤宿主的 T 细胞在体外对有丝分裂原的反应性降低，体内的迟发型超敏反应也降低。

3. 抑制性 T 细胞（Ts）

对白介素 2（IL-2）及 IL-2 受体（IL-2R）α 基因表达的抑制作用。

4. 抑制性巨噬细胞

过度活化的巨噬细胞可抑制淋巴细胞的增殖，抑制 NK 和 CTL 的抗肿瘤活性。

5. 抗原呈递功能障碍

研究表明荷瘤宿主外周血获得的抗原呈递专职细胞 DC 往往对抗原呈递有障碍，而取自荷瘤宿主骨髓细胞在体外与 GM-CSF、IL-4、TNF-α 共同培养扩增的 DC 抗原呈递功能良好，表明肿瘤宿主的 DC 可能从骨髓释放到体内的成熟过程中受到了荷瘤宿主体内某些因素的干扰而削弱了其对肿瘤抗原的呈递作用。

6. 免疫抑制因子

带瘤动物和肿瘤患者的免疫抑制状态常可随肿瘤的切除而消失。经检测，多种动物和人类肿瘤的提取物、血清及构建的肿瘤细胞系的肿瘤细胞培养上清中存在免疫抑制因子，主要有转化生长因子（transforming growth factor，TGF）-β、IL-10 和 PGE 等。细胞因子在免疫网络中的作用也是极其复杂的，一种因子可有多重作用，如 IL-1、TNF-α 和 IFN-β 既有促进抗肿瘤的作用，又有促进瘤转移和发展的一面。

参考文献

[1] 刘炜. 现代肿瘤综合治疗学 [M]. 西安：西安交通大学出版社，2018.

[2] 宫跃敏，李悦，何广胜. 2022 年 WHO 骨髓增殖性肿瘤、骨髓增生异常性/骨髓增殖性肿瘤诊断及分类 [J]. 中国实用内科杂志，2023，43（01）：28-31.

[3] 杨丽静，唐俊，沈伟富，等. 基于命名实体识别的恶性肿瘤诊断文本信息提取研究 [J]. 医院管理论坛，2020，37（08）：74-77.

[4] 薛江，孙丽莎，李铁军. 牙源性肿瘤的 WHO（2022）新分类 [J]. 遵义医科大学学报，2023，46（01）：1-6.

［5］周露婷，杨晓群，王朝夫．第五版 WHO 肾脏肿瘤新分类主要变化解读［J］．临床与实验病理学杂志，2022，38（12）：1409-1413.

［6］Baloch Z W，Asa S L，Barletta J A，等．2022 年 WHO 甲状腺肿瘤分类概述［J］．诊断病理学杂志，2022，29（12）：1193.

［7］吴飞，刘业强．毛囊源性肿瘤的分类及临床病理学特征［J］．武汉大学学报（医学版），2023，44（01）：10-15.

［8］方三高，陈真伟，魏建国．2021 年第五版 WHO 中枢神经系统肿瘤分类［J］．诊断病理学杂志，2022，29（10）：991-993.

［9］邵志敏，沈镇宙，徐兵河．乳腺肿瘤学［M］．2 版．上海：复旦大学出版社，2018.

［10］谢继增．肺癌证治与肿瘤论［M］．北京：中医古籍出版社，2017.

［11］佚名．了解致癌物分类［J］．家庭医药·就医选药，2022（09）：19.

［12］杨娇，赖泳．细胞色素 P450 基因多态性与肿瘤发生关联性的研究进展［J］．广东医学，2017，38（21）：3363-3366.

［13］杨威，刘辉，雷芬芬，等．花生油制取工艺主要工段 3,4-苯并（a）芘及 3-氯丙醇酯的产生及脱除［J］．食品科学，2020，41（08）：27-35.

［14］常威．肿瘤常见疾病诊治精要［M］．武汉：湖北科学技术出版社，2018.

［15］何天琦．左半结肠癌患者术后手术部位感染的危险因素分析［D］．长春：吉林大学，2021.

［16］仓伟贺．烧烤肉制品中 3,4-苯并（a）芘的检测分析研究［D］．广东：仲恺农业工程学院，2015.

［17］牛喆昀，沈佳莹，张子涵，等．预测模型在临床研究中的应用［J］．上海预防医学．2023，35（1）．

［18］凌娜，刘洪权，刘泉，等．芳香胺类化合物奶油黄致肝癌的 NATs 途径及作用的亚基位点研究［R］．黑龙江：哈尔滨商业大学，2012.

［19］陈佳美．四氯化碳/2-乙酰氨基芴诱导大鼠肝纤维化的胆管反应与绞股蓝总皂苷干预作用机制［C］/2017 年第五次世界中西医结合大会论文摘要集（下册），2017：17-18.

［20］李冬伊，张攀，马慧敏，等．4,4′-二（4,5-二氨基-1-偶氮萘）苯磺酰替苯胺的合成与表征［J］．化学研究，2022，33（02）：125-129.

［21］陆婷婷，朱小芳，林东翔，等．N-亚硝胺致癌机理及检测方法研究进展［J］．广东化工，2021，（23）：88-89，92.

［22］王双玉，孙枫林，吕晓静，等．食品中 N-亚硝胺类化合物检测、风险评估与控制的研究进展［J］．预防医学论坛，2022，28（11）：876-880.

［23］丁晓毅，王征，石洁，等．中国肝癌多学科综合治疗专家共识［J］．临床肝胆病杂志，2021，37（2）：278-285.

［24］侯恩存，王新．恶性肿瘤的综合治疗［J］．菏泽医专学报，1996（4）：38-39.

［25］刘晓明，武晓燕，马跃峰，等．电离辐射诱发癌症的线性无阈模型研究动态［J］．辐射防护，2022，42（6）：518-524.

［26］唐洪波，梁俊琴．紫外线致非黑色素瘤皮肤癌的作用机制研究进展［J］．肿瘤预防与治疗，2019，32（10）：940-944.

［27］李红梅，李红梅，邹建芳，等．石棉致癌研究进展［C］/第十三次全国劳动卫生与职业病学术会议论文汇编，2014：202.

［28］余珉．警惕职业致癌因素·石棉［J］．劳动保护，2016（2）：15-17.

[29] 曾辉. 临床肿瘤放疗与化疗精要 [M]. 上海：上海交通大学出版社，2018.

[30] 周静. 禽白血病病毒 J 亚群与马立克氏病病毒协同致瘤机制研究 [D]. 山东：山东农业大学，2022.

[31] 侯恩存，梁健，邓鑫. 中西医结合肿瘤临床 [M]. 上海：第二军医大学出版社，2014.

[32] ZHOU J, ZHOU D F, DU X S. 禽肿瘤病毒诱导肿瘤转移——肿瘤转移新机制 [J]. 中国预防兽医学报，2022，44（05）：576.

[33] 郭艳璟，袁翎，买轩，等. 多瘤病毒感染及人乳头状瘤状病毒感染与食管癌组织病理学特征的关系 [J]. 中华医院感染学杂志，2021，31（24）：3747-3751.

[34] 张哲铭，孔帅，贾祥浩，等. EB 病毒相关胃癌免疫治疗的研究进展 [J]. 山东医药，2023，63（01）：97-101.

[35] 李皓吾，程怀东，轩蒽. 非霍奇金淋巴瘤患者化疗前后细胞因子水平与化疗相关认知障碍的相关性研究 [J]. 现代肿瘤医学，2023，31（04）：733-736.

[36] 陈辰. 低温等离子体联合 X 射线照射对 Hep-G2 肝肿瘤细胞的生物学效应 [D]. 江苏：苏州大学，2017.

[37] 毛沛沛，乔莎，贺莹. 多发性骨髓瘤并发侵袭性真菌感染的临床特征及疗效分析 [J]. 中国病原生物学杂志，2022，17（11）：1345-1348，1355.

[38] 周彩存，王禄化，周道安. 肿瘤学 [M]. 上海：同济大学出版社，2010.

[39] 程序瑞，姜巩，陈友山，等. 现代临床肿瘤治疗学 [M]. 天津：天津科学技术出版社，2011.

[40] 施红. 全国中医药行业高等教育"十三五"规划教材　生物化学 [M]. 北京：中国中医药出版社，2017.

[41] Hamidavi A A，Shirkhoda M，Saffar H，et al. Analysis of H-ras Mutations and Immunohistochemistry in Recurrence Cases of High-Grade Oral Squamous Cell Carcinoma [J]. Head and neck pathology，2022（08）：64-66.

[42] 李艳秋，丁超，胥国强，等. p53 基因突变与骨髓增殖性肿瘤临床特征及预后关系 [J]. 西部医学，2022，34（12）：1835-1838.

[43] 北京医轩国际医学研究院. 临床肿瘤学研究 [M]. 南昌：江西科学技术出版社，2019.

[44] 曹雪涛，鞠佃文，章卫平，等. 重组痘苗病毒介导的 IL-2 基因疗法抑制小鼠黑色素瘤的研究 [J]. 中国肿瘤生物治疗杂志，1995（04）：290-291.

[45] Zhou Y，Zhang Y，Gong H，et al. The Role of Exosomes and Their Applications in Cancer [J]. Int J Mol Sci，2021，22（22）：12204.

第二章　免疫系统与肿瘤关系

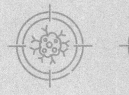

第一节　肿瘤抗原及抗肿瘤免疫

一、肿瘤抗原概述

肿瘤抗原（tumor antigen）指细胞恶变过程中，由于基因突变或正常静止基因被激活而产生的新抗原（neoantigen）。此类蛋白质在细胞内被降解所形成的某些短肽可在内质网中与主要组织相容性复合体（MHC）Ⅰ类分子结合，表达于细胞表面，成为被 CD8+ CTL 识别的肿瘤特异抗原。此外，某些细胞恶变后，可使正常情况下处于隐蔽状态的抗原表位暴露，成为肿瘤相关抗原。

二、肿瘤抗原的分类

（一）根据肿瘤抗原的特异性分类

1. 肿瘤特异性抗原

肿瘤特异性抗原（tumor specific antigen，TSA）指仅存在于某些肿瘤细胞表面而不存在于正常细胞的新抗原。20 世纪 50 年代，通过近交系小鼠间肿瘤移植，发现存在此类抗原，亦称肿瘤特异性移植抗原（tumor specific transplatation antigen，TSTA）或肿瘤排斥抗原（tumor re-jection antigen，TRA）。1992 年在人黑色素瘤细胞表面首次鉴定出具有明确分子结构的 TSA，是静止基因激活的产物，含 9 个氨基酸，可与 HLA-Al 分子共表达于某些黑色素瘤细胞表面，称为 MAGE-1。TSA 只能被 CD8+CTL 识别，是诱发 T 细胞应答的主要肿瘤抗原[1]。

2. 肿瘤相关抗原

肿瘤相关抗原（tumor associated antigen，TAA）指某些肿瘤细胞表面的糖蛋白或糖脂成分，其在正常细胞仅微量表达，但在肿瘤细胞表达明显升高（如胚胎抗原）。此类抗原一般可被 B 细胞识别并产生相应抗体。

（二）根据肿瘤抗原发生分类

1. 化学或物理因素诱发的肿瘤抗原

此类肿瘤抗原特点是特异性高而免疫原性较弱，常表现出明显个体独特性。例如，用同一化学致癌剂或同一物理因素（如紫外线、X 线等）诱发的肿瘤，在不同宿主体内，甚至在同一宿主不同部位，所诱发的肿瘤其免疫原性各异。因此，针对单一化学致癌物所诱发的不同组织类型肿瘤，难以研制出具有广谱疗效的单一抗癌疫苗。由于人类很少暴露于上述强烈化学、物理刺激的环境中，故多数人类肿瘤抗原不属此类抗原。

2. 病毒诱发的肿瘤抗原

在病毒诱发的肿瘤中，前病毒基因整合至宿主细胞基因组中，病毒基因编码的蛋白以病毒肽-MHCⅠ类分子复合物形式表达于肿瘤细胞表面，诱导机体产生特异性抗瘤免疫应答。同一种病毒所诱发的肿瘤，不管其组织来源或动物种属，均表达相同 TSA，即无种属及组织特异性，可引起交叉反应。但是，由不同 DNA 或 RNA 病毒诱生的肿瘤抗原，其分子结构和生物学特性各异，即具有病毒特异性。病毒所诱生 TSA，其诱导宿主产生的免疫反应一般仅针对肿瘤细胞，而对宿主正常组织细胞无作用。

3. 自发肿瘤抗原

自发肿瘤抗原指某些无明确诱发因素的肿瘤抗原，多数人类肿瘤抗原属于此类，如突变的癌基因和抗癌基因所编码蛋白质、转化病毒癌基因所编码蛋白质、体细胞突变所产生的独特性表位、黑色素瘤相关抗原、癌-睾丸相关抗原（cancer-testis antigen，CTA）等。自发肿瘤抗原包括 TAA 和 TSA。

4. 胚胎抗原（fetal antigen）

胚胎抗原指胚胎发育期由胚胎组织产生的正常成分，其在胚胎后期表达下降，出生后逐渐消失，或仅存留极微量。细胞恶性病变时，此类抗原可重新合成。胚胎抗原可分为两类：①分泌性抗原，由肿瘤细胞产生和释放，如肝细胞癌表达的甲胎蛋白（alpha fetoprotein，AFP）；②肿瘤细胞膜相关抗原，其疏松地结合于细胞膜表面，易脱落，如结肠癌细胞表达的癌胚抗原（carcinoembryonic antigen，CEA）、胚胎性硫糖蛋白抗原（fetal sulfoslycoprotein antigen，FSA）、ag-H 铁蛋白、胎盘碱性磷酸酶及神经外胚层衍生的癌胚抗原等。一般情况下，宿主对胚胎抗原已产生耐受，故不对其产生免疫应答。胚胎抗原对异种动物具有强免疫原性，可借此制备抗体，用于检测血清 AFP 和 CEA 水平。

三、肿瘤特异性抗原的探寻和筛选

严格意义上，肿瘤抗原是肿瘤免疫的物质基础，其不仅在肿瘤发生、发展及诱导机体抗肿瘤免疫效应中起关键作用，亦可作为肿瘤免疫诊断和免疫治疗的靶分子。但是，由于肿瘤病因不明、肿瘤细胞恶变机制尚不清楚、肿瘤抗原免疫原性较弱等原因，肿瘤特异性抗原的筛选和鉴定一直是限制肿瘤免疫学发展的重要因素。目前该领域取得如下进展。

（一）建立抗原特异性 CTL 克隆发现 TSA

体外制备人黑色素瘤特异性 CTL 克隆，应用其杀伤转染人黑色素瘤 cDNA 文库并表达 MHC I 类分子的靶细胞，筛选出 CTL 识别的人黑色素瘤特异性抗原（如 MAGE 等）。借助此原理，目前已从不同肿瘤患者体内扩增出多种抗原特异性 CTL 克隆，并据此发现多种人类肿瘤抗原[2]。

（二）应用重组 cDNA 表达文库的血清学鉴定筛选肿瘤抗原

SEREX 技术（serological analysis of autologous tumor antigens by recombinant cDNA expres-sion cloning）是肿瘤抗原研究领域的重大进展，其原理为：提取肿瘤细胞或组织的 mRNA，构建表达 cDNA 的噬菌体文库，用含高滴度抗体的患者血清筛选阳性克隆；通过测序，借助生物信息学技术，分析和鉴定肿瘤抗原。借助此技术，已在黑色素瘤、胃癌、卵巢癌、小细胞肺癌等恶性肿瘤中发现 1500余种肿瘤抗原。以该技术为基础，其后又建立了鉴定肿瘤抗原的噬菌体文库技术、基因差异筛选技术及蛋白质组技术等。

（三）蛋白质组学分析和抑制性消减杂交技术等发现肿瘤抗原

采用血清蛋白质分析技术（SERPA 技术）分析大量患者的血清样品，同时统计肿瘤抗体的发生频率，可以发现经过各种翻译后修饰的肿瘤蛋白抗原。基本原理是利用双向电泳分离肿瘤组织或细胞的总蛋白后将其转膜，再与肿瘤患者的血清免疫杂交而显色，通过质谱鉴定双向凝胶上对应的反应点而确定肿瘤抗原。

抑制性消减杂交技术（suppression subtractive hybridization，SSH）是结合了抑制性 PCR 和消减杂交技术的一种高效分离差异表达基因的方法，可进行肿瘤及相应正常组织基因的表达变化分析、差异基因的克隆和鉴定，用于分析肿瘤抗原。基本原理是通过利用消减杂交技术的消减富集来去除两组之间的同源序列，又利用抑制性 PCR 技术进行高效率的动力学富集，可有效地分离出差异表达的肿瘤抗原片段。

（四）基于生物信息学的 TSA 快速筛选

通过分析在临床上广泛认可和应用的经典 TSA 的表达学特点，利用生物信息学算法（hetero-geneous expression profile analysis）从人类全基因组中筛选与经典 TSA（如 AFP、CTAGlB、MAGEA3、ACPP、PSA、MLANA、PMEL、TYR 等）具有相似表达谱特点的基因，再通过生物学试验验证其表达谱，检测患者血清中自发的抗肿瘤免疫反应以确定 TSA 的免疫原性。借助此技术，已初步得到 19 个新的肿瘤特异性抗原，如 IGF2BP3、KRT23、IQGAP3 和 CLCA2 等[3]。

第二节　机体抗肿瘤免疫效应

一、抗肿瘤的固有（天然）免疫效应

多种固有免疫细胞如 NK 细胞、T 细胞和 B 细胞具有抗肿瘤作用，具体如下。

（1）NK 细胞　是机体抗肿瘤的第一道防线，其无须抗原致敏即可直接杀伤敏感的肿瘤细胞，且不受 MHC 限制。NK 细胞具有较广抗瘤谱，可杀伤同系、同种或异种瘤细胞，对淋巴瘤和白血病细胞尤为有效，在抗新生瘤、已形成肿瘤及转移瘤中均发挥重要作用。但是，NK 细胞对实体瘤作用较弱。

NK 细胞表面的调节性受体参与识别肿瘤抗原：①激活型受体（如 NKG2D）可识别人肿瘤细胞表面 MHC I 类分子相关蛋白 A（MICA）、MHC I 类分子相关蛋白 B（MICB）和 RAET-1 蛋白；②抑制性受体可识别宿主自身 MHC I 类分子。另外，NK 细胞表面 FcγR III（CD16）可识别肿瘤细胞表面的抗原-抗体复合物。NK 细胞可被肿瘤细胞激活，其机制为：多种肿瘤细胞表面 MHC 分子表达下调，影响 NK 细胞表面抑制性受体（KIR）对相应配体的识别，使激活性受体（KAR）效应占主导地位，导致 NK 细胞激活并对肿瘤细胞产生杀伤作用。激活的 NK 细胞可通过如下途径非特异性杀伤肿瘤细胞：①通过 FasL/Fas、穿孔素、颗粒酶途径直接杀伤肿瘤细胞；②NK 细胞表面 CD16 通过与抗肿瘤抗体 Fc 段结合，可诱导 ADCC 效应；③分泌 IFN-γ 产生抗肿瘤效应。

（2）巨噬细胞　巨噬细胞（Mϕ）可能在肿瘤早期阶段发挥重要抗肿瘤效应，其机制为：①诱导 ADCC 作用；②Mϕ 调节的细胞毒作用（Mq-mediated cytotoxity，MMC），即激活的 Mϕ 分泌 TNF、蛋白水解酶、IFN 及活性氧等细胞毒性分子，直接杀伤瘤或抑制瘤细胞生长；③与激活的 T 细胞、特异性抗体和补体协同发挥抗肿瘤效应；④发挥抗原提呈作用，参与适应性免疫应答。

（3）γδT 细胞　γδT 细胞的 TCR 缺乏多样性，其可能通过如下机制识别肿瘤抗原：①表达 NKG2D，识别肿瘤细胞表面相应配体；②识别肿瘤细胞表面磷酸化非肽类抗原；③协同 DC 识别肿瘤抗原。

γδT 细胞杀瘤作用的机制为：①γδT 细胞表面 NKG2D 可识别肿瘤细胞表面相应配体，产生活化信号，通过颗粒酶、穿孔素途径而直接杀伤肿瘤细胞；②γδCTL 可识别 HSP70-肿瘤抗原肽复合物而被激活，发挥杀瘤效应；③活化的

γδT 细胞可诱导 DC 成熟；④活化的 γδT 细胞分泌多种细胞因子，发挥杀瘤或抑瘤作用；⑤激活的 γδT 细胞通过表达共刺激分子和产生 IL-12，可激活肿瘤特异性 T 细胞。

（4）NKT 细胞　NKT 细胞识别肿瘤抗原的机制为：①与 γδT 细胞类似，NKT 细胞表达 NKG2D，可识别肿瘤细胞表面相应配体；②NKT 细胞的恒定 TCRα 链可通过 CD1 识别肿瘤细胞表面糖脂（α-半乳糖酰基鞘氨醇）。

NKT 细胞通过如下机制发挥抗肿瘤效应：①肿瘤细胞或抗原提呈细胞（APC）将肿瘤细胞 α-半乳糖酰基鞘氨醇以 CD1 复合物形式提呈给 NKT 细胞，活化的 NKT 细胞通过 Fas/FasL 等途径杀伤肿瘤细胞；②活化的 NKT 细胞释放 IFN-γ，通过激活 NK 细胞和 CD8$^+$CTL，并促进 DC 成熟，发挥抗肿瘤效应。

（5）中性粒细胞　中性粒细胞与单核/巨噬细胞在功能及效应机制上有许多共同之处。肿瘤周围组织可见大量中性粒细胞集聚及浸润。未经活化的粒细胞抗肿瘤活性很低，活化的中性粒细胞可通过释放活性氧、细胞因子（如 TNF 和 IL-1 等）而非特异性杀伤肿瘤细胞。

二、抗肿瘤的适应性免疫效应

（1）T 细胞调节的抗肿瘤作用　T 细胞可通过如下机制识别肿瘤抗原：①肿瘤细胞扩散至淋巴管并转移至淋巴结，CD8$^+$ T 细胞识别肿瘤细胞表面的肿瘤抗原——MHC I 类分子复合物；②脱落的肿瘤细胞或可溶性肿瘤抗原被 APC 摄取、加工和提呈，以 MHC II 类分子限制性的方式供 CD4$^+$ T 细胞识别。

肿瘤抗原一般包含多个抗原表位，可被肿瘤细胞表面所表达的不同型别 MHC 抗原提呈给 T 细胞，例如，MAGE-3 抗原所含不同表位可分别被 HLA-A1 和 HLA-A2 分子提呈。通过肿瘤抗原表位预测，可人工合成肿瘤抗原肽，用于肿瘤免疫治疗。

细胞免疫在机体抗肿瘤效应中起重要作用。荷瘤动物和肿瘤患者体内均存在肿瘤抗原特异性 T 细胞反应，参与抗肿瘤效应的 T 细胞包括多个亚群。

（2）CD8$^+$ T 细胞调节的抗肿瘤效应　在机体抗肿瘤效应中，CD8$^+$ CTL 的杀伤活性起关键作用。CTL 通过识别和杀伤潜在的恶性细胞发挥免疫监视作用。一般情况下，机体主要借助 CTL 清除体内出现的少量肿瘤细胞，此效应在荷瘤早期、肿瘤缓解期或清除术后残余瘤细胞中发挥重要作用。若肿瘤增殖至一定程度并发生扩散或至肿瘤晚期，多数患者已处于免疫抑制状态，则免疫系统不能有效清除肿瘤。

在肿瘤浸润淋巴细胞（tumor infiltrating lymphocyte，TIL）中，主要的效应

细胞是 CTL，可特异性杀伤相应肿瘤细胞。体外将荷瘤动物的淋巴细胞与肿瘤细胞共同培养，可获取肿瘤抗原特异性 CTL。该特异性 CTL 可用于筛选和鉴定编码肿瘤抗原的基因。其原理为：通过随机点突变编码多种无关联的内源性细胞蛋白质，将其与 MHC I 类分子结合为复合物，用于激活 CD8$^+$ CTL，后者再作用于肿瘤细胞。若所克隆基因可编码肿瘤抗原，即可被肿瘤特异性 CTL 克隆所识别。

（3）CD4$^+$T 细胞调节的抗肿瘤效应　APC 可捕获肿瘤细胞分泌的可溶性抗原、从肿瘤细胞表面脱落的抗原，或摄取从肿瘤组织脱落的肿瘤细胞，经加工处理后，以 MHC II 类分子限制性方式提呈给 CD4$^+$T 细胞。不同 CD4$^+$Th 细胞亚群，其介导抗肿瘤效应的机制各异：①活化的 CD4$^+$Th1 可辅助 CD8$^+$CTL 活化；②活化的 CD4$^+$CTL 可直接杀伤肿瘤细胞；③活化的 CD4$^+$Th2 细胞参与辅助 B 细胞产生特异性抗肿瘤抗体；④活化的 CD4$^+$T 细胞可参与激活固有免疫细胞（如 NK 细胞、DC 细胞）。

（4）B 细胞调节的抗肿瘤效应　荷瘤动物或肿瘤患者血清中存在可与瘤细胞发生反应的抗体（包括抗 TAA 和 TSA 抗体），提示机体存在针对肿瘤的体液免疫应答。B 细胞表面 BCR 可直接识别肿瘤抗原肽，在 CD4$^+$Th 细胞辅助下，B 细胞对可溶性肿瘤抗原产生反应，并分泌抗瘤抗体。但是，由于肿瘤抗原免疫原性较弱，患者体内自然产生的抗体并非抗肿瘤的重要效应机制。抗肿瘤抗体的作用机制为以下 5 种。①ADCC：抗肿瘤细胞膜抗原的 IgG 类抗体可通过 ADCC 效应杀伤肿瘤细胞，对防止肿瘤细胞血流播散及转移具有重要意义。体内能发挥 ADCC 作用的效应细胞包括中性粒细胞、NK 细胞和巨噬细胞等，但对特定肿瘤细胞，通常仅其中某一类效应细胞起主要作用。②补体依赖的细胞毒作用（CDC）：抗瘤抗体可通过 CDC 杀伤肿瘤细胞并参与防止癌细胞转移，但不同肿瘤细胞对 CDC 的敏感性各异（白血病细胞较敏感，肉瘤细胞不敏感）。③干扰肿瘤细胞的黏附作用：某些抗瘤抗体与瘤细胞表面抗原结合，可通过如下机制发挥抑瘤作用，修饰肿瘤抗原，通过干扰肿瘤细胞黏附特性而影响肿瘤生长；其次是阻断所结合蛋白抗原的生物学活性，抑制肿瘤增殖。④形成免疫复合物：抗肿瘤抗体与肿瘤抗原结合为抗原-抗体复合物，其中抗体的 Fc 段可与巨噬细胞表面 Fc 受体结合，从而富集肿瘤抗原，有利于摄取和提呈肿瘤抗原并激活肿瘤抗原特异性 T 细胞。另外，抗独特型抗体的"内影像"组分可模拟肿瘤抗原，在诱导、维持抗肿瘤免疫效应中发挥一定作用。⑤调理作用：抗肿瘤抗体可通过调理作用促进巨噬细胞吞噬肿瘤细胞。

必须指出，抗体也可能促进肿瘤发生、发展。例如：①某些抗瘤抗体具有封闭抗体（blocking antibody）效应，通过与肿瘤细胞表面抗原结合，阻碍效应细胞识别和攻击肿瘤细胞，从而有利于肿瘤细胞持续生长。②某些抗瘤抗体可直接促进肿瘤生长，被称为增强抗体（enhancing antibody）；③某些抗瘤抗体可使肿瘤细胞黏附特性改变或丧失，从而促进肿瘤细胞转移[4]。

第三节　肿瘤逃避免疫监视

机体免疫监视功能可控制并清除恶变的肿瘤细胞。但是，许多情况下肿瘤细胞仍可逃避宿主免疫系统攻击，导致肿瘤发生和发展，其涉及肿瘤细胞本身、肿瘤生长微环境和宿主免疫系统等，主要机制为：机体免疫监视作用有一定限度，难以完全清除突变细胞，使肿瘤得以发生、发展；肿瘤可诱导机体产生免疫耐受，从而抵御抗肿瘤免疫效应，并导致肿瘤免疫逃逸（tumor immune escape）。

一、免疫监视功能障碍

机体免疫监视障碍是导致肿瘤发生的重要机制。相关依据为：①动物新生期切除胸腺或应用化疗药物、放射线、肾上腺皮质激素、抗淋巴细胞球蛋白处理等均可抑制机体免疫功能状态，从而使病毒诱导癌和肿瘤异种移植获得成功；②先天性免疫缺陷、后天适应性免疫缺陷（如 HIV 感染或长期应用免疫抑制药物）的个体，其肿瘤发病率较高。

二、抑制性免疫细胞下调免疫监视功能

早已发现，肿瘤局部微环境积聚大量固有免疫细胞、适应性免疫细胞，并表达高水平炎性细胞因子，具有正常组织炎症反应的特点（无菌性炎症）。浸润肿瘤淋巴细胞的多为具有负调节作用的抑制性免疫细胞，在肿瘤发生、发展中起重要作用。

（1）$CD4^+CD25^+$ 调节性 T 细胞　小鼠和人类多种肿瘤局部浸润大量调节性 T 细胞（Treg 细胞），其来源为：①肿瘤微环境中趋化因子诱导外周血天然 Treg 细胞向肿瘤局部积聚；②肿瘤微环境中血管内皮细胞生长因子（vascular endothelial growth factor，VEGF）、TGF-β、IL-10 等诱导耐受性 DC 分化，后者继而诱导 Treg 细胞并使胸腺来源的天然 Treg 细胞扩增；③肿瘤微环境内多种抑制性分子（TGF-β、IDO 等）诱导 $CD4^+CD25^+$ T 细胞转化为 Treg。

肿瘤局部 Treg 细胞可显著抑制肿瘤免疫，机制为：①分泌抑制性细胞因子（IL-10、TGF-β 等），抑制免疫效应细胞的杀瘤功能；②释放颗粒酶和穿孔素，直

接杀伤效应细胞；③干扰细胞代谢，抑制效应细胞功能；④抑制 DC，干扰 T 细胞活化及 Treg 细胞诱生、增殖。

目前，基于 Treg 细胞的抗肿瘤治疗已成为关注的热点，涉及阻断 Treg 细胞分化、清除 Treg 细胞、逆转 Treg 细胞的免疫抑制作用[5]。

（2）髓源抑制细胞　髓源抑制细胞（myeloid-derived suppressor cell，MDSC）是造血系统在髓系分化阶段产生的一类早期髓性细胞群，可进一步分化为粒细胞、DC 及巨噬细胞。小鼠 MDSC 表面标志为 Gr-1$^+$、CD11b$^+$ 或 Gr-1$^+$、CD115$^+$；人 MDSC 为 Lin、HLA-DR$^+$。荷瘤小鼠脾脏、血液或肿瘤患者外周血中广泛分布 MDSC，后者在趋化因子（如 CCL2）诱导下聚集于肿瘤组织，可明显抑制机体抗瘤免疫，并与肿瘤生长和恶性程度相关。其机制为：①IFN-γ 激活 MDSC，使之大量产生 NO 而抑制肿瘤特异性 T 细胞活化；②Th2 型细胞因子（如 IL-13、IL-10）刺激 MDSC 高表达精氨酸酶 1（arginase 1）并催化精氨酸水解，导致过氧化氮类中间代谢产物大量聚集，发挥免疫抑制作用；③精氨酸酶 1 可下调 CD3 分子 n 链表达，影响 T 细胞功能；④诱导肿瘤特异性 T 细胞转化为 Foxp3$^+$ Treg 细胞；⑤促进多种促血管形成因子，如 VEGF、bFGF（basic fibroblast growth factor）和 MMP 表达，直接促进肿瘤血管形成。

（3）肿瘤相关的巨噬细胞　在肿瘤微环境中趋化因子 CCL2（MCP-1）、CCL5（RANTES）、CCL7（MCP-3）、CCL8（MCP-2）、CXCL12（SDF-1α/β）及细胞因子 VEGF、PDGF 和 M-CSF 等诱导下，循环中单核细胞穿越血管内皮细胞而浸润至肿瘤灶。进而，在肿瘤微环境中细胞因子，如 M-CSF（CSF-1）、PGE2、IL-6、IL-4、IL-13 和 IL-10 等的作用下，浸润的单核细胞进一步分化成熟为巨噬细胞，即肿瘤相关的巨噬细胞（tumor-associated macrophage，TAM）。

激活的巨噬细胞一般具有杀瘤效应，但 TAM 却显示杀伤和促进肿瘤生长的双重效应。其促瘤作用的机制为：①生成 EGF、FGF、VEGF、PDGF、TGF-3 等细胞因子，促进肿瘤血管生成；②产生纤溶酶原激活因子（urokinase-type plasminogen activator，uPA）和基质金属蛋白酶 MMP 等，重塑肿瘤微环境，促进肿瘤生长和转移；③促进 IL-10、TGF-β 等抑制性细胞因子及 B7-H1、B7-H4 等共抑制分子表达，抑制抗肿瘤免疫应答。

（4）肿瘤相关成纤维细胞　肿瘤相关成纤维细胞（tumor-associated fibroblast，TAF）是肿瘤间质的主要细胞成分，来源于肿瘤组织间质成纤维细胞、骨髓来源间质干细胞、血管周细胞转分化、上皮细胞通过上皮-间质转化或内皮细胞通过内皮-间质转化等。TAF 参与肿瘤发生的机制为：①分泌多种活性因子（如 SDF-1、EGF、TGF-8、HGF、PDGF、VEGF、FGF、IGF-1 和 MMP），刺激肿瘤细胞增殖，促进肿瘤血管发生；②清除肿瘤细胞所产生毒性代谢产物，缓冲肿瘤细胞所产生酸性物质，从而促进肿瘤生长；③干扰免疫细胞与肿瘤细胞间信息交流，促进肿瘤细胞恶性生物学行为（如浸润和转移）；④调控肿瘤干细胞表型，影响肿瘤形成。

（5）调节性 B 细胞　首先在自身免疫性疾病研究中被发现，可以分为 $CD19^{+}$、$CD5^{+}$-Foxp3^{+} 的调节性 B 细胞（Breg），分泌 IL-10 的 B10 及产生 TGF-β 的 iBreg，Breg 通过分泌抑制性细胞因子等作用调节免疫应答，影响肿瘤的发生、发展。

三、免疫效应细胞功能异常

（1）NK 细胞杀伤功能异常　机制为：①肿瘤细胞表面 MICA/MICB（激活性受体 NKG2D 的配体）表达下降；②肿瘤灶局部 MMP 将 MICA、MICB 酶解为可溶性分子，可封闭 NK 细胞表面 NKG2D；③肿瘤微环境产生 IL-10、TGF-β，可抑制 NK 细胞活化；④肿瘤灶浸润 Treg 细胞、MDSC 及未成熟 DC，负调控 NK 细胞活性。

（2）T 细胞功能异常　肿瘤发展所形成的微环境，可抑制 T 细胞分化、激活和功能：①肿瘤细胞表面共刺激分子（B7-1、B7-2）、MHC Ⅱ类分子和 Fas 等表达下降；②肿瘤细胞表面共抑制分子（如 B7-H1、B7-H3）和 CTL/NK 细胞抑制性受体的配体（HLA-G 等）表达上调；③肿瘤细胞分泌 IL-10、TGF-β 等抑制性细胞因子；④肿瘤灶局部浸润 Treg 细胞、MDSC、iDC 等具有负调控作用的免疫细胞；⑤肿瘤细胞合成与分泌多种具有负调节作用的活性分子（如 NO、活性氮、IDO 等）。

四、炎症与肿瘤

流行病学研究也发现高达 15% 肿瘤的发生、发展与感染引起的炎症有关，如慢性反流性食管炎是食管癌发病的高危因素；HBV 及 HCV 感染与肝癌相关、幽门螺杆菌（HP）感染与胃癌相关、巨细胞病毒及 EB 病毒感染与血液系统恶性肿瘤相关、HPV 感染与宫颈癌相关等。一方面，感染尤其是病毒感染可将其癌基因插入宿主基因组导致细胞变异。另一方面，慢性炎症或创伤修复过程会持久激活和趋化大量免疫细胞聚集在损伤部位，通过释放细胞因子、趋化因子（如 IL-6、IL-10、TNF-α、PDGF、EGF、FGF、VEGF、TGF-p 等）、酶类物质、ROS 等组成新的微环境，导致正常组织破坏及萎缩，促进肿瘤基质和血管大量生成；同时炎性细胞因子及 ROS 和活性氮类物质（RNS）导致细胞 DNA 突变、染色体不稳定、激活癌基因、灭活抑癌基因，引起细胞修复程序紊乱，凋亡减少，增殖失控，周围持续血管生成，形成有利于肿瘤发生、发展的微环境，显著增加肿瘤进展的风险[1]。

第四节　肿瘤细胞逃避免疫监视机制

综上所述，肿瘤与机体免疫系统存在极为复杂的相互作用：一方面，机体具有完善的抗瘤免疫效应机制；另一方面，肿瘤细胞可能通过多种机制逃避机体免疫攻击。肿瘤发生与否及其转归，取决于上述两方面作用的综合效应，且在肿瘤发生、发展的不同阶段，发挥作用的主要机制可能各异。

迄今，肿瘤发生的确切机制尚未被阐明。近年提出肿瘤发生的免疫编辑理论（cancer immu-noediting）受到广泛关注[6]，其要点是：免疫系统不但具有清除肿瘤细胞的能力，还具有促进肿瘤生长的作用；癌细胞在体内发生、发展是免疫系统与癌细胞相互作用的动态过程。简言之，肿瘤发生过程中，免疫系统在清除肿瘤细胞的同时，也对肿瘤细胞某些生物学特性（如肿瘤抗原的免疫原性）进行重塑（reshape），即免疫编辑。经历免疫编辑的肿瘤细胞，其恶性程度及对免疫攻击的抵御能力增强，最终摧毁机体免疫系统，导致肿瘤细胞恶性生长并扩散。该理论将肿瘤与免疫系统相互作用分为 3 个阶段。

第一，清除阶段（elimination）。即免疫监视阶段，指肿瘤发生早期，由于新生肿瘤具有较强免疫原性，易被免疫系统识别，并通过固有免疫和适应性免疫系统对肿瘤细胞进行攻击。清除阶段免疫系统占主导地位，可有效控制肿瘤生长并杀伤肿瘤细胞，此过程即经典的免疫监视功能。若清除过程彻底，肿瘤细胞被完全排除，免疫编辑就此结束。若某些变异的肿瘤细胞得以逃避免疫系统清除作用而存活，则肿瘤与免疫系统相互作用进入第二阶段。

第二，相持阶段（equilibrium）。指在清除阶段幸存的肿瘤细胞，经机体免疫系统"塑造"而具有较低免疫原性，从而与机体免疫系统长期处于势均力敌的平衡状态。处于此阶段的肿瘤细胞不易被免疫系统识别和清除，但又持续处于免疫系统清除压力下，不能过度增殖，体内不能检出可见的肿瘤。此阶段中，针对肿瘤的适应性免疫应答是维持二者平衡状态的主要机制。

第三，逃逸阶段（escape）。随时间推移，处于免疫清除压力下的肿瘤细胞可逐渐逃避免疫识别和攻击，其机制包括修饰自身肿瘤抗原、改变肿瘤组织微环境、肿瘤细胞自分泌免疫抑制因子（如 TGF-β、VEGF、IL-10、PGE2、M-CSF 等）

并抑制免疫细胞（如 DC、T 细胞、NK 细胞）功能，最终导致肿瘤免疫逃逸，出现恶性增殖和恶性生物学行为，发展成为临床可见的肿瘤。

上述 3 个阶段所持续时间长短各异，其与原发肿瘤恶性程度及机体免疫状态密切相关。肿瘤免疫逃逸是肿瘤免疫研究的热点，其机制尚未完全阐明，已提出如下观点。

一、肿瘤细胞缺乏激发免疫应答所必需的成分

（1）肿瘤抗原免疫原性弱及抗原调变　不同肿瘤抗原的免疫原性各异：表达强免疫原性肿瘤抗原的细胞可有效诱导机体产生抗肿瘤免疫应答，从而被清除；表达弱免疫原性肿瘤抗原的细胞则可逃脱免疫监视而增殖，此过程称为免疫选择（immunoselection）。多数瘤细胞仅表达低水平 TSA 或 TAA，且其免疫原性很弱，故肿瘤生长早期难以刺激机体产生足够强度的免疫应答。另外，宿主对肿瘤抗原的免疫应答也可能导致肿瘤细胞表面抗原表达减少或丢失，使肿瘤细胞不易被宿主免疫系统识别，得以逃避免疫攻击。这种现象称为"抗原调变"（antigen modulation）。

（2）MHC 抗原表达异常　许多人类肿瘤细胞系其表面 MHC I 类抗原表达降低或缺失，使 CTL 不能识别肿瘤细胞表面抗原，以致瘤细胞得以逃避宿主免疫攻击。临床显示，MHC I 类抗原表达减少或缺失的肿瘤患者，其转移率较高、预后较差。MHC II 类抗原可能是某些组织细胞分化早期的表面标志，其异常表达反映肿瘤细胞处于去分化状态，使其逃避 T 细胞识别。此外，肿瘤细胞表面异常表达非经典 MHC I 类分子（如 HLA-E、HLA-G 等），可被 NK 细胞表面 KIR 识别，从而启动抑制性信号，抑制 NK 细胞的杀伤作用。

（3）肿瘤细胞表面抗原覆盖或被封闭　抗原覆盖指肿瘤细胞表面抗原可能被某些物质覆盖。例如，肿瘤细胞高表达唾液黏多糖可覆盖肿瘤抗原，从而干扰宿主淋巴细胞对瘤细胞的识别和杀伤作用。

另外，肿瘤患者血清中存在封闭因子（blocking factor），可封闭瘤细胞表面的抗原表位或效应细胞的抗原识别受体（TCR、BCR），从而使肿瘤细胞不易被机体免疫系统识别，逃避致敏淋巴细胞攻击。封闭因子的本质可能为：①封闭抗体（blocking antibody），其附于肿瘤细胞表面，遮盖肿瘤抗原；②可溶性肿瘤抗原，其封闭效应细胞相应抗原识别受体；③形成肿瘤抗原-抗体复合物，可通过其抗原组分与效应细胞表面抗原识别受体结合而封闭之，也可通过其抗体组分与肿瘤细胞表面抗原结合而封闭肿瘤细胞。

（4）肿瘤抗原的加工、提呈障碍　某些人类肿瘤细胞低表达 MHC I 类分子或

不能将 MHC I 类分子从胞质内质网转运至细胞表面，且肿瘤细胞内参与抗原加工、提呈所必需的 LMP-1、LMP-2、TAP-1、TAP-2 的 mRNA 表达降低，导致肿瘤抗原加工和提呈障碍。转移性恶性肿瘤遗传不稳定性较高，导致其细胞内 LMP 和 TAP 缺失频率明显高于原位肿瘤。

（5）共刺激分子及黏附分子表达下降　某些肿瘤细胞共刺激分子（如 B7-1、ICAM-1、IFA-3、VCAM-1 等）表达下降，不能有效激活肿瘤抗原特异性 T 细胞。

二、肿瘤细胞逃避免疫监控的其他机制

肿瘤发生早期其肿瘤细胞量少，不足以刺激机体免疫系统产生足够强的应答。肿瘤生长至一定程度并形成肿瘤细胞集团后，肿瘤抗原编码基因可能发生突变，从而干扰或逃避机体的免疫识别。

（1）肿瘤抗原诱导免疫耐受　肿瘤细胞在宿主体内长期存在并不断增长的过程中，其肿瘤抗原可作用于处在不同分化阶段的特异性淋巴细胞，其中幼稚阶段的淋巴细胞接触肿瘤抗原后即可被诱发免疫耐受。以小鼠乳腺癌病毒诱发的肿瘤为例，新生期感染该病毒的小鼠，至成年期再感染此病毒时易诱发乳腺癌；若将该肿瘤移植给新生期未经感染过的同系小鼠，则可诱发宿主产生较强的抗瘤免疫应答[8]。

（2）肿瘤细胞诱导免疫细胞凋亡或自身抵抗凋亡　多种癌细胞（如肝癌、肺癌、乳腺癌、胃肠道肿瘤）高表达 Fas 配体（FasL），活化的肿瘤特异性 T 细胞 Fas 表达增高，肿瘤细胞可通过 FasL/Fas 通路调节肿瘤特异性 T 细胞凋亡。瘤细胞内某些 Fas 信号转导分子发生获得性缺陷，可抵制 FasL 介导的细胞凋亡，并逃避免疫攻击。

（3）恶性肿瘤直接或间接抑制机体免疫功能　恶性肿瘤可直接侵犯免疫器官，也可释放免疫抑制因子或激活体内抑制性细胞。肿瘤细胞产生的抑制性因子主要有：①细胞因子，如 TGF-β 可强烈抑制 Th 细胞活性，CSF 参与抑制性巨噬细胞（Mφ）产生和肿瘤细胞转移；②前列腺素 E（PGE），具有较强免疫抑制活性，可抑制肿瘤微环境局部的 T 细胞活性；③游离肿瘤抗原，其从肿瘤细胞表面脱落，并在瘤细胞周围形成抗原屏障，阻碍激活淋巴细胞或抗体与肿瘤细胞结合，使肿瘤细胞得以逃避免疫攻击。

第五节　肿瘤恶性生物学行为的免疫学机制

细胞生长失控、局部浸润和远处转移等恶性生物学行为，是恶性肿瘤最重要的特点，也有免疫学机制参与。

一、免疫学机制介导肿瘤局部浸润和扩散

原位实体肿瘤内，肿瘤细胞镶嵌在由细胞外基质、基底膜和血管组成的复杂网格结构中。肿瘤细胞可通过多种机制瓦解该网格结构，从而发生侵袭和扩散。例如：①肿瘤细胞下调某些黏附分子（如 E-cadherin 等）表达，可减弱肿瘤细胞同质黏附及肿瘤细胞与间质细胞、基质细胞的黏附，使肿瘤细胞从原发灶脱落；②肿瘤细胞上调某些蛋白水解酶（如 MMP）表达，可降解基底膜及胞外基质；③肿瘤细胞产生赖氨酰羟化酶，使胶原蛋白交联，通过干扰整合素信号通路而促进肿瘤侵袭和转移。

二、免疫学机制介导肿瘤细胞转移至血道和淋巴道

肿瘤细胞浸润周围组织后，细胞分裂控制蛋白 42 同源物（cell division control protein 42 hom-olog，cdc42）介导肿瘤细胞高表达整合素 β1，使其黏附于内皮细胞，进而跨内皮并进入循环系统。此外，肿瘤细胞分泌 ANGPTL4、TGF-β、表皮调节素（EREG）、COX2、MMP1、MMP2、MMP3、ANGPT2、MMP10 和 VEGF 等，增加周围血管渗透性，进一步促进肿瘤细胞跨内皮迁移。肿瘤浸润淋巴细胞（TIL）产生 TGF-β，诱导肿瘤细胞分泌血管生成素样蛋白 4（ANGPTL4），破坏血管内皮细胞间连接。

肿瘤细胞快速生长导致微环境缺氧，促进肿瘤细胞高表达缺氧诱导因子-1α（HIF-1α），上调 NO 依赖的 VEGF 表达，促进肿瘤细胞跨内皮迁移及转移。肿瘤细胞产生 TNF-α，可上调内皮细胞表达 E-selectin、P-selectin 和 VCAMl 等黏附分子，促进肿瘤细胞黏附和转移，并保护肿瘤细胞抵抗 NK 细胞杀伤。肿瘤局部缺氧和炎症微环境是肿瘤细胞转移的强烈诱导剂，反应中分泌的 TGF-Bl 可诱导肿瘤细胞发生上皮-间质转化，使肿瘤上皮细胞失去细胞极性及与基底膜连接的功能，并抗凋亡和降解细胞外基质，从而促进肿瘤细胞转移。Treg 细胞可促进 TAM 分泌 EGF，后者与瘤细胞表面 EGFR 结合，同时瘤细胞表达 CSF1，可趋化表达 CSFIR 的 TAM 浸润肿瘤局部，进一步促进肿瘤细胞侵袭和转移。

三、免疫学机制调节肿瘤细胞转移进入远处组织定植

循环肿瘤细胞（circulating tumor cell，CTC）分泌 VEGF、碱性成纤维生长因子（bFGF），促进血小板表达整合素 αⅡ33，调节血小板聚集；CTC 表达凝血因子Ⅷa 和 X 的受体，使血小板、肿瘤细胞相互黏附形成癌栓，将肿瘤细胞包裹于其中，保护 CTC 抵抗 NK 细胞攻击，并增强肿瘤细胞穿越血管进入远端组织的能力。

（1）免疫学机制决定肿瘤细胞转移具有器官、组织倾向性　临床发现，不同类型肿瘤细胞易选择性转移至特定组织器官[7]。例如：前列腺癌易转移至骨；肺癌易转移至骨、肝、脑；乳腺癌易转移至肝、肺、骨、脑等；肌肉组织很少出现肿瘤转移。上述转移的倾向性主要取决于转移灶微环境（尤其是局部趋化因子）。例如，乳腺癌细胞表达 CXCR4 和 CCR7，可定向转移至表达相应配体 SDF1 和 CCL21 的组织脏器；黑色素瘤细胞还表达 CCR10，可选择性转移至皮肤、肝、脑、淋巴结；胰腺导管腺癌细胞表达 CX3CR1，而外周神经元细胞表达相应配体 CX3CL1，故易向神经系统转移。

（2）免疫学机制调节肿瘤细胞在远处组织定植　肿瘤细胞浸润转移灶后，局部组织巨噬细胞、中性粒细胞、肥大细胞等可释放趋化因子、血管生长因子、基质降解酶等，形成有利于肿瘤定植的微环境。例如：①肝巨噬细胞借助其表面 VCAM1 和整合素 β4 与转移的肿瘤细胞结合，激活肿瘤细胞 AKT 信号通路，促进转移细胞存活，同时分泌 CXCL1 促进肿瘤细胞增殖；②肝和肺组织（转移灶）局部产生 TGF-β，可促进结肠癌肿瘤血管生长因子（TAF）分泌 IL-11，通过 STAT 3 信号通路促进转移而来的结肠癌细胞增殖及克隆形成；③骨基质来源的 TGF-β 可抑制免疫效应细胞增殖，并诱导肿瘤转移灶产生血管生成素样蛋白 4（ANGPTL4），从而促进转移灶周围血管形成，为浸润生长的肿瘤提供营养；④血小板分泌基质细胞衍生因子 1（SDF1），可募集表达 CXCR4 的骨髓来源 DC（BMDC）转移至转移灶，抑制局部抗肿瘤免疫应答，同时分泌多种血管生成因子（如 VEGF），募集内皮细胞及周细胞到达转移部位，促进血管生成，有利于肿瘤微小转移灶的建立和持续生长。

综上所述，多种免疫细胞及免疫相关分子形成特殊的肿瘤微环境，通过不同机制参与肿瘤细胞发生、发展及侵袭和转移[8]。

第六节　肿瘤免疫治疗和诊断

一、肿瘤免疫治疗策略及原理

肿瘤免疫生物治疗基本原理是：通过激发或调动机体免疫应答，增强机体抗

肿瘤免疫效应，从而控制、杀伤肿瘤细胞。目前，免疫治疗已成为与手术、化疗和放疗并列的肿瘤治疗模式。其优点是：特异性针对肿瘤细胞，一般不伤及正常组织细胞；不良反应小；效果持久；对转移病灶有效。

二、肿瘤的主动免疫治疗

（1）肿瘤疫苗 借助主动免疫治疗肿瘤的历史十分悠久，其目标是：激发机体产生有效的抗瘤免疫应答，同时避免激发免疫抑制或其他不良反应。

① 肿瘤细胞疫苗：肿瘤细胞疫苗指将自身或同种异体肿瘤细胞，经物理（照射、高温）、化学（酶解）及生物（病毒感染、基因转移等）手段处理，以改变或消除其致瘤性但保留其免疫原性，常与佐剂（卡介苗等）联合应用。

② 肿瘤抗原疫苗：肿瘤抗原疫苗包括 TAA/TSA 疫苗、MHC-抗原多肽复合疫苗、HSP-肽复合体疫苗、人工合成肿瘤肽疫苗等。例如，人工合成含 8～12 个氨基酸的肿瘤抗原肽，能直接与 MHC I 类分子结合而激活特异性 CTL，从而在体内外特异杀伤表达相似天然肽序列的肿瘤细胞。

③ DC 疫苗：DC 疫苗指体外诱生单核细胞来源 DC，并使之负载患者自身肿瘤抗原，接种后可激发机体特异性抗肿瘤免疫应答，杀伤肿瘤细胞。

④ DNA 疫苗：DNA 疫苗指人工克隆编码肿瘤特异性抗原的 DNA，将质粒注入体内并由机体组织细胞有效表达蛋白产物。此策略模拟内源性抗原提呈途径，可诱导机体产生特异性抗肿瘤免疫应答。

⑤ 抗肿瘤相关病原体（主要是病毒）的疫苗：鉴于多种高发肿瘤与病原体感染相关（如 HBV 或 HCV 感染与原发性肝癌；HPV 感染与宫颈癌；EBV 感染与鼻咽癌；HTLV-I 感染与成人 T 细胞白血病等），制备相应病原体疫苗可以防止肿瘤发生、发展。接种 HPV 疫苗用于预防宫颈癌是成功的范例。

⑥ 抗独特型抗体疫苗：此类疫苗可模拟肿瘤抗原而诱导机体产生免疫应答。

（2）细胞因子治疗 转输或体内诱生细胞因子可增强肿瘤抗原特异性 T 细胞活化和增殖，从而发挥抗肿瘤效应。临床常用细胞因子包括 IL-2、TNF、IFN 及粒细胞-巨噬细胞集落刺激因子（GM-CSF）等。但是，由于细胞因子具有多样性生物学功能，此类药物产生明显的毒副作用。

（3）阻断共抑制信号 该策略可促进 T 细胞持续激活并延长活化 T 细胞存活时间。目前，B7 家族分子（如 CTLA-4、PD-1、PD-L1、B7H3 等）的人源化抗 CTLA-4 抗体（伊匹单抗）、PD-1/PD-L1 抑制性抗体，已用于治疗晚期转移性黑色素瘤、肺癌、肝癌、三阴性乳腺癌、淋巴瘤、尿路上皮癌和部分皮肤癌。

（4）非特异性免疫增强剂 非特异性免疫增强剂包括：①Coley 毒素（一种细

菌混合物，可激发机体产生强免疫应答）；②卡介苗，已常规用于膀胱癌治疗；③TLR 激动剂，如 CpG（TLR9 激动剂）、Polyi：C（TLR3 激动剂）、R848/CL075（TLR7/8 激动剂）、BLP（TLR1/2 激动剂）等[9]。

三、肿瘤的被动免疫治疗

（1）细胞过继免疫治疗　细胞过继免疫治疗的原理为：体外用肿瘤抗原或细胞因子刺激自体/同种异体免疫细胞，扩增出具有特异性抗肿瘤能力的效应细胞，如肿瘤浸润淋巴细胞（tumor infiltrating lymphocyte，TIL）、细胞因子诱导的杀伤细胞（cytokine induced killer cell，CIK）、DC-CIK、细胞毒性 T 细胞（cytotoxic T lymphocyte）、肿瘤抗原特异性 TCR 转基因 T 细胞等，将此类细胞重新回输肿瘤患者体内，并辅以合适的生长因子，可发挥杀瘤作用。

（2）体外基因修饰的细胞过继治疗　这种治疗方式的原理：克隆具有抗瘤作用的目的基因，将其在体外转染受体细胞后回输体内，可增强机体抗瘤免疫应答或增强抗肿瘤免疫力。常用的为细胞因子（IL-2、IL-12、IFN、TNF、CSF 等）基因、肿瘤抗原（MAGE、CEA 等）基因、MHC 基因、共刺激分子（B7、CD54、LFA-3 等）基因、肿瘤自杀基因（如 TK、CD 等）、抑癌基因（如 RB、P53 等）。常用的受体细胞为 T 细胞、LAK、TIL、巨噬细胞、造血干细胞、成纤维细胞、肿瘤细胞等。

（3）调控肿瘤微环境　鉴于肿瘤微环境中负调节作用占优势，故抑制 Treg 细胞（以及 TAM、MDSC 等）分化和功能，并联合其他生物疗法，是具有应用前景的干预策略。

（4）抗瘤抗体治疗

① 抗肿瘤抗体：确认肿瘤特异性抗原并研制相应单克隆抗体，为肿瘤靶向治疗奠定了基础。抗瘤抗体在体内直接与肿瘤细胞结合，可通过 CDC 等机制发挥杀瘤作用。

② "生物导弹"："生物导弹"通过抗瘤抗体与抗瘤药物、生物毒素、细胞因子或同位素偶联而制成，抗瘤抗体可将效应分子引导至肿瘤局部，发挥杀伤作用。常用杀伤效应分子为放射性核素、抗肿瘤药物（氨甲蝶呤、多柔比星）、毒素（蓖麻毒素、白喉毒素、铜绿假单胞菌外毒素等）。其中放射性核素应用方便、标记简便、易显像及定位定量检测，并能破坏邻近未被单抗结合的肿瘤细胞。

③ 双特异性抗体：双特异性抗体指抗体的两个 Fab 段分别针对肿瘤和抗效应细胞表面分子的重组抗体，可引导杀瘤效应细胞向肿瘤灶集中，增强局部抗肿瘤效应。迄今已有 200 余种抗肿瘤的治疗性单抗进入临床研究，其中抗 CD20 抗体

以及抗 VEGFR 抗体等已获明显疗效[10]。

第七节　肿瘤免疫诊断和预后评估

一、肿瘤的免疫学诊断

迄今尚未能获得纯化的肿瘤特异性抗原（TSA），故肿瘤免疫诊断主要限于检测肿瘤相关抗原（TAA）。

（1）血清肿瘤相关标志物检测　肿瘤标志物通常指由肿瘤组织自身产生、可反应肿瘤存在和生长的一类分子，包括肿瘤胚胎抗原、异常糖基化蛋白抗原、某些激素、酶（同工酶）以及癌基因产物等。应用单克隆抗体检测肿瘤标志物的临床意义为：①早期发现和诊断肿瘤；②鉴别良性或恶性肿瘤；③提示肿瘤发生部位和严重程度，为确定治疗方案提供依据；④评价抗瘤治疗效果；⑤监测肿瘤复发。

另外，为有助于肿瘤诊断，临床通常联合检测数种肿瘤标志物进行综合分析。例如，联合测定 CA19-9、CA50 和 CEA 用于诊断胰腺癌；联合检测 HCG 和 AFP 用于诊断生殖系统恶性肿瘤。

（2）免疫组织化学法辅助诊断肿瘤　借助免疫组化技术检测某些 TAA，可用于肿瘤辅助诊断。例如：①检测相同组织来源癌细胞的共同肿瘤抗原，用于鉴别胃癌患者淋巴结中的微小转移灶，以及探寻腹腔渗出液中癌细胞；②检测细胞核抗原，以评估人类恶性黑色素瘤、乳腺癌和恶性霍奇金淋巴瘤等癌细胞增殖情况，用于辅助诊断和预后判断；③检测角蛋白，辅助诊断小细胞未分化癌、低分化癌；④检测上皮膜抗原，辅助诊断各种上皮性肿瘤、淋巴瘤；⑤检测波状蛋白，辅助诊断胸腺癌、甲状腺癌、肾癌、卵巢癌；⑥检测癌胚铁蛋白，辅助诊断肝癌相关疾病等。

（3）体内免疫成像诊断　应用抗瘤单抗-核素偶联物可将核素导向肿瘤局部，从而杀伤靶细胞，或对肿瘤进行体内定位诊断。将抗瘤单抗（或配体）-荧光素偶联物或其融合蛋白注入体内，采用低温荧光成像技术可对肿瘤进行体内诊断及光敏治疗。

二、评估肿瘤患者免疫功能状态

肿瘤患者免疫功能状态并不能直接反应机体抗瘤免疫效应，但有助于判断肿瘤发展及预后。一般而言，免疫功能正常者预后较好；晚期肿瘤者或已有广泛转移者其免疫功能常明显低下；白血病缓解期发生免疫功能骤然降低者，预示可能复发。常用免疫学检测指标包括 T 细胞及其亚群、巨噬细胞、NK 细胞等功能及血清中某些细胞因子水平。

由于肿瘤免疫疗效不佳，肿瘤免疫学的发展一直踯躅不前，直到近十年来，随着大量的免疫治疗药物不断面世，肿瘤免疫学进入了全新的时代。同时，大家也逐渐认识到，癌症免疫学是一门复杂的学科，其中不仅涉及大量的基础免疫学，而且覆盖肿瘤诊断、治疗及预后方面的内容[11]。

参考文献

[1] 曹雪涛，龚非力. 中华医学百科全书 基础医学 医学免疫学 [M]. 北京：中国协和医科大学出版社，2018.

[2] 胡胜. 临床肿瘤免疫治疗学 [M]. 武汉：湖北科学技术出版社，2020.

[3] 朱诗国，程晓东. 医学免疫学 [M]. 上海：上海科学技术出版社，2020.

[4] 孙一彬，姚晓文，于晓辉，等. 新型免疫检查点抑制剂 T 细胞免疫球蛋白和免疫受体酪氨酸抑制性基序结构域在抗肿瘤免疫治疗中的研究进展 [J]. 中国热带医学，2023，23（02）：191-195.

[5] 陈殿学. 医学免疫学与病原生物学 [M]. 上海：上海科学技术出版社，2020.

[6] 孙文佶，楼国良，王全兴，等. 基因修饰的非成熟树突状细胞诱导抗原特异性肿瘤免疫耐受的机理 [C] /第七届全国肿瘤生物治疗学术会议论文集，2001：113.

[7] Gerstberger S，Jiang Q，Ganesh K. Metastasis [J]. Cell，2023，186（8）：1564-1579.

[8] Hinshaw D C，Shevde L A. The Tumor Microenvironment Innately Modulates Cancer Progression [J]. Cancer Res，2019，79（18）：4557-4566.

[9] Wu K，Lyu F，Wu SY，et al. Engineering an active immunotherapy for personalized cancer treatment and prevention of recurrence [J]. Sci Adv，2023，9（17）：eade0625.

[10] 董胡可，戴映，王华. 双特异性抗体在恶性肿瘤临床治疗中的研究进展 [J]. 中国当代医药，2023，30（24）：37-41.

[11] Cha J H，Chan L C，Song M S，et al. New Approaches on Cancer Immunotherapy [J]. Cold Spring Harb Perspect Med. 2020，10（8）：a036863.

第三章　抗肿瘤免疫学机制

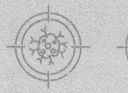

第一节　抗肿瘤固有免疫应答

固有免疫是固有免疫细胞和固有免疫分子参与的针对"非己"抗原的免疫应答，主要特点是反应快、作用范围广，是构成机体抵抗各种免疫相关疾病发生、发展的第一道防线，也是特异性免疫应答产生和发展的基础。近年来，随着对机体免疫系统与肿瘤发生、发展关系研究的逐渐深入，越来越多的固有免疫细胞和固有免疫分子被证明具有显著的抗肿瘤作用。但同时也发现，有些固有免疫细胞表现出对肿瘤发生和发展的"双重"作用，既可发挥抑制肿瘤的作用，也可在机体环境变化时发生表型和功能的改变，发挥促进肿瘤发展的作用。

一、固有免疫细胞在抗肿瘤中的作用

固有免疫细胞又称非特异性免疫细胞。此类细胞不表达特异性抗原识别受体，但可通过模式识别受体或有限多样性抗原识别受体对病原体及其感染细胞或衰老、畸变细胞表面某些共有特定表位分子进行识别结合，进而发生较为迅速的应答反应。目前研究结果表明，固有免疫细胞中自然杀伤细胞（nature killer cell，NK）、巨噬细胞（macrophage，Mφ）、自然杀伤性 T 细胞（nature killer T cell，NKT）、γδT 细胞、中性粒细胞（neutrophil，N）和树突状细胞（dentric cell，DC）具有显著抗肿瘤作用[1]。

（一）自然杀伤细胞

1. 自然杀伤细胞的发育和功能

NK 细胞位于抗肿瘤和抗病毒感染的第一道防线，其确切的来源还不十分清楚，一般认为直接从骨髓中衍生，其发育成熟依赖于骨髓的微环境。小鼠和人的体外试验表明，胸腺细胞在体外 IL-2 等细胞因子存在条件下培养也可诱导出 NK 细胞。小鼠脾脏在体内 IL-3 诱导下可促进 NK 细胞的分化。NK 细胞主要分布于外周血中，约占外周血单个核细胞（PBMC）的 $5\%\sim10\%$。人 NK 细胞具有 T 细胞受体（TCR）-mIg-CD56$^+$CD16$^+$表型，而 NK1.1 和 Ly49 是小鼠 NK 细胞的特异标志。来自外周血的 NK 细胞不经活化即可杀伤某些肿瘤细胞，并且不受 MHC 限制。在肿瘤免疫监视过程中发挥关键作用，许多肿瘤患者或动物模型存在 NK 细胞功能低下的现象，而 NK 细胞活性低下的人群具有较高罹患癌症的危险，各种癌症的发病率较高。

2. NK 细胞的抑制和活化受体

NK 细胞不表达特异抗原识别受体，但表达多种活化受体和抑制性受体，杀伤细胞激活性受体（Killer cell activation receptor，KARs）包括 NKG2D、NKG2C、CD226（DNAM-1）、NKR2B4、CD16，以及天然细胞毒性受体（natural cytotoxicity receptor，NCR）家族的 NKp46、NKp30 和 NKp44 等，抑制受体主要有杀伤细胞免疫球蛋白样受体（killer cell immunoglobulin-like receptor，KIR）、CD94/NKG2A 和 CD96 等。NK 细胞功能的发挥取决于其表面所表达的活化受体和抑制性受体识别靶细胞表面相应配体后所传递信号的平衡状态。生理调节下，NK 细胞通过其抑制性受体与自身组织细胞表达的 MHC I 类分子相结合，可抑制其各种杀伤活化性受体的作用。因此，NK 细胞不能杀伤自身正常组织细胞。发生病毒感染或细胞癌变时，病毒感染细胞或肿瘤细胞表面 MHC I 类分子表达下调或缺失，同时其表面某些可被 NK 细胞杀伤活化性受体识别的非 MHC I 类分子配体，如肿瘤细胞 MICA 和 MICB 表达增加，NK 细胞被激活并通过释放穿孔素、颗粒酶、TNF-α 和表达 FasL 等作用方式杀伤肿瘤细胞等靶细胞。

3. NK 细胞的抗肿瘤作用

NKG2D、NCR、CD226 和 CD16 是目前公认的 NK 细胞在抗肿瘤免疫应答中发挥关键作用的活化受体。NKG2D 其识别多种由感染，应急、恶性转化或 DNA 损伤等诱导的配体，包括 MICA、MICB 及 ULBP1-ULBP4 等。尤为重要的是，NKG2D 与其配体的结合能够克服 MHC I 类分子介导的抑制性信号对 NK 活化的抑制作用。因此，NKG2D 介导的 NK 细胞活化能够清除正常表达 MHC I 类分子的肿瘤细胞。NKG2D 缺失小鼠或经 NKG2D 中和抗体处理后的小鼠极易自发上皮和淋巴系统肿瘤，显示了 NKG2D 在肿瘤免疫监视中的重要作用。NCR 中 NKp46 和 NKp30 在静止和活化的 NK 细胞均表达，而 NKp44 仅表达于活化的 NK 细胞。NCR 在 NK 细胞的表达水平与 NK 细胞的杀伤强度呈正相关，NCR 相应的抗体阻断可明显削弱 NK 细胞的杀伤能力。目前已明确 B7-H6 和 BAT3 是 NKp30 识别的配体，B7-H6 在正常细胞不表达，特异表达于肿瘤细胞，包括白血病、淋巴瘤、黑色素瘤等；尽管肿瘤细胞表达的 NKp46 配体尚未鉴定出来，但 NKp46 缺失的小鼠抵抗淋巴瘤、黑色素瘤、肺癌生长和转移的能力受到明显削弱。CD226（DNAM-1）可以启动 NK 细胞的活化和对肿瘤细胞的杀伤，且可作为 T 细胞的共刺激分子促进 T 细胞的活化。CD226 的配体为 PVR 和 nectin-2，在多种肿瘤细胞中（包括卵巢癌、乳腺癌、结肠癌、宫颈癌、血液系统肿瘤和肉瘤等）高表达，且卵巢癌、急性髓样白血病等肿瘤细胞高表达的 PVR 可下调 NK 细胞 CD226 的表达，为其逃避 NK 细胞攻击的机制之一。

　　NK 细胞表面具有 IgGFc 受体，也可通过 ADCC 作用杀伤肿瘤细胞和病毒感染靶细胞。NK 细胞表达多种与其趋化和活化相关的细胞因子受体，可被招募到肿瘤或病毒感染部位，在 IFN-γ 和 IL-12 等细胞因子作用下活化。活化 NK 细胞还也可通过分泌 IFN-γ 和 TNF-α 等细胞因子进一步增强抗肿瘤免疫应答。目前认为，NK 细胞对血液来源的肿瘤细胞杀伤效应最为明显。如 K562 人红白血病细胞系是 NK 杀伤敏感细胞株，通常作为实验室测定 NK 活性的靶细胞。当 NK 细胞被 IL-2、IFN-γ 等因子活化后，其杀伤瘤谱和杀伤效率会大幅度提高[2]。

（二）巨噬细胞

1. 巨噬细胞的发育和分化

　　包括血液中的单核细胞和组织中固定或游走的巨噬细胞，在功能上都具有吞噬作用。单核巨噬细胞均起源于骨髓干细胞，在骨髓中经前单核细胞分化发育为单核细胞，进入血液，随血液流到全身各种组织，进入组织中随即发生形态变化，如肝脏中的库普弗细胞（Kupffer cell，枯否细胞）、中枢神经系统中的小胶质细胞（microglia cell）、骨组织中的破骨细胞、肺脏中的尘细胞（dust cell）、结缔组织中的组织细胞（histocyte）、脾和淋巴结中的固定和游走巨噬细胞等。当血液中的单核细胞进入组织转变为巨噬细胞后，一般不再返回血液循环。巨噬细胞在组织中虽有增殖潜能，但很少分裂，主要通过血液中的单核细胞补充。

2. 巨噬细胞表面受体

　　在巨噬细胞的膜表面有许多功能不同的受体分子，如模式识别受体（PRR）、调理性受体和细胞因子受体等。模式识别受体主要包括甘露糖受体、清道夫受体、Toll 样受体，它们介导单核巨噬细胞对病原体的吞噬作用。调理性受体主要包括 Fc 受体和补体受体（CR）。这两种受体通过与 IgG 和补体结合，能促进巨噬细胞的活化和吞噬功能。单核巨噬细胞无抗原识别受体，不具有特异识别功能。此外，巨噬细胞表达多种与其趋化和活化相关的细胞因子受体，如单核细胞趋化蛋白-1受体（MCP-1R）、单核细胞炎症蛋白受体（MIP-R）、单核细胞集落刺激因子受体（M-CSFR）和干扰素以及某些白细胞介素受体。

3. 巨噬细胞的功能

　　巨噬细胞具有多方面的生物功能，主要可以概括为以下几个方面：

　　① 非特异免疫防御。当外来病原体进入机体后，在激发免疫应答前就可被单核巨噬细胞通过以下两种途径杀伤清除：一是氧依赖途径，即单核巨噬细胞在吞噬作用的激发下生成超氧阴离子（O_2^-）、游离羟基（OH^-）、一氧化氮（NO）等杀菌和细胞毒性物质杀伤病原体；二是通过氧非依赖途径，如生成酸性环境、溶

菌酶、抗菌肽以及多种水解酶类，消化降解病原体。

② 非特异免疫监视。清除细胞内寄生菌和肿瘤细胞。

③ 参与炎症反应。巨噬细胞可通过分泌 MIP、MCP-1、IL-1、IL-8 等趋化因子和炎症因子参与和促进炎症反应。

④ 加工提呈抗原启动适应性免疫应答。即当外来抗原进入机体后，首先由单核巨噬细胞吞噬、消化，将有效的抗原决定簇和主要组织相容性抗原复合物（MHC）分子结合成复合体，同时高表达参与免疫共刺激的 B7 等分子，进而促进抗原提呈，激活辅助性 T 细胞，从而激发免疫应答，对细菌和肿瘤细胞进行免疫杀伤，阻碍肿瘤进展。

⑤ 免疫调节作用。巨噬细胞可分泌多种细胞因子发挥免疫调节作用。如 IFN-γ 可上调 APC 表达 MHC 分子，增强抗原提呈能力；IL-12、IL-18 促进 T 细胞分化，增强 NK 细胞杀伤活性等。

4. 巨噬细胞的抗肿瘤作用

巨噬细胞具有较广的抗肿瘤活性。在抗肿瘤免疫中，首先，巨噬细胞在 IL-2、IL-3、IL-12、IFN-γ、集落刺激因子（colony stitmulating factor，CSF）等因子作用下活化，可产生多种杀伤肿瘤细胞的效应因子，如超氧化物、一氧化氮、TNF 及溶酶体产物等。其次，在抗肿瘤免疫中，巨噬细胞具有抗原提呈功能，参与调节特异性 T 细胞对肿瘤细胞的杀伤。最后，巨噬细胞通过其细胞表面 Fc 受体、补体受体，借助调理吞噬和 ADCC 作用杀伤肿瘤细胞。有研究发现，在骨髓中，巨噬细胞专门吞噬不表达抗凋亡受体 CIM7 的白血病细胞，遏制肿瘤的进展。而一些突变的白血病细胞正是通过增加表达 CIM7，避免被巨噬细胞吞噬，从而使疾病进展的。较早数据还显示，肝巨噬细胞可吞噬和杀灭循环中的肿瘤细胞，在大鼠模型中减少肝巨噬细胞，提高了肿瘤转移的发生率。在巨噬细胞缺失的情况下，肿瘤表现出高分化低恶性但生长增快，一些实验小鼠死于肿瘤负荷增加。这些实验结果虽然为巨噬细胞在肿瘤恶性进展中的作用提供支持，但去除它们的结果是加速了小鼠的死亡。重新分析实验及观察结果，发现肝巨噬细胞为肝癌细胞提供必要的有丝分裂原，有丝分裂原的合成需要肝巨噬细胞中的核转录因子（nuclearfactor，NF）-κB 信号，若消除 NF-κB 信号即可减少肿瘤负荷[3]。肿瘤微环境中的巨噬细胞至少分以下两种。①经典的 M1 型巨噬细胞，具有以下特点：高效抗原提呈功能，大量分泌 IL-12 和 IL-23，激活 Th1 型免疫应答，具有有效地清除感染微生物和杀伤肿瘤细胞的能力，表型为 IL-12high、IL-23high、IL-10low；②肿瘤促进作用的变异型 M2 巨噬细胞，它参与肿瘤间质的形成，促进肿瘤生长、转移和肿瘤血管形成，同时导致肿瘤免疫抑制，表型为 IL-12low、IL-23low、IL-

10high。两者虽均来源于循环血液中的单核细胞，但功能却截然相反[4]。

（三）自然杀伤 T 细胞

1. 自然杀伤 T 细胞的发育和分化

NKT 细胞因其表面既表达有限多样性的 T 细胞受体（TCR）α 链（小鼠：Vo14-Jo18，人：Vc24-Ja18）和 VB 链（小鼠：VB8.2、VB7、VB2；人：VB11）同时又表达 NK 细胞表面受体 CD56 和 NK1.1（小鼠）而命名。目前研究认为，NKT 细胞最初起源于胸腺的 $CD4^+CD8^+$（DP）T 细胞，表达的 TCR 类型是由 $CD4^-CD8^-$（DN）T 细胞经 *TCR* 基因随机重排产生，进一步在周围 DP T 细胞上的 MHC I 类样因子 CD1d 呈递的糖脂类抗原的刺激下，成为 $CD24^+$ 的 NKT 前体细胞[5]。前提 NKT 细胞在胸腺内首先经历一系列复杂的发育分化后形成 $CD24^-$ 非成熟 NKT 细胞，在小鼠主要分为 $CD4^-CD8^-$ NKT 和 $CD4^+CD8^-$ NKT 两群。而在人还有少量 $CD4^-CD8^+$ NKT 细胞存在。非成熟 NKT 细胞即可在树突状细胞（DC）分泌的 IL-7 和 IL-15 作用下，继续在胸腺发育成具有成熟表型和细胞因子分泌功能的 NKT 细胞，也可移出胸腺，在外周免疫器官继续发育成熟。

2. NKT 细胞的功能

在外周免疫器官，NKT 细胞可特异识别由 MHC I 类样分子 CD1d 呈递的脂类抗原，并迅速活化产生应答，也可被 IL-12、IFN-γ 等细胞因子激活迅速产生应答。活化 NKT 细胞可通过分泌穿孔素、颗粒酶或 Fas/FasL 途径杀伤病原体感染细胞或肿瘤细胞；也可通过产生大量 Th1 和 Th2 型细胞因子如 IFN-γ 和 IL-4，参与免疫调节，促进细胞免疫应答和体液免疫应答，增强机体的抗感染和抗肿瘤能力。在肿瘤患者体内常伴有严重的 iNKT 细胞数量减少和功能失调，iNKT 细胞在某些肿瘤患者（如前列腺癌、多发性骨髓瘤等）及自身免疫性疾病患者（如支气管炎、多发性硬化、类风湿关节炎）等中数目减少，并且在肿瘤患者中 iNKT 细胞分泌 IFN-γ 的能力降低。

3. NKT 细胞的抗肿瘤作用

通过给予 NKT 细胞的特异激活剂 β-半乳糖苷神经酰胺（α-galcer），众多研究组观察到 NKT 细胞活化并产生抗肿瘤发生和转移作用，包括肺癌、肝癌、大肠癌、黑色素瘤等。NKT 细胞的抗肿瘤作用与其数量和细胞因子分泌状态密切相关。机制研究表明，α-galcer 主要被表达 CD1d 的非成熟 DC 摄取后呈递给 NKT 细胞并导致其 CD40 表达上调，进而与非成熟 DC 上的 CD40L 结合，促进非成熟 DC 转化为成熟 DC 并分泌 IL-12[6]。IL-12 作用于已活化的 NKT 细胞，促使其产生 Th1 型细胞因子，如 IL-2、IFN-γ 显著增加，后者既可作用于巨噬细胞（Mφ）、细胞毒性 T 细胞（CTL）、自然杀伤细胞（NK）等其他细胞，提高其杀瘤活性，也可以正反馈的形式加强 NKT 细胞自身的杀瘤效果。

另外，iNKT 细胞还通过抑制骨髓来源的免疫抑制性细胞诱发抗肿瘤效应。现认为 iNKT 细胞抗肿瘤作用的主要机制为：首先，iNKT 细胞在自身配体及合成配体的刺激下，自身能迅速、大量分泌 IFN-γ，促使 $CD4^+$ T 细胞向 Th1 极化；其次，活化 iNKT 细胞还可产生穿孔素、颗粒酶，发挥直接杀瘤活性。近些年来多种基于人体 iNKT 细胞免疫治疗肿瘤的方案得以发展，主要集中在足够数量的功能性 iNKT 细胞的重构上。临床选择性注射体外活化的 iNKT 细胞到癌症患者体内产生了大量的 Th1 型细胞因子，从而达到良好的抗肿瘤效果。

4. γδT 细胞

（1）γδT 细胞的表型和功能　γδT 细胞 TCR 由 γ 和 δ 链组成，大部分 γδT 细胞不表达 CD4、CD8 分子，有特异性识别抗原功能而无 MHC 限制性，并在机体抗感染和自身免疫性疾病及抗肿瘤等过程中起重要作用。按照其 Vγ 和 Vδ 功能区不同，γδT 细胞主要分成两个亚群：表达 TCR 可变区 Vγ9 和 Vδ2 的 Vγ9Vδ2T 细胞，以及表达 Vδ1 的 Vδ1T 细胞。Vγ9Vδ2T 细胞约占外周血 γδT 细胞 50%～95%，且根据 Vγ9Vδ2T 细胞表面标志物不同，可分为 $CD45RA^+CD27^-$ 幼稚型、$CD45RA^-CD27^-$ 中心记忆型、$CD45RA^-CD27^-$ 效应记忆型和 $CD45RA^+CD27^-$ 终末分化型细胞；其中前两类细胞主要分布在淋巴结，不具有直接效应功能，而后两类细胞主要分布于感染部位，具有直接效应功能如分泌细胞因子和细胞毒性作用。Vδ1T 细胞则广泛分布于皮肤及肠道、气管等黏膜内，约占局部 T 细胞淋巴的 50%。此类 T 细胞也在胸腺中分化、发育，主要分布于肠道、呼吸道以及泌尿生殖道等黏膜和皮下组织，在外周血中只占 $CD3^+$ T 细胞的 0.5%～1%。γδT 细胞所识别的抗原种类有限：如①感染细胞表达的热激蛋白（heat shock protein，HSP，又称热休克蛋白）；②感染细胞表面 CD1 分子提呈的脂类抗原；③某些病毒蛋白或表达于感染细胞表面的病毒蛋白；④某些肿瘤细胞表面的 MICA 和 MICB 分子。活化 γδT 细胞可通过释放穿孔素、颗粒酶或表达 Fas/FasL 等方式杀伤病原体感染细胞或肿瘤细胞；还可分泌 IL-17、IFN-γ 和 TNF-α 等细胞因子介导炎症反应或参与免疫调节。同时，由于 γδT 细胞主要分布于皮肤和黏膜组织上，因此对于黏膜方面的癌症治疗效果突出，比如消化道、呼吸道、生殖系统方面的癌症效果显著。

（2）γδT 细胞的抗肿瘤作用　目前用于抗肿瘤研究的 γδT 细胞主要是 Vγ9Vδ2T 细胞，已证实 Vγ9Vδ2T 细胞在体外、体内可抑制肺癌、肾癌、恶性黑色素瘤、淋巴瘤等多种肿瘤的生长。γδT 细胞主要通过 γδTCR 与真核细胞中甲羟戊酸途径中间体异戊烯焦磷酸（IPP）相结合而激活。研究表明，很多肿瘤细胞内 IPP 浓度很高，这为 Vγ9Vδ2T 细胞用于抗肿瘤治疗提供了理论依据[7]。此外，γδTCR 还可识别肿瘤表面异位表达的载脂蛋白 A1，NKG2D 受体及 Toll 样受体等，共同参与、介导其抗肿瘤作用。而关于 γδT 细胞如何到达肿瘤组织这一关键问题，目前的研究认为，其可通过表达趋化因子受体 1（CCR1）、CXCR3 和 CCR5 等浸润至肿瘤部位。另有研究发现，肿瘤浸润淋巴细胞（TIL）中提取的 Vγ9Vδ2T 细胞有更高的肿瘤组织迁移能力，提示利用肿瘤抗原作为激活抗原可提高 γδT 细胞杀伤作用的靶向性。最近新合成了一种能特异性结合 γδTCR 的卵巢上皮肿瘤来源 CDR3d 多肽，并筛选出 7 个能特异性激活 γδT 细胞的抗原表位，为开发 γδT 细胞免疫治疗药物提供了新思路。

5. 中性粒细胞

（1）中性粒细胞的吞噬功能　中性粒细胞又名多形核白细胞（polymorphonuclear leukocyte，PMN），占外周血白细胞总数的 $50\%\sim60\%$，具有强大的吞噬杀菌功能。中性粒细胞表面表达多种趋化因子受体（如 IL-8R、C5aR）、模式识别受体和调理性受体。其胞质颗粒中含有大量酶类，如酸性磷酸酶、碱性磷酸酶、髓过氧化物酶、溶菌酶等。与单核巨噬细胞相似，中性粒细胞主要通过氧依赖和氧非依赖途径杀伤病原体，具有很强的趋化和吞噬能力。中性粒细胞具有活跃的变形运动和吞噬功能，可迅速穿越血管内皮进入感染部位，吞噬杀伤病原体，起重要的防御作用。其吞噬对象以细菌为主，也吞噬异物。中性粒细胞在吞噬、处理了大量细菌后，自身也死亡，成为脓细胞。中性粒细胞从骨髓进入血液，约停留 $6\sim8h$，然后离开，在结缔组织中存活 $2\sim3$ 天。当机体发生感染时，外周血中的中性粒细胞受到病原微生物的刺激，在局部释放趋化因子，发生渗出，在炎症部位聚集，发生脱颗粒，并释放出多种水解酶类，同时膜受体 CD11b/CD18 和 CD45 等快速上调。多种酶从嗜苯胺蓝颗粒及特异性颗粒中释放出来，通过降解细胞外基质及细胞外连接，同时释放颗粒蛋白及多种抗菌活性物质（如中和内毒素等）。

（2）中性粒细胞的抗肿瘤作用　除了在抗感染中起重要的防御作用外，中性粒细胞具有抗肿瘤及促进肿瘤发生、发展的双重特性。高度活化的中性粒细胞可有效杀死肿瘤细胞，起到保护及有益机体的作用，其作用机制类似于杀菌机制，通过产生活性氧及细胞因子非特异性地杀伤肿瘤细胞。体外培养肿瘤细胞发现，与未予以添加中性粒细胞的肿瘤细胞相比，直接添加中性粒细胞的肿瘤细胞减少了约 49%。研究人员发现中性粒细胞对于大肠癌细胞 HT-29 和食管癌细胞 FaDu 均具有较强细胞毒性，并且这种细胞毒性与其和肿瘤细胞的黏附程度正相关，临床研究发现中性粒细胞在多数恶性肿瘤患者中显著减少[8]。在早期肺癌患者中，肿瘤浸润 CD66$^+$MPO$^+$CD11b$^+$CD15$^+$ 中性粒细胞实际在整体上操纵 T 细胞的抗肿瘤免疫应答。另一项晚期胃癌的研究显示，显著增加的肿瘤浸润中性粒细胞预示着患者的存活时间更长。有意思的是，这种关联存在性别倾向性，只发生在女性胃癌患者中，而男性胃癌患者不存在。另外，与 NK 细胞相似，中性粒细胞也发挥 ADCC 作用，在抗体介导的乳腺癌和淋巴瘤治疗中发挥重要作用。以上研究结果提示中性粒细胞具有抗肿瘤的一面。

另一方面，在肿瘤微环境中，肿瘤组织产生趋化因子，血液中的中性粒细胞在趋化因子的作用下通过血管壁进入肿瘤组织，这些浸润的中性粒细胞被称为肿瘤相关中性粒细胞（tulnor-associated neutrophils，TAN）。近年越来越多的研究表明，肿瘤条件下被诱导的 TAN 对肿瘤的发生及发展发挥着非常重要的作用[9]。其在肿瘤微环境内不同细胞因子的作用下，TAN 表型可发生极化，既可极化为抑制肿瘤生长的"N1"型，通过产生活性氧及分泌细胞因子非特异性地杀伤肿瘤，又可极化为促进肿瘤生长及转移的"N2"型，通过产生多种促肿瘤生长因子进而促进肿瘤的生长及转移。不同表型的 TAN 对肿瘤产生了截然相反的作用。

6. 树突状细胞

（1）DC 的发育和分布　树突状细胞是由加拿大学者 Steinman 于 1973 年发现的，是目前所知的功能最强的抗原提呈细胞，因其成熟时伸出许多树突样或伪足样突起而得名[10]。DC 通常少量分布于与外界接触的皮肤（黏膜）部位，主要为皮肤和鼻腔、肺、胃与肠的内层。血液中也可发现它们的未成熟形式。它们被活化时，会移至淋巴组织中与 T 细胞和 B 细胞互相作用，以刺激与控制适当的免疫反应。人树突状细胞起源于造血干细胞。DC 的来源有两条途径：①髓样干细胞在粒细胞-巨噬细胞集落刺激因子（GM-CSF）的刺激下分化为 DC，称为髓样 DC（myeloid dendritic cell，mDC），也称 DC1，与单核细胞和粒细胞有共同的前体细胞；包括朗格汉斯细胞（Langerhans cell，LC），间皮（或真皮）DC 以及单核细胞衍生的 DC 等；②来源于淋巴样干细胞，称为淋巴样 DC（lymophiod dendritic cell，LDC）或浆细胞样 DC（plasmacytoid dendritic cell，PDC；），即 DC2，与 T 细胞和 NK 细胞有共同的前体细胞。

（2）DC 的功能　树突状细胞（DC）尽管数量不足外周血单核细胞的 1%，但表面具有丰富的抗原提呈分子（MHCⅠ和 MHCⅡ）、共刺激因子（CD80/B7-1、CD86/B7-2、CD40、CD40L 等）和黏附因子（ICAM-1，ICAM-2，ICAM-3，LFA-1、LFA-3 等），是功能强大的专职抗原提呈细胞。DC 自身具有免疫刺激能力，是目前发现的唯一能激活未致敏的初始型 T 细胞的 APC[11]。人体内大部分 DC 处于非成熟状态，表达低水平的共刺激因子和黏附因子，体外激发同种混合淋巴细胞增殖反应的能力较低，但未成熟 DC 具有极强的抗原吞噬能力，在摄取抗原（包括体外加工）或受到某些因素刺激时即分化为成熟 DC，而成熟的 DC 表达高水平的共刺激因子和黏附因子。DC 在成熟的过程中，由接触抗原的外周组织迁移进入次级淋巴器官，与 T 细胞接触并激发免疫应答。DC 作为目前发现的功能最强的 APC，能够诱导特异性的细胞毒性 T 淋巴细胞（CTL）生成。

（3）DC 的抗肿瘤作用　在头颈鳞状细胞癌、乳腺癌、结直肠癌、胃癌、肺癌、宫颈癌、子宫内膜癌、膀胱癌和肾细胞癌等患者外周血中，骨髓来源 DC 前体细胞明显低于正常人，因此 DC 具有抑制或延缓肿瘤发生或发展的作用。目前已知 DC 确实能够有效地发挥抗肿瘤作用，其免疫应答机制包括：①DC 识别肿瘤抗原分子；②DC 活化并募集非特异细胞，如巨噬细胞、自然杀伤细胞等；③DC 摄取肿瘤抗原提呈给 T 细胞；④特异 T 细胞增殖活化；⑤抗原特异性 T 细胞迁移至肿瘤部位并杀死肿瘤细胞。除了激发细胞免疫反应，DC 还可以通过激发体液免疫、与肿瘤细胞直接接触而抑制其生长、自分泌和诱导旁分泌多种细胞因子等多种机制起到抗肿瘤免疫应答。其中，诱导 T 细胞的抗肿瘤免疫是 DC 抗肿瘤作用的主要途径。DC 借助表达表面高水平的 MHC I 、MHC II 类分子提呈了丰富的肿瘤抗原肽，让相应 T 细胞受体（TCR）充分证据。与此同时，DC 提高高水平的协同刺激分子 B7-1（CD80）、B7-2（CD86）、CD40 分子等，让 T 细胞可以充分激活。而且，T 细胞和 DC 相遇之后，能够分泌大量的 IL-2、IL-12、IFN-γ 等细胞因子，进一步加强 T 细胞活化和增殖，促使大量出现特异性细胞毒性 T 细胞，回应 Th1 的免疫应答，大大促进清除肿瘤细胞。最终，DC 通过释放趋化因子 DC-CK1，专一趋化初始型 T 细胞使其大量聚集并被活化。

鉴于 DC 有强大的抗肿瘤作用，近年来利用 DC 疫苗来治疗恶性肿瘤成为临床和科研的研究热点[12]。

二、固有免疫分子在抗肿瘤中的作用

存在于正常体液中的一些非特异性免疫效应物质，如补体（complement，C）、细胞因子（cytokine，CK）、溶菌酶、乙型溶素以及一些酶类等也参与了机体的抗肿瘤作用。

（一）补体

19 世纪末，在发现体液免疫不久，Border 即证明，新鲜血清中存在一种不耐热的成分，可辅助特异性抗体介导的溶菌作用[13]。这种因子是抗体发挥溶细胞作用的必要补充条件，故被称为补体。补体并非单一成分，而是存在于人和脊椎动物血清与组织液中的一组具有酶活性的蛋白质，称为补体系统。补体系统是参与固有免疫应答的重要免疫效应分子。

1. 补体组成和功能

补体由 30 多种可溶性血浆蛋白和膜结合蛋白组成，是宿主抵御致病菌感染的第一防线，并且在调节免疫和炎症方面也起着重要作用。根据补体系统各成分的生物学功能，可将补体分为补体固有成分、补体调节蛋白（CRP）和补体受体（CR）。补体固有成分包括 C1-9，及 B、D、P 因子，构成了补体激活途径的主体。补体调节蛋白主要分为两类：膜结合补体调节蛋白和溶解性补体调节蛋白。膜结合补体调节蛋白主要包括衰变加速因子（decay-accelerating factor，DAF/CD55）、膜辅蛋白（membrane cofactor protein，MCP/CIM6）、补体受体 1（complement receptor 1，CR1/CD35）和存在于啮齿动物的 CR1 相关基因/蛋白 Y（Cry），以及膜反应性溶解抑制因子（membrane inhibitor of reactive lysis，MIRLCD59）。溶解性补体调节蛋白不仅可以限制血浆中补体激活，还能通过特定的识别机制保护宿主细胞。其主要包括补体因子 H（complement factor H，CFH）、补体因子 B（complement factor B，FB）、补体因子 I（complementfactor I，CFI），C1 抑制因子（C1 inhibitor，C1INH）以及 C4 结合蛋白（C4-binding protein，C4bp）。CRP 的主要作用是可以防止补体系统过度激活。补体受体包括 Ⅰ 型补体受体（CR1、C3b/C 受体，又称 CD35）、Ⅱ 型补体受体（CR2，CD21）、Ⅲ 型补体受体（CD11b/CD18）、Ⅴ 型补体受体（C3dg 和 C3d 片段的特性受体，CR5）。补体受体是多种组织细胞表面的重要结构。补体系统激活途径中所产生的级联反应及由此产生的多种生物学效应，如调理促吞作用、免疫调节作用、黏附作用、清除免疫复合物及炎症作用等，都能通过补受体介导。各种补体受体的细胞分布不尽相同，但其主要作用是识别配体、传导信号和诱导细胞应答等。

2. 补体活化

根据激活物、参与成分及激活时相等差异，补体分为 3 条激活途径，分别为：经典途径、旁路途径和甘露糖结合凝集素（MBL）途径。3 条途径共有的步骤为中心产物 C3 的活化，但它们的启动激活物不同。由抗原抗体复合物结合 C1q 启动激活的途径为经典途径；由 MBL 结合至细菌启动激活的途径为 MBL 途径；由病原微生物等提供接触表面而从 C3 开始"激活"的途径称为旁路途径。此外，3 条激活途径还有共同的末端通路，即于细胞膜表面组装攻膜复合物（MAC）介导溶细胞效应。同时，补体激活过程中可产生多种裂解片段，通过与细胞膜表面相应受体结合而介导多种生物功能如调理作用和免疫黏附作用。

3. 补体的抗肿瘤作用

补体与肿瘤的关系是错综复杂的，传统的观点认为，作为机体免疫系统的一个重要组成部分，补体抑制肿瘤的发生和发展，并能清除体内的肿瘤细胞，从而维护机体的稳态。目前公认的补体清除肿瘤细胞的机制是通过特异性抗体与细胞膜表面相应抗原结合，形成复合物而激活补体经典途径，形成 MAC 对肿瘤细胞发挥裂解效应，即补体依赖性细胞毒性（complement dependent cytotoxicity，CDC）作用，目前研发的众多抗肿瘤抗体正是依照这一原理发挥抑瘤效应的。

（二）细胞因子

细胞因子是一类由活化的免疫细胞及相关细胞（如成纤维细胞和内皮细胞）分泌并能作用于本身或其他细胞，具有介导和调节免疫炎症反应等多种生物学功能的可溶性小分子蛋白质。通过结合相应受体调节细胞生长，分化和效应及调控免疫应答等。

1. 细胞因子的分类和功能

据结构和功能差异，细胞因子可分为六大类，分别为：白细胞介素（interleu-kin，L）、干扰素（interferon，IFN）、肿瘤坏死因子（tumor necrosis factor，TNF）、集落刺激因子（colony stimulating factor，CSF）、趋化因子（chemokine）、生长因子（growth factor，GF）。细胞因子通过结合细胞表面相应的细胞受体发挥生物学作用。细胞因子与其受体结合后启动细胞内多种信号通路蛋白之间的复杂相互作用，并最终引起细胞核内基因转录的变化。细胞因子的主要功能包括参与免疫应答与免疫调节，调节固有免疫和适应性免疫应答；刺激造血功能；刺激细胞活化、增殖和分化；诱导或抑制细胞毒作用，诱导凋亡等。细胞因子的作用方式分为：自分泌作用、旁分泌作用和内分泌作用，其作用特点包括：多效性、重叠性、协同性、拮抗性和双重性。

2. 细胞因子的抗肿瘤作用

细胞因子可作为恶性肿瘤生长的直接调节剂，可以杀伤肿瘤细胞而不影响正常细胞，可以通过作用于肿瘤的血管和营养供应系统影响宿主/肿瘤关系，也可以激发宿主对肿瘤的免疫反应，20 世纪 80 年代至今已发现了大批细胞因子在抗肿瘤免疫及其调节中具有重要作用，如干扰素（IFN）、白细胞介素（IL）、肿瘤坏死因子（TNF）、集落刺激因子等。

（1）干扰素（IFN） IFN 可分为 I 型和 II 干扰素。I 型干扰素包括 IFN-α 和 IFN-β，具有广谱抗病毒作用；II 干扰素即 IFN-γ，由活化的 T 细胞和 NK 细胞产生，能够促进多数细胞 MHC I 和 MHC II 类分子的表达，提高巨噬细胞、NK 细胞、CTL 的抗肿瘤作用。

（2）肿瘤坏死因子（TNF） TNF 因最初被发现其能造成肿瘤组织坏死而得

名。分为 TNF-α 和 TNF-β 两种，前者主要由活化的单核/巨噬细胞产生，后者主要由活化的 T 细胞产生，又称为淋巴毒素（LT）。两者都是同源 3 聚体。TNF 是重要的炎症因子，与败血症休克、发热、多器官衰竭、恶病质相关。它们在体内外均能杀死某些肿瘤细胞，或抑制其增殖、激活免疫细胞攻击肿瘤，增强 IL-2 依赖的胸腺细胞、T 细胞增殖能力，促进 IL-2、CSF、IFN-γ 等淋巴因子产生，干扰肿瘤血液供应。它的许多功能与 IL-1 相同。另一方面，TNF 又可促肿瘤有丝分裂、肿瘤扩散、血管生成和恶病质。约 50% 肿瘤本身可产生 TNF，这种内源性 TNF 可改变肿瘤对外源 TNF 的敏感性[14]。

（3）白细胞介素   目前，至少发现和命名的白细胞介素有 38 种，它们均为糖蛋白。其中 IL-2、4、7、12、15、18 在抗肿瘤免疫或辅助肿瘤治疗中具有重要作用。IL-2：促进 T 细胞、B 细胞增殖，分化产生细胞因子；促 CTL、NK 和 LAK 细胞增殖，提高杀伤活性；高剂量可激活巨噬细胞。IL-7：促进 T 细胞、B 细胞、胸腺细胞增殖；诱导 LAK 活性。IL-12：协同 IL-2 促 CTL、NK 细胞分化；促 B 细胞 Ig 产生和类型转换。IL-18：促进外周血单个核细胞产生 IFN-γ、增强 NK 细胞毒作用和 GM-CSF 产生、降低 IL-10 产生，增强 Th1 细胞由 FasL 介导的细胞毒作用。

（4）集落刺激因子（CSF）   其中包括粒细胞集落刺激因子（G-CSF）、巨噬细胞集落刺激因子（M-CSF）、粒细胞-巨噬细胞集落刺激因子（GM-CSF）、多能细胞集落刺激因子（multi-CSF 或 IL-3）、红细胞生成素（EPO）、干细胞生长因子（SCF）、血小板生成素（TPO），它们主要促进不同类型血细胞的增殖、分化。其中 G-CSF、GM-CSF、EPO 基因工程产品已作为正式药品进入市场。其他几种因子也在进行临床试验研究，并将陆续进入市场。此类因子在癌症中主要用于防止和对抗放疗、化疗造成各种血细胞的下降。近期，在体外用 GM-CSF 与 IL-4、TNF-α 协同扩增树突状细胞，富集抗原后作为肿瘤疫苗，临床研究已显示出良好应用前景[5]。

第二节   抗肿瘤适应性免疫应答

适应性免疫应答是指体内 T、B 细胞通过其特异抗原识别受体识别"非己"物质后，活化、增殖、分化为效应细胞，产生一系列生物学效应的全过程，包括细胞免疫应答和体液免疫应答。

一、T 细胞介导的细胞免疫应答

T 细胞来源于胸腺（thymus），故称 T 细胞。成熟 T 细胞定居于外周免疫器官的胸腺依赖区，主要介导适应性免疫应答中的细胞免疫应答，同时活化的 T 细胞也可辅助胸腺依赖性抗原诱导的体液免疫应答。因此，T 细胞在适应性免疫应答中发挥核心作用。成熟 T 细胞表面表达大量重要的膜分子，它们不仅参与 T 细胞介导细胞免疫应答的不同阶段，也有一些膜分子还是区分 T 细胞及细胞亚群的重要标志。

1. T 细胞的表型和功能

（1）T 细胞抗原受体（TCR）-CD3 复合物　TCR 是 T 细胞识别和结合抗原的跨膜分子，是由两条肽链构成的异二聚体。构成 TCR 的肽链有 α、β、γ 等，共 64 种，并由此分为 αβT 细胞和 γδT 细胞。TCR 不能直接识别和结合抗原分子，只能特异性识别抗原提呈细胞（APC）或靶细胞提呈的抗原肽-MHC Ⅰ 类分子复合物或抗原肽-MHC Ⅱ 类分子复合物。CD3 分子是由 5 条肽链组成的跨膜蛋白，其跨膜区通过盐桥与 TCR 连接，形成 TCR-CD3 复合物。CD3 分子胞质区含有免疫受体酪氨酸激活模体（immunoreceptor tyrosine based activation motif，ITAM），ITAM 的磷酸化和与 ZAP70 的结合是 T 细胞活化信号转导过程早期的重要生化反应之一。由此，CD3 分子的功能是转导 TCR 识别抗原所产生的活化信号。

（2）CD4 和 CD8 分子　成熟 T 细胞只表达 CD4 或 CD8，由此也可将 T 细胞分为 CD4$^+$ T 细胞和 CD8$^+$ T 细胞。CD4 和 CD8 可分别与 MHC Ⅱ 和 MHC Ⅰ 类分子结合，增强 T 细胞与 APC 或靶细胞间的相互作用并辅助 TCR 识别抗原。

（3）共刺激分子　是为 T（或 B）细胞完全活化提供共刺激信号的细胞表面分子及其配体。T 细胞遇到抗原后完全活化需要两种活化信号的协同作用。第一信号（或抗原刺激信号）由 TCR 识别 APC 提呈的抗原肽-MHC 分子复合物而产生，CD4 或 CD8 起辅助作用；第二信号即共刺激信号，则由 APC 或靶细胞表面的共刺激分子与 T 细胞表面的共刺激分子相互作用产生。T 细胞表面的共刺激分子主要是 CD28、诱导共刺激分子（ICOS）、CD40 配体（CD40L）、淋巴细胞功能抗原（LFA）等，通过与 APC 细胞表面相应配体分子如 CD80/CD86、CD40、ICOSL、细胞间黏附分子 1（ICAM-1）结合，使 T 细胞完全活化。

（4）丝裂原受体及细胞因子受体　T 细胞表达多种丝裂原（mitogen）受体，丝裂原可非特异性直接诱导静息 T 细胞活化或增殖。刀豆蛋白 A 和植物血凝素是最常用的 T 细胞丝裂原。此外，T 细胞活化后还表达多种与其活化、增殖和分化密切相关的细胞因子受体，如 IL-1R、IL-2R、IL-4R、IL-12R、IFN-γR 等。

（5）抑制性受体　CTLA-4 表达于活化的 CD4$^+$ 和 CD8$^+$ T 细胞，其配体是 CD80 和 CD86，但 CTLA-4 与配体的亲和力显著高于 CD28，由于 CTLA-4 胞内段含有 ITIM 基序，所以传递抑制性信号。通常 T 细胞活化并发挥效应后才表达

CTLA-4，目的在于下调或终止 T 细胞活化。PD-1 也表达于活化的 T 细胞，配体是 PD-L1 和 PD-L2，PD-1 与配体结合后，可以抑制 T 细胞的增殖和细胞因子的产生，也抑制 B 细胞的增殖、分化和抗体的分泌。

根据功能不同，T 细胞可分为 CD4$^+$ 辅助性 T 细胞（Ths）、CD8$^+$ 细胞毒性 T 细胞（CTL）和具有调节功能的 T 细胞（Treg）亚群，这些细胞实际上是初始 CD4$^+$ T 细胞或初始 CD8$^+$ T 细胞活化后分化成的效应细胞。这些细胞通过产生不同类型的细胞因子或以直接接触的方式在肿瘤免疫中发挥作用。

2. CD4$^+$ 辅助性 T 细胞（Ths）的抗肿瘤作用

CD4$^+$ T 细胞在接受专制 APC 上的 MHC 抗原复合物和共刺激分子双重信号后，细胞发生克隆性增殖，并释放出多种细胞因子，其中主要为：白细胞介素 2（IL-2）、γ 干扰素（INF-γ）、肿瘤坏死因子（TNF）和淋巴毒素（LT）等。这些因子在调节、活化细胞毒性 T 细胞（CTL）、巨噬细胞（Mφ）、B 细胞的抗肿瘤效应中发挥作用。根据其表型和功能差异，CD4$^+$ 辅助 T 细胞又分为 Th1、Th2、Th9、Th17、Treg 等多种亚群，已有研究表明，Th1、Th9、Th17 细胞亚群在抗肿瘤免疫中发挥作用[15]。

（1）Th1　Th1 细胞以分泌 IL-2、IFN-γ 和 TNF 为主，主要介导细胞免疫和移植物排异等。同时，Th1 型细胞因子在抗肿瘤中的作用也比较明确，IL-12 可以上调 IFN-γ 的水平，抑制肿瘤血管生成，具有抗肿瘤和抗转移的作用，IL-2、IL-12 和 IFN-γ 可以诱导 NK 细胞，增强其抗肿瘤活性，IFN-γ 具有较强的抗肿瘤和免疫调节作用，可以抑制某些肿瘤的生长。TNF 可直接造成瘤细胞 DNA 断裂、细胞萎缩死亡。研究表明，如果机体 Th1 型细胞占优势时将处于良好的抗肿瘤状态[16]。

（2）Th9　Th9 细胞于 2009 年发现，由于能在 TGF-β 和 IL-4 作用下产生大量的 IL-9 而命名。最近研究表明，Th9 细胞能够通过其分泌的细胞因子对多种肿瘤，特别是黑色素瘤发挥强有效的抗肿瘤效应。注射重组 IL-9 能够抑制小鼠肿瘤生长，然而其抗肿瘤作用不是由 T 细胞或 B 细胞所介导的，而是依赖于活化肥大细胞进而发挥抗肿瘤效应。研究发现 IL-1β 诱导的 Th9 细胞不仅分泌 IL-9，同时还分泌大量的 IL-21。而以往研究表明 IL-21 可以通过促进 NK 细胞和 CD8$^+$ T 细胞分泌 IFN-γ，从而杀伤肿瘤细胞。当中和 IL-21 或敲除 CD8$^+$ T 细胞或 NK 细胞，IL-1β 诱导的 Th9 细胞的抗肿瘤作用明显减弱。除了 IL-9 和 IL-21 外，研究表明 Th9 细胞还可以通过趋化 DC 到肿瘤组织部位，延长 DC 的存活时间、活化 CTL 等发挥杀伤肿瘤的作用[17]。Th9 细胞还可通过分泌 IL-3，高表达抗凋亡蛋白 BcL-xL，抑制 DC 凋亡，从而增强 DC 诱导肿瘤特异性 T 细胞反应。反之，DC 通过 C 型植物血凝素-1（dectin-1）途径活化后上调 TNFSF15 和 OX40L 表达，促进 CD4$^+$T 细胞向 Th9 分化，发挥显著抗瘤免疫作用。

（3）Th17 Th17 细胞因其高水平分泌 IL-17 而命名，IL-17 的主要生物学功能是促进炎性反应，在中性粒细胞募集及活化等方面具有重要作用。Th17 在肿瘤中所起的作用现在还不是非常明确，虽然有些研究认为 Th17 细胞促进肿瘤生长，但也有研究表明它们同样可以介导保护性抗肿瘤免疫效应。Muranski 等发现 Th17 细胞在针对小鼠黑色素瘤中发挥较 Th1 更强的抗肿瘤免疫效应，并且有趣的是，这种作用依赖于 IFN-γ[18]。Th17 细胞产生的 IL-17 和 IFN-γ 可以通过肿瘤细胞协同诱导 CXC 型趋化因子配体 9（CXCL9）和 CXCL10 的产生，后两者可以募集效应 T 细胞进入肿瘤微环境。在小鼠肿瘤模型中发现 Th17 细胞可以转化为 Th1 细胞。此外，当小鼠淋巴细胞减少时，Th17 细胞也可向 Th1 细胞漂移；因此推测在肿瘤微环境中 Th17 细胞可以通过转化为 Th1 细胞介导抗肿瘤免疫效应。在 IL-17 缺陷的小鼠结肠癌模型研究中发现肿瘤生长和肺转移能力明显增强，并且肿瘤引流淋巴结中 NK 细胞和肿瘤特异性效应 T 细胞也明显减少，这也进一步支持了内源性 IL-17 具有抗肿瘤免疫效应的观点[5]。Th17 细胞可以通过 CCL20$^-$CCR6 途径调节树突状细胞的募集和进入肿瘤微环境，进而在浸润淋巴结中发挥肿瘤抗原的提呈作用。而在 CCL20$^-$CCR6 通路缺失后发现这种抗肿瘤效应也同样破坏，因此这提示肿瘤浸润 Th17 细胞可以通过 DC 募集和 CTL 的激活来间接发挥抗肿瘤免疫效应。

在非霍奇金淋巴瘤患者体内，Th17 细胞及其分泌的细胞因子水平显著下降，可能因为恶性 B 淋巴细胞可以促进 Treg 细胞的生长，从而抑制了 Th17 细胞的分化发育。在 IL-17 缺陷小鼠的肿瘤模型中，肿瘤生长和转移出现加速，提示内生性的 IL-17 可能具有抗瘤效应。利用 IL-23 转导的树突状细胞，或利用 IL-23 进行基因治疗也可以提高机体的抗瘤免疫水平，表现出抗肿瘤效应。Muranski 等利用 Th0、Th1 和 Th17 细胞，对 B16 黑色素瘤小鼠进行治疗，发现 Th17 细胞组小鼠出现严重的白癜风，但同时肿瘤出现明显的消退[18]。Th17 细胞的这种抗瘤效应不需要 IL-2 或抗原特异性疫苗的共同作用，在 Th17 细胞发挥抗瘤作用时，起作用的不是其分泌的 IL-17，而是 IFN-γ。Th17 细胞介导的自身免疫反应可以清除肿瘤。利用热激蛋白 70 作免疫佐剂，诱导出由 Th17 细胞所介导的针对正常前列腺组织的自身免疫反应，这一反应有效地清除了建立在小鼠模型中的前列腺癌组织[20]。

3.CD8$^+$细胞毒性 T 细胞（CTL）的抗肿瘤作用

CD8$^+$CTL 是机体抗肿瘤免疫的主要的效应细胞之一，机体内突变的细胞凋亡或死亡后释放抗原，被抗原提呈细胞包括树突状细胞等摄取后加工、提呈给 CD4$^+$ T 细胞或 CD8$^+$ T 细胞，导致这两类 T 细胞活化和增殖。当肿瘤细胞高表达共刺激分子时，也可将抗原直接提呈给 CD8$^+$ T 细胞，刺激其合成 IL-2，增殖分化为对肿瘤细胞具有特异性杀伤作用的 CTL，此途径又称为 CD8$^+$ T 细胞的直接激活；当肿瘤细胞不表达或低表达共刺激分子时，CD8$^+$ T 细胞还需要在活化 CD4$^+$ T 细胞的帮助下增殖分化为 CTL，此称为 CD8$^+$ T 细胞的间接激活。

CD8$^+$ CTL 是在双重信号作用下被活化和克隆增殖，已活化的细胞毒性 T 细胞在杀伤肿瘤的效应阶段则不需要共刺激分子的辅助。CTL 须与靶细胞直接接触才能产生杀伤作用。目前研究认为，CTL 有 3 种：CD3$^+$ CD4$^-$ CD8$^+$ TCRαβ、CD3$^+$ CD4$^+$ CD8$^-$ TCRαβ 和 CD3$^+$ CD4$^-$ CD8$^-$ TCRγδ。其杀伤作用方式主要有两种：①CTL 与靶细胞接触产生脱颗粒作用，排出穿孔素（perforin）插入靶细胞膜上，并使其形成通道。而颗粒酶（granzyme）、TNF、分泌性 ATP 等效应分子进入靶细胞，导致其死亡。其中穿孔素造成靶细胞膜损伤，颗粒酶使 DNA 断裂，引起细胞凋亡。②CTL 激活后表达 FasL（Fas 配体），它可被释放到胞外与靶细胞表面的 Fas 分子结合，传导死亡信号进入细胞内，活化靶细胞内的 DNA 降解酶，引起靶细胞凋亡。激活白细胞介素 1β 转换酶（ICE）或与 ICE 相关的蛋白酶，引起细胞凋亡。γδT 淋巴细胞在外周血淋巴细胞中仅占 1%～10%，具有细胞毒活性的比例更低。γδCTL 杀伤途径与 NK 细胞相似，即通过穿孔素途径非特异性杀伤靶细胞，是否有其他途径尚待研究。由于其杀伤靶细胞是非 MHC 限制性的，所以逐渐被重视。

二、B 细胞介导的体液免疫应答

B 细胞主要通过产生抗体发挥特异性体液免疫应答功能。在抗肿瘤免疫中，体液免疫不占主导地位。抗体结合补体后的溶瘤作用，以及抗体依赖的细胞介导的细胞毒（ADCC）作用，是人们早已了解的抗肿瘤中的作用方式。

1. 抗体依赖的细胞介导的细胞毒效应（ADCC）

NK 细胞、Mφ 和中性粒细胞通过其表面 FcγR 与抗肿瘤抗体（IgG）结合，借助 ADCC 效应而杀伤肿瘤。

2. 补体的溶细胞效应

此即补体依赖的细胞毒效应（complement dependent cytotoxicity，CDC），乃 IgM 和 IgG（IgG1 和 IgG3）类抗体与肿瘤表面抗原结合后，激活补体经典途径，最终形成膜攻击复合物（membrane attack complex，MAC），溶解肿瘤细胞。

3. 抗体的免疫调理作用

抗肿瘤抗体与吞噬细胞表面 FcγR 结合，增强吞噬细胞的吞噬功能。此外，抗肿瘤抗体与肿瘤抗原结合能活化补体，借助所产生的 C3b 与吞噬细胞表面 CR1 结合，促进其吞噬作用。

4. 抗体封闭肿瘤细胞表面某些受体

抗体可通过封闭肿瘤细胞表面某些受体影响肿瘤细胞的生物学行为。例如，某些抗肿瘤抗原 p185 的抗体能与瘤细胞表面 p185 结合，抑制肿瘤细胞增殖；抗转铁蛋白抗体可阻断转铁蛋白与瘤细胞表面转铁蛋白受体结合，抑制肿瘤细胞生长。

5. 抗体干扰肿瘤细胞黏附作用

某些抗体可阻断肿瘤细胞表面黏附分子与血管内皮细胞或其他细胞表面的黏附分子配体结合，从而阻止肿瘤细胞生长黏附和转移[21]。

参考文献

[1] 于盼，姜怡，阚祖俊，等．调控固有免疫防治肺癌转移的研究进展［J］．中国肿瘤临床，2021，48（07）：356-360．

[2] 严吉，尹刚，邓国英．CAR-NK 在实体瘤治疗中的研究进展［J］．现代肿瘤医学，2023，31（05）：964-968．

[3] 何文广．巨噬细胞 DOCK8 下调促进肝细胞癌生长和转移的机制研究［D］．安徽：安徽医科大学，2022．

[4] 白永恒，孙林啸．肿瘤微环境与免疫耐受［M］．天津：天津科学技术出版社，2020．

[5] 郑全辉．肿瘤免疫学研究进展［M］．上海：上海交通大学出版社，2018．

[6] 张毅．肿瘤生物治疗临床应用［M］．郑州：河南科学技术出版社，2020．

[7] 邹畅，赵盼，周文斌，等．肿瘤特异性 γδT 细胞扩增体系的建立及其抗肿瘤活性研究［J］．现代肿瘤医学，2017，25（10）：1540-1543．

[8] 肖乾坤，孙淼淼．肿瘤微环境下中性粒细胞的研究进展［J］．河南大学学报（医学版），2019，38（01）：58-61．

[9] 高一铭，裴岩，齐莉莉，等．肿瘤相关中性粒细胞抗肿瘤的作用机制［J］．生命的化学，2022，42（09）：1714-1721．

[10] 李洋，郭锋杰，孟旭英，等．树突状细胞外泌体与肺癌免疫治疗［J］．天津医科大学学报，2023，29（01）：94-97．

[11] 廖晓艳，高丰光．树突状细胞交叉提呈的研究进展［J］．中国免疫学杂志，2021，37（22）：2699-2703．

[12] 李兴航，李琦涵．树突状细胞疫苗的研究进展［J］．中国生物制品学杂志，2022，35（10）：1242-1248．

[13] 李易泽，黄敏．代谢调控肿瘤微环境固有免疫应答机制研究进展 [J]．药学学报，2022，57 (09)：2622-2641．

[14] 池肇春．消化系统疾病癌前病变与肿瘤 [M]．北京：军事医学科学出版社，2013．

[15] 曹雪涛，龚非力．中华医学百科全书 基础医学 医学免疫学 [M]．北京：中国协和医科大学出版社，2018．

[16] 王玲，王素梅，张继，等．卵巢癌患者 CD4[+] T 淋巴细胞亚群 Th17/Treg 变化及影响预后的因素 [J]．中国卫生工程学，2022，21 (01)：158-159，162．

[17] 朱启泰，赵鑫，张积，等．Th9 细胞的特性、分化调控机制及其与肿瘤免疫 [J]．生命的化学，2022，42 (05)：892-900．

[18] Muranski P，Boni A，Antony PA，et al. Tumor — specific Th17 — polarized cells eradicate large established melanoma [J]．Blood，2008，112 (2)：362-373．

[19] Guéry L，Hugues S. Th17 Cell Plasticity and Functions in Cancer Immunity [J]．Biomed Res Int，2015：314620．

[20] 傅庆国，孟凡东，郭克建，等．热休克蛋白 70 在诱导肿瘤免疫中的效应 [J]．中华微生物学和免疫学杂志，2003，23 (01)：35-37．

[21] 谭晶，李汝红，侯宗柳．肿瘤临床诊断与生物免疫治疗新技术 [M]．北京：科学出版社，2021．

第四章　肿瘤主动免疫及被动免疫治疗

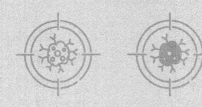

第一节　针对肿瘤血管的主动免疫治疗

肿瘤血管生成在肿瘤生长、侵袭、转移中具有十分重要的作用。调控血管生成的因子很多，包括血管内皮细胞生长因子（VEGF）、成纤维细胞生长因子（fibroblast growth factor，FGF）、表皮生长因子（epidermal growth factor，EGF）等。近年来，抗血管生成的肿瘤治疗已经取得较大进展，特别是抗肿瘤血管形成主动免疫治疗，已经成为抗肿瘤研究的热点。因而，以异种同源分子和非异种同源分子为疫苗的研究很有意义。根据疫苗作用机制的不同可将抗肿瘤血管形成主动免疫治疗分为两类：一是以异种同源分子免疫交叉反应为基础的抗肿瘤血管生成主动免疫治疗；二是非异种同源分子免疫交叉反应机制打破肿瘤血管生成相关分子免疫耐受的抗血管生成免疫治疗，即以 VEGF、FGF、EGF 等肿瘤血管生成调控因子为靶点的主动免疫治疗。

一、以异种同源分子免疫交叉反应为基础的抗血管生成免疫治疗

许多分子在生物进化过程中相对保守，它们既要保持序列的稳定性以维持相似的生理功能，又要有一定的进化以适应不同的环境和生理需要，这就形成了生物进化过程中不同种属之间的异种同源分子。在肿瘤治疗中可以用一定相似性的抗原来诱导机体产生针对自身分子的免疫反应。肿瘤组织中新生血管内皮细胞表面表达一些在正常血管内皮细胞上没有或几乎检测不到的蛋白分子，如 $\alpha V\beta3$ 整合素及一些生长因子受体，小鼠血管内皮细胞上的这些蛋白质与人类及其他种属中相应的分子具有不同程度的同源性。

研究发现，异种血管内皮细胞疫苗抗肿瘤作用的产生和诱导抗小鼠血管内皮细胞自身抗体的产生与体内 $CD4^+$ T 细胞有关。研究者利用异种分子的同源性针对性地选择了与肿瘤血管发生有关的几个重要靶分子进行研究。序列比较分析发现，非洲爪蟾的 VEGF 在氨基酸序列上与小鼠 VEGF164 及人 VEGF165 分别有 75% 和 73% 的同源性。他们构建了小鼠和非洲爪蟾 VEGF 的重组真核表达质粒，分别命名为 MVEGFP 及 XVEGF-P，并由此制备核酸疫苗。XVEGF-P 免疫小鼠在多个肿瘤模型中产生了保护性及治疗性的抗肿瘤免疫效应，蛋白质印迹法和酶联免疫吸附试验（ELISA）检测都发现，在 XVEGF-P 免疫小鼠的血清中有抗 VEGF 特异性抗体存在，纯化的免疫球蛋白在体外能够抑制由 VEGF 介导的内皮细胞的增殖，体内过继性试验能够抑制肿瘤血管生成，产生抗肿瘤效应。经 XVEGF-P 免疫的荷瘤小鼠体内的 VECF 水平低于对照组，抗 CD4 单抗能阻断血清中免疫球

蛋白 IgG1 和 IgG2β 的升高，同时也阻断了异种 VEGF 核酸疫苗的抑瘤作用。此后，学者们相继构建了非洲爪蟾 VEGF 重组蛋白质疫苗、非洲爪蟾 FCFRI 核酸疫苗、鸡整合素 B 核酸疫苗、鸡基质金属蛋白酶-2（MMP-2）核酸疫苗、鹌鹑 VECFR2 重组蛋白质疫苗、鸡 ECFR 核酸疫苗以及蛋白质疫苗等。

二、以非异种同源分子免疫交叉反应机制为基础抗血管生成免疫治疗

（1）VEGF 为靶点的主动免疫治疗 VEGF 与表达在血管内皮细胞上的相应受体 VEGFR2 结合所引起的信号转导是血管生成中的限速步骤，在整个血管生成过程中发挥着关键的作用。因此，VEGFR2 是抗肿瘤血管生成治疗的关键靶点之一，通过某种途径打破对 VEGFR2 的自身免疫耐受，诱导产生针对 VEGFR2 的免疫应答，破坏表达 VEGFR2 的血管内皮细胞是抗肿瘤血管生成治疗最经济、最有效的方法。有研究发现，用 VEGFR2 蛋白冲击致敏的树突状细胞（DC）免疫小鼠能打破对 VEGFR2 自身免疫耐受，诱导针对 VEGFR2 抗体和细胞毒性 T 细胞（CTL）应答，抑制肿瘤细胞诱导的血管生成，有显著的抗肿瘤转移作用。在另一项动物实验中，给小鼠口服由减毒沙门菌携带的 VEGFR2DNA 疫苗也能打破对 VEGFR2 的自身免疫耐受，诱导针对 VEGFR2 的 CTL 应答，抑制肿瘤诱导的新生血管形成，在多种肿瘤模型中能抑制自发性和试验性肺转移灶的形成，该疗法对伤口愈合有轻微影响，但不影响造血和生育[1]。用 VEGFR2mRNA 转染的 DC 免疫小鼠能诱导针对 VEGFR2 的 CTL 应答，部分抑制肿瘤诱导的新生血管生成，抑制肿瘤的转移。

IFN-γ 是 Thl 型免疫应答主要效应分子，同时也是新生血管形成的负调控因子，采用小鼠 VEGFR2 胞外区（sVEGFR2）与 *IFN-γ* 基因片段构建的重组质粒 DNA，其表达的融合蛋白同时具有 sVEGFR2 和 IFN-γ 的生物学活性。用该质粒 DNA 转染的 DC 免疫小鼠能显著增强针对 VEGFR2 的 CTL 应答，与 *sVEGFR2* 基因转染的 DC 相比，该融合基因修饰的 DC 免疫接种能更加强烈地抑制肿瘤细胞诱导的血管生成、抑制肿瘤的转移。由于发现与人 HLA-A$^+$0201 具有较高亲和力的 VEGFR2 抗原肽能成功诱导特异性 CTL 应答，研究者构建了表达 HLA-A$^+$0201 的转基因小鼠 A2/kb，该小鼠的血管内皮细胞不仅表达 VEGFR2，还表达人 MHC I 类分子。A2/kb 小鼠注射 HLA-A$^+$0201 限制性的 VEGFR2 多肽疫苗后，ELISPOT 检测到特异性表达 IFN-γ 的 CTL；在肿瘤模型中，以 VEGFR2 抗原肽疫苗免疫小鼠，与不表达 HLA-A$^+$0201 的正常小鼠相比，A2/kb 转基因小鼠的肿瘤生长明显受抑。检测肿瘤组织中的血管新生，发现 VEGFR2 抗原肽免疫的小鼠血管生成明显抑制[2]。

（2）碱性成纤维细胞生长因子为靶点的主动免疫治疗 碱性成纤维细胞生长因子（bFGF）是一种重要的促血管生成因子，它由肿瘤细胞、巨噬细胞产生或由细胞外基质释放，并以自分泌或旁分泌的方式发挥作用。它能够上调一些重要的促血管生成因子如 VEGF 以及纤溶酶原激活物，并通过 Bcl2 途径抑制内皮细胞凋亡。bFCF 主要通过与其高亲和性受体——成纤维细胞生长因子 I 型受体（FGFR1）的结合来发挥其生物活性。合成的 FGF2 肝素结合结构域肽段和受体结合结构域肽段在体外均能抑制人脐静脉内皮细胞的增殖，随后将上述两种肽段以脂质体为佐剂分别免疫小鼠，发现接受肝素结合域肽疫苗免疫的小鼠体内产生了针对 FGF2 的特异性抗体，该抗体能够抑制 FGF2 与硫酸肝素的结合，抑制了吸收性明胶海绵模型的肿瘤血管生成，并在肿瘤转移模型中抑制肿瘤的生长[3]。

（3）表皮生长因子受体为靶点的主动免疫治疗 表皮生长因子受体（epidermal growth factor receptor，EGFR）是一种具有酪氨酸激酶活性的膜表面传感器，广泛分布于哺乳类动物的细胞膜上。EGFR 在生理状态下是细胞生长的调节因子，与其配体（如 EGF）结合后发挥生理效应，调节细胞的分裂、分化和增殖，其过度表达与细胞的癌变有关。研究者采用重组的小鼠 EGFR 胞外区冲击 DC（DC-edMER），用该致敏 DC 免疫小鼠在脾细胞中检测到较多数量的表达特异性抗 EGFR 抗体的细胞，血清中发现较高浓度的抗体，同时能诱导特异性 CTL 应答。在肿瘤模型中，DC-edMER 免疫的小鼠肿瘤血管生成受抑制，肿瘤生长减慢，荷瘤小鼠的生存期延长[4]。

抗肿瘤血管生成主动免疫治疗作为肿瘤治疗的一种新方法，近年来的研究成果展示出令人鼓舞的应用前景。虽然与传统治疗方法相比具有诸多优点，但仍有不足和缺陷。首先，在肿瘤生长早期，肿瘤细胞依靠单纯的被动扩散即可获得生长所需的氧和营养成分。因此，单纯的抗血管生成不能彻底根除肿瘤。另外，尽管目前抗血管生成主动免疫治疗所选用的靶点较特异，但仍有一些潜在的不良反应，如影响伤口愈合、女性月经周期等，并且其在儿童肿瘤的应用上有局限性。因此，随着分子生物学和免疫学的发展，通过多种方法发现更多的肿瘤特异性内皮细胞标志，并以该内皮标志为抗肿瘤血管生成主动免疫治疗的特异性靶点，将是今后的研究重点[1]。

第二节 肿瘤的个性化疫苗治疗

一、个性化肿瘤疫苗概述

目前已经明确，癌前细胞因为发生了基因突变，出现不受控制的增殖分化，最终发展成为恶性肿瘤。在肿瘤细胞表面存在着许多由突变基因编码的异常蛋白，然而由于表达量、不断突变及免疫抑制微环境等因素的影响，这些异常表达的蛋白不足以引发有效的抗肿瘤免疫反应。科学家一直以来就期待着使用这些异常的蛋白质，作为制造肿瘤疫苗的抗原，而肿瘤基因组测序的开展，以及癌症免疫治疗的发展，使得该方法成为可能。2014 年，*Nature* 就曾经发表过在小鼠模型中使用肿瘤异常蛋白作为疫苗来增强免疫反应的研究，然而关于肿瘤疫苗的大多数临床研究都没有成功。近几年，为了创建个性化疫苗，研究人员对每位患者的肿瘤细胞和健康细胞的 DNA 进行了测序，以鉴定出肿瘤特异性突变，并确定相关的异常蛋白[5]。由于在免疫应答过程中，MHC 蛋白参与抗原的识别和提呈。如果与 MHC 蛋白结合的抗原，能够被 T 细胞识别，则 T 细胞就会对含有这种抗原的任何细胞产生攻击。因此，研究人员使用一种算法来分析和预测哪些异常蛋白可以更好地与 MHC 蛋白结合，并最终从每位肿瘤患者找到了 10～20 种异常蛋白作为疫苗研发的新抗原。

在对患者手术切除肿瘤后，进行疫苗接种。令人惊喜的是，这种能够表达多种蛋白的混合疫苗，激发了患者体内 CD8$^+$ T 细胞和 CD4$^+$ T 细胞的强烈应答。CD8$^+$ T 细胞（杀伤性 T 细胞），在受抗原刺激后分化出效应细胞和记忆细胞，前者能够特异性攻击带抗原的靶细胞，后者则对抗原具有记忆功能。而 CD4$^+$ T 细胞作为辅助性 T 细胞，可以分泌细胞因子，调节或者协助免疫反应。目前采用该类疫苗的临床试验均获得令人振奋的结果。其中一项显示，接种疫苗的 6 名黑色素瘤患者中，4 名患者肿瘤完全消失，且 32 个月内无复发；另外 2 名患者肿瘤仍然存在，在接受辅助治疗后肿瘤也完全消失。另一团队的结果显示，在 13 名接种疫苗的患者中，8 名患者肿瘤完全消失且 23 月内无复发，其余 5 名患者由于接种疫苗时肿瘤已经扩散，有 2 名出现肿瘤缩小，其中 1 名接受辅助治疗后肿瘤完全消退。此项临床试验结果代表着采用疫苗治疗肿瘤的一次里程碑式的突破，个性化疫苗将成为未来肿瘤治疗的一种新的方向[6]。

二、个性化肿瘤疫苗研究案例——肿瘤细胞膜仿生纳米粒子作为肿瘤疫苗

（一）基于纳米运载体系的抗肿瘤药物在肿瘤诊治中的应用

1. 基于纳米运载体系的抗肿瘤药物的优势

基于纳米运载体系的抗肿瘤药物相对于传统治疗方式，有效性更高、不良反应更小。同时，纳米运载系统具有良好的水溶性，这使其可以作为载体担载疏水药物，从而提高抗肿瘤药物的生物利用度，降低对有机溶剂的需要，而且纳米材

料能够克服部分药物化学稳定性差的缺点。为了提高纳米材料的运载效率，纳米运载系统也可以被设计成具有环境响应性或刺激响应性的智能载体，从而实现药物的控制释放。这一优势可以明显减少药物在到达肿瘤部位之前过早地从纳米载体中释放，从而减少药物在非肿瘤部位的聚集，进而降低与药物相关的系统毒性。

纳米载体的另一个显著优势是其能够连接靶向基团，将药物主动靶向运输至肿瘤组织，实现高效运载肿瘤成像药物和肿瘤杀伤性药物的目的。此外，纳米粒子还具有丰富的表位能够连接或附着特异性的靶向分子，使其能靶向肿瘤细胞、组织或血管。靶向分子能够增强纳米药物同目的细胞之间的相互作用，进而提高目的细胞对于纳米药物的摄取。

2. 纳米运载体系在肿瘤诊治中的应用

（1）纳米运载体系应用于肿瘤的诊断和成像 通过在纳米载体中搭载成像功能单元，会得到具有成像功能的纳米药物，这些纳米药物能够被用于肿瘤诊断和分期，并且能用于探索纳米药物的药代动力学和监测治疗效果。部分纳米材料本身具有光学、热学、电学或磁学特性，在肿瘤早期筛查和诊断中非常有效。基于纳米材料的成像探针已经显示出良好的信号敏感性及空间分辨率。

近年来，具有肿瘤诊断和成像功能的纳米粒子不断被开发出来，例如含有放射性核素或者表面有荧光标记的脂质体、放射性核素标记的共聚物纳米粒子、包载光声或者光热药物的纳米粒子、负载核磁显影剂的聚合物纳米粒子等[7]。这些纳米药物已经在动物体内试验中被证实具有良好的肿瘤成像功能，部分纳米粒子还添加了肿瘤靶向基团，用以增强纳米粒子的肿瘤聚集效果，提高其肿瘤成像能力。这种聚合物胶束具有肿瘤的诊断和治疗双重功能，并且呈现出良好的生物相容性、优异的尺寸、良好的光/放射性标记稳定性、很高的光热转换效率、被动靶向肿瘤能力，以及荧光（fluorescence，FL）或光声（photoacoustic，PA）或单光子发射计算机体层摄影（single photon emission computer tomography，SPECT）成像能力。经尾静脉注射后，PEG-PTyx（12T）-ICG 可以有效地聚集在肿瘤部位，并在近红外光（near ifrared light，NIR）的照射下呈现出高灵敏度、高空间分辨率的 FL/PASPECT 图像。

（2）纳米运载体系应用于肿瘤的治疗 纳米药物治疗肿瘤的前提是纳米药物能够提高对肿瘤的治疗效果，降低对机体的系统毒性。目前，纳米载药体系已经被用来运载治疗剂，用于提高肿瘤化疗、放疗、免疫疗法、PTT、PDT 和基因疗法的治疗效果，减少不良反应。在判断纳米药物的有效性和不良反应时，我们除了应该关注肿瘤的药物绝对累积量之外，还应该关注肿瘤对比于正常组织的药物相对增加量。传统的纳米药物是基于 EPR 效应来提高药物的治疗效果，但是由于肿瘤之间存在很大的异质性，限制了 EPR 效应对于提高纳米药物运载效率的优势。为了进一步提高纳米药物的运载效率，基于肿瘤特征的肿瘤靶向纳米运载体系被建立起来，其可以通过选择甚至订制纳米运载体系以实现最佳的肿瘤靶向。这些纳米粒子还可以调节肿瘤微环境，以提高纳米粒子在肿瘤部位的聚集。对于部分肿瘤免疫治疗剂来说，纳米载体需要靶向淋巴器官例如淋巴结，通过优化纳米载体的靶向性来提高其在这些器官中的积累，进而提高肿瘤免疫治疗效果。

（二）细胞膜仿生的纳米粒子在肿瘤治疗中的应用

虽然纳米载药系统有许多优势，但是纳米粒子的外源性使免疫系统容易识别并消除它们。因此仿生纳米粒子被设计出来以延长循环时间，降低纳米粒子的清除率从而实现药物更有效地传递。聚乙二醇化技术已被广泛用于降低纳米粒子的清除率。然而，聚乙二醇化的纳米粒子在反复给药后可以产生抗聚乙二醇抗体，这反而会使这些纳米粒子更容易被免疫系统清除。脂质作为细胞膜的主要组成部分也被应用于制备仿生脂质体以模拟生物膜，但其结构缺乏完整性和稳定性，这限制了它作为药物递送系统（drug delivery system，DDS）的应用。

近几年，一系列新型细胞膜包被的仿生纳米粒子被开发出来用于药物递送。细胞膜（cell membrane，CM）可以被包裹在纳米粒子表面，制备具有细胞样行为的 CM 包覆的纳米粒子（cell membrane coated nanoparticle，CMNP）[8]。这类纳米粒子的内核具有高度的结构完整性和稳定性，可以保护其运载的各种治疗药物。此外，CM 可以为 CMNP 提供更长的循环时间、更高的靶向能力和其他原细胞的特性。例如，红细胞膜（red blood cell membrane，RBM）可用于免疫逃避并且能够延长纳米药物体内循环时间；白细胞膜避免光敏化同时可以躲避网状内皮系统的清除，并可用于炎症部位的定位；肿瘤细胞膜（cancer cell membrane，CCM）能够使纳米粒子具有肿瘤的同源靶向性，并且可以作为肿瘤相关抗原（tumor associated antigen，TAA）的来源。接下来，将总结基于 CMNP 纳米载药系统的肿瘤诊断和治疗药物，并讨论了其潜在的临床应用。

1. 细胞膜仿生的纳米粒子在肿瘤化疗中的应用

化疗是一类被广泛应用于临床的传统肿瘤治疗方法。经典的化疗是通过干扰肿瘤细胞增殖以实现对肿瘤的治疗。但化疗药物的系统毒性强和生物利用度低等缺点限制了其进一步的应用。此外，许多化疗药物是疏水性的，这可能导致药物的吸收效果较差、生物利用度低。为了解决上述化疗药物应用的局限性，除了需要开发新型的化疗药物外，更需要给现有的化疗药物探索新的配方。纳米材料也被广泛开发用作化疗药物的 DDS。为了进一步提高载药纳米粒子的生物相容性、靶向性和循环时间，有研究者将各种 CCM 包覆在纳米粒子表面制备细胞膜仿生的纳米粒子[9]。

CCM 通过包被在纳米粒子表面，赋予纳米粒子免疫逃逸能力和同源靶向能力。将 HepG2 肝癌细胞来源的 CCM 包被在担载多柔比星（doxorubicin，DOX）的聚乳酸-羟基乙酸共聚物，PLGA 纳米粒子表面，就能得到 CCM 包被的 PLGA-DOX NP，该纳米粒子直径约 100nm，Zeta 电位约为−29.49mV。CCM 外壳能够使纳米粒子具有同源靶向性，而且这些仿生纳米粒子能够明显地促进体外 HepG2 细胞对 DOX 的摄取。与游离 DOX 相比，CCM 包被的载药纳米粒子具有循环时间长、免疫逃避和肿瘤靶向等效果，在 HepG2 异种移植小鼠模型中表现出很强的肿瘤治疗效果和较低的系统毒性。

血细胞（红细胞、白细胞和血小板）也可以用作包裹纳米粒子的 CM 来源，以提高纳米粒子对化疗药物的运载效率。RBM 包被的负载 DOX 的聚乳酸（polylactide，PLA）纳米粒子并通过两种方法对 DOX 进行担载（物理封装和化学键合），其中，物理封装是将 DOX 通过纳米沉淀法担载到 PLA 纳米粒子中；化学键合是通过开环聚合制备了 DOX-PLA 聚合物，并将得到的 DOX-PLA 聚合物滴加到水相中以制备相应的纳米粒子。试验表明化学键合策略能够制备载药量更高、稳定性更好的纳米药物。此外，与游离 DOX 相比，RBM 包被的纳米药物对急性髓系白血病表现出更好的治疗效果。

2. 细胞膜仿生的纳米粒子在肿瘤免疫治疗中的应用

肿瘤免疫治疗是一类通过诱导抗肿瘤免疫反应抑制肿瘤进展的肿瘤治疗方法。1986 年，IFN-α 成为第一种用于毛细胞白血病的免疫治疗药物。6 年后，美国食品药品监督管理局（FDA）批准 IL-α 上市用于转移性肾癌的治疗。但遗憾的是，IL-2 的半衰期短，可导致血管渗漏综合征等严重的不良反应，因此最近的肿瘤免疫治疗策略的研究主要集中在诱导肿瘤特异性免疫应答方面。普罗文奇（Sipuleucel-T）（一种自体细胞免疫治疗）自 2010 年开始应用于临床。细胞毒性 T 淋巴细胞相关蛋白 4（cytotoxic T lymphocyte-associated antigen-4，CTLA-4）抗体和程序性死亡受体 1（programmed death 1，PD-1）抗体等免疫检查点阻滞剂也被证明可以应用于临床肿瘤治疗。尽管肿瘤免疫治疗已经取得了实质性进展，但是由于免疫治疗药物可能会诱导非特异性炎症等严重的不良反应，想要开发一种具有可控的免疫系统调节能力、全身毒性低和抗肿瘤效率高的肿瘤免疫治疗药物仍然是肿瘤免疫治疗中的一个挑战。因此，提高肿瘤免疫药物的治疗效果、同时降低其系统不良反应是实现更有效的肿瘤免疫治疗的关键。纳米粒子的 DDS 在循环过程中可以保护免疫相关成分，高效地传递 TAA 和免疫佐剂。此外，某些类型的 DDS 可以实现环境响应性药物控制释放，从而提高免疫治疗效果、降低系统毒性。一系列的 CM 可以用于包裹在纳米粒子表面，以提高 TAA 和免疫剂的传递效率。将血小板和白细胞膜混合，然后包裹在免疫磁珠（immunomagnetic bead，IMB）上，用抗上皮细胞黏附分子（anti-epithelial cell adhesion molecule，anti-EpCAM）修饰这些纳米粒子（HM-IMB）。血小板和白细胞杂化膜可以增强纳米粒子的肿瘤细胞结合能力，减少纳米粒子被白细胞摄取，有效地分离循环系统中的肿瘤细胞。通过检测发现，HM-IMB 的肿瘤细胞分离效率为 91.77%，优于 IMB 的 66.68%。HM-IMB 分离出来的细胞纯度为 96.98%，明显高于 IMB（66.53%）。HM-IMB 在检测 *PIK3CA* 基因突变方面也被证明是有效的。中性粒细胞膜环包被纳米颗粒（neutrophil memtrane-coated nanoparticle，NMNP）也由包裹 PLGA 纳米粒子得到。研究者发现在体内试验中 NMNP 能够高效地识别循环肿瘤细胞（circulating tumor cell，CTC）[10]。Carfikzomib 负载的 NMNP 可在循环系统中杀死 CTC，并防止肿瘤细胞早期转移。

　　CCM 不仅可以包被于纳米粒子表面，提高药物运输效率，还可以作为 TAA 的来源，成为肿瘤疫苗的组成部分。CCM 包被的 PLGA 纳米粒子，负载咪喹莫特（imiquimod R837），所得的 CCM 包覆的纳米粒子进一步被甘露糖（mannose，MAN）修饰。抗原提呈细胞（APC）能够高效地识别并摄取这种纳米疫苗，进而诱导出有效的抗肿瘤免疫应答。当纳米疫苗作为治疗性免疫制剂时，其与免疫检查点阻滞剂相结合具有肿瘤治疗效果。

　　通过纳米粒子为基础的 DDS 还可以实现免疫治疗与 PTT 或化疗相结合的协同治疗。PTT 可以通过产生 TAA，诱导机体产生抗肿瘤免疫反应。当 PTT 与基于纳米粒子的免疫疗法相结合时，光热治疗剂的疫苗样作用可以抑制残留的肿瘤细胞生长并且能够抑制肿瘤细胞的转移。此外，BPQD-RMNV 和 PD-1 抗体的结合可以增强抗肿瘤免疫反应以实现肿瘤的免疫治疗。

　　化学免疫疗法也同样被证明是有效的肿瘤治疗方法，低剂量的化疗药物可以避免严重的不良反应，同时能够诱导肿瘤免疫原性细胞死亡（immunogenic cell death，ICD）释放 TAA。当同时应用免疫调节剂时，其能够增强 TAA 的抗原提呈，诱导肿瘤特异性免疫反应。因此，通过基于纳米粒子的 DDS 将化疗和免疫治疗联合是有效的肿瘤治疗方案。基于聚 L-组氨酸和透明质酸的双 pH 响应性多功能 DDS 被设计用于共载雷西莫特（resiquimod R848）和 DOX，以实现乳腺癌免疫治疗和化疗的协同治疗[11]。

　　3. 细胞膜仿生的纳米粒子在肿瘤光疗中的应用

　　光疗法可以通过激光照射产生选择性的肿瘤局部治疗效果，是一种有效、无创的肿瘤治疗策略，可分为光热治疗（PTT）和光动力治疗（PDT）。

（1）PTT是一种通过使用光敏剂产生的热消融来实现具有低全身毒性的新型微创肿瘤治疗策略。随着纳米技术的发展，人们发现基于纳米粒子的DDS可以提高不溶于水的药物的生物利用度，还可以提高肿瘤治疗剂在肿瘤部位的聚集。因此，大量的基于纳米粒子的DDS被用来提高PTT所需的光敏剂的传输效率。近年来，CM包被的纳米粒子被用于进一步提高光敏剂的运输效率，从而改善PTT的治疗效果[12]。

（2）PDT是一种通过特定波长的光激发光敏剂产生单线态氧杀死肿瘤细胞的肿瘤治疗策略。RBM、血小板膜、干细胞膜和CCM都被包被在纳米粒子表面，用于运输抗肿瘤PDT制剂。在RBM包被的上转换纳米粒子（up-conversion nanoparticle，UCNP）表面修饰以叶酸（folic acid，FA）和三苯基膦酸（triphenyl phosphoric acid，TPP）作为靶向部分，该制剂在980rem辐射下可产生单线态氧。由于红细胞作为氧载体的独特性质，所制备的RBM包被的纳米粒子相对于游离PDT试剂和其他细胞膜包被的纳米粒子具有更好的单重态氧的渗透，另外RBM和靶向分子的结合显著提高了此纳米粒子的PDT肿瘤治疗效率。CCM因其具有同源靶向性也同样受到广泛关注。CM/SLN/Ce6具有良好的稳定性和同源靶向性。上述特性使CM/SLN/Ce6成为一个很有应用前景的靶向肿瘤的PDT治疗剂。

4. 细胞膜仿生的纳米粒子在肿瘤体内成像中的应用

除了作为肿瘤治疗药物递送系统外，CM包被的纳米粒子还被应用于生物医学成像领域，如磁共振成像（magnetic resonance imaging，MRI）、计算机断层成像（computed tomography，CT）和荧光成像等。

Fe_3O_4纳米粒子是一种新型纳米材料，具有全身毒性低、稳定性好、生物相容性好等优点可作为MRI造影剂。将Fe_3O_4纳米粒子与CM结合后，其传递效率明显得到提升。CCM包被的UCNP（CC-UCNP）具有较长的血液循环时间、免疫逃逸和肿瘤同源靶向能力。CC-UCNP可将近红外荧光转化为可见光，用于体内肿瘤显像，另外，它还被证实具有肿瘤诊断和治疗的潜力。此外，基于CM的递送系统能够使荧光成像与其他治疗策略联合使用[13]。

（三）基于生物纳米材料的肿瘤疫苗在肿瘤免疫治疗中的应用

肿瘤免疫治疗是通过刺激机体产生抗肿瘤免疫应答来抑制肿瘤的进展，是一种很有潜力的肿瘤治疗方式。在众多肿瘤免疫治疗策略中，像PD-1抗体这类免疫检查点抑制剂已经被广泛应用于肿瘤的临床治疗中。然而，肿瘤疫苗也存在诸多局限性，例如免疫佐剂的系统毒性强和肿瘤抗原免疫原性较低。理想的肿瘤疫苗应该能够充分地刺激机体，产生高效的肿瘤特异性免疫反应，同时具有较低的不良反应。在此免疫激活的过程中，需要有充足的 TAA 被树突状细胞（DC）这样的 APC 摄取，同时刺激性免疫佐剂也应该能够激活 DC。DC 被免疫佐剂激活后，能够将 TAA 提呈给 T 淋巴细胞，并且激活细胞毒性 T 淋巴细胞（CTL）和辅助性 T 淋巴细胞。与此同时，白细胞也能被间接激活，产生大量抗体诱导体液免疫。DC 也能通过分泌 IFN-α 激活自然杀伤细胞（NK 细胞）。最后，CTL 和 NK 细胞到达肿瘤部位，克服免疫抑制性肿瘤微环境实现肿瘤杀伤。在这一系列抗肿瘤免疫过程中，肿瘤疫苗的系统毒性必须要在可控范围内。作为 APC，DC 在诱导抗肿瘤免疫应答过程中的位置十分关键。如果没有足够的刺激成熟信号，稳态 DC 的抗原提呈可能引起 T 细胞耐受，这不利于诱导抗肿瘤免疫应答。为了得到安全高效的肿瘤疫苗，在制备肿瘤疫苗的过程中所有上述因素都需要考虑在内。简言之，应该提高肿瘤疫苗包含的两个基本组件：TAA 和佐剂的抗肿瘤免疫激活效率。其中，TAA 应该具有肿瘤特异性，来确保能够诱导肿瘤特异性免疫应答，同时降低肿瘤疫苗的系统免疫毒性。免疫刺激性佐剂和药物递送系统作为肿瘤疫苗佐剂，是提高肿瘤疫苗免疫激活效率的关键。

目前已有各种各样基于纳米材料的 DDS 被开发出来用于提高肿瘤疫苗的传递效率，同时降低其系统毒性。在各种纳米材料中，生物材料，如天然材料（如胶原蛋白、壳聚糖和透明质酸）、合成聚合物材料、脂质纳米载体或无机纳米材料，在肿瘤疫苗递送方面显示出相当大的优势，包括优异的生物相容性和生物降解性、灵活的尺寸、免疫相关成分的高负载能力等。这些特点赋予基于生物材料的肿瘤疫苗很多优于传统疫苗的优点，例如控制释放、按需药物释放、细胞靶向能力等。接下来，将总结基于生物纳米材料的肿瘤疫苗的分类及其优势和局限性。

1. 基于生物纳米材料的多肽和蛋白质肿瘤疫苗

（1）多肽和蛋白质作为 TAA 来源的肿瘤疫苗　来自肿瘤细胞的肿瘤特异性多肽或蛋白质是肿瘤疫苗中抗原的主要来源。TAA 包括突变蛋白（肿瘤细胞特异性）、非突变蛋白（肿瘤细胞中优先表达）和肿瘤相关分化抗原。其中，多肽的优点是体积小、易于合成和修饰以及具有良好的生物相容性。而蛋白质具有更复杂的结构和更大的尺寸，需要通过更复杂的重组蛋白质表达方法获得。总的来说，多肽和蛋白质具有良好的生物相容性和安全性。然而，想要开发出有效的基于多肽和蛋白质的肿瘤疫苗有两个主要障碍。首先，在没有足够的激活性免疫佐剂刺激的情况下，稳态 DC 在摄取和提呈多肽或蛋白质后可能诱导免疫耐受。其二，游离多肽和蛋白质的药代动力学特性较差，在被 DC 摄取之前可能被机体快速清除。此外，多肽或蛋白质肿瘤疫苗的脱靶效应和较低的稳定性也进一步限制其应用，然而这一局限性可以通过应用高效的 DDS 得到改善。目前，已经有各种生物纳米材料已被用于提高多肽和蛋白质抗原的传递效率，以诱导抗肿瘤免疫反应，包括天然材料（如壳聚糖）、合成聚合物材料（如 PLGAI0、脂质杂化聚合物、聚多巴胺纳米粒子、类弹性蛋白多肽）、脂质纳米载体（如 3-甲基戊二酸聚缩水甘油醚修饰的脂质体）、无机纳米材料如透明质酸（hyaluronic acid，HA），以及卵清蛋白（ovalbumin，OVA）修饰的金纳米粒子。OVA 作为一种经典的模型抗原，被广泛用于肿瘤疫苗的研究中。黑色素瘤抗原酪氨酸酶相关蛋白 2（tyrosinase-related protein 2，Trp2）多肽（$Trp2_{180-188}$）和 CpG 寡核苷酸（CpG ODN）被封装在聚合物混合胶束（PHM）中。PHM 由聚己内酯聚乙烯亚胺 polycaprolactane-polyethylenimine，PCL-PEI）和聚己内酯聚乙二醇（polycapro-lactone-polyethyleneglycol，PCL-PEG）组成。得到的 Trp2/PHMICpG 能够诱导强烈的抗肿瘤免疫应答。值得一提的是，肿瘤细胞的异质性可能会影响肿瘤疫苗的肿瘤抑制效率。

（2）多肽和蛋白质作为肿瘤疫苗的药物运输系统　多肽和蛋白质是天然分子，具有独特的功能和物理化学性质，如良好的生物降解性、优异的生物相容性、低免疫原性以及易于制备等[14]。许多纳米材料，如明胶、白蛋白、弹性蛋白和细胞穿膜肽（ce11penetrating pepticle，CPP）均来源于多肽和蛋白质。白蛋白是一种经典的高分子纳米载体，可来源于 OVA 和牛血清白蛋白等，广泛用于纳米粒子和纳米胶囊的制备。牛血清白蛋白纳米粒子（bovine serum albumin nanoparticle，BSANP）没有明显的细胞毒性，而且能够可轻易地被 RAW 264.7 巨噬细胞和 BHK-21 细胞摄取。经过 BSANP 和来自登革热病毒 1 的重组非结构蛋白 1（recombinant non-structural protein 1，rNS1）免疫刺激的小鼠比单独经过 rNS1 免疫刺激的小鼠表现出更高的血清转化率，这表明 BSANP 作为肿瘤疫苗运输平台的巨大潜力。明胶是另一种从纤维组织、不溶性蛋白质或胶原蛋白中获得的可用作纳米粒子运载系统的蛋白质。通过静电吸附将 OVA 和 poly I：C 负载到聚乙烯亚胺（polyethylerim ine，PEI）修饰的明胶纳米粒子（gelatin nanoparticle，GNP）中得到的 GNP 能够诱导黏膜和全身免疫反应，可以有效抑制 C57BL6 小鼠 EG7 肿瘤的生长。

2. 基于生物纳米材料的肿瘤核酸疫苗

基于核酸的肿瘤疫苗可以通过转染细胞以诱导抗肿瘤免疫反应。这些核酸可以编码 TAA 或免疫刺激性佐剂以实现抗肿瘤免疫刺激的效果。然而，肿瘤核酸疫苗的不稳定性和系统毒性限制了其临床应用。基于生物材料的 DDS 是克服这些限制的有潜力的方式。

（1）肿瘤 DNA 疫苗　作为一种肿瘤免疫治疗制剂能够诱导机体产生抗肿瘤体

液免疫和细胞免疫。这些疫苗主要由编码、细胞因子或基因融合产物的 DNA 组成。然而，单纯的 DNA 在靶细胞中的细胞摄取和转染效率较低，因此具有运载 DNA 疫苗功能的 DDS 被开发出来以改善其治疗效果。双层药物递送系统将 RALA 肽纳米粒子整合到可溶解的微针（micraneedle，MN）贴片中，用于 DNA 疫苗接种。同时，将编码前列腺干细胞抗原（prostate stem cell antigan，mPSCA）的 pDNA 装载到该 DDS 上以获得 RALA/pPSCA 装载的 MN。由此制备的疫苗制剂在动物试验中展示出肿瘤预防和肿瘤治疗的效果。编码细胞因子的基因也可以通过这种基于纳米粒子的 DDS 传递。在一项研究中，聚丙烯酸（poly-acrylic acid，PAA）和 PEI 修饰的超顺磁性氧化铁纳米粒子（SPIONs-PAA-PEI）被开发并用于输送编码小鼠 IL-12 的 pDNA（pDNAIL-12）。该疫苗制剂对小鼠乳腺癌具有强大的抗肿瘤功效[15]。

（2）肿瘤 RNA 疫苗　RNA 疫苗，包括小干扰 RNA（siRNA）疫苗、微小 RNA（microRNA）疫苗和信使 RNA（messenger RNA，mRNA）疫苗，是一种很有前景的肿瘤免疫治疗模式。这些疫苗可以通过调控免疫相关基因诱导抗肿瘤免疫反应。例如，siRNA 前提可被 Dicer-RNase 识别，并入 RNA 诱导的沉默复合物中，该复合物又可与 mRNA 靶位点结合，诱导序列特异性切割，从而抑制靶蛋白表达。microRNA 作为另一种短调控非编码 RNA，可以通过与蛋白质编码转录本的 3′-非翻译区结合来沉默靶基因的表达。每个 siRNA 只能与一个 mRNA 结合，而 microRNA 可以靶向不同的 mRNA 转录本。基于 mRNA 的肿瘤疫苗可以通过促进靶细胞中的蛋白质表达，来增强抗肿瘤免疫反应。与 DNA 疫苗相比，mRNA 疫苗发挥作用不需要进入细胞核，从而能够降低插入突变的风险，并且其蛋白质表达水平的可预测性更高。然而，RNA 分子稳定性差限制了其在体内的应用。因此，基于纳米粒子的 DDS 被开发出来，用以增强 RNA 分子的稳定性和传递效率，从而提高其免疫调节效果。

microRNA 可以通过沉默肿瘤抑制性 mRNA 或致癌性 mRNA 的表达，从而分别产生致癌或抑癌效果。例如 miR-15b、miR-16 和 miR-152 等已被发现可调节不同肿瘤细胞中 PD-L1 的表达，而 miR-15 与 NK 细胞分化的控制有关。

基于纳米运输系统的 DDS 被设计出来，以增强 microRNA 的肿瘤治疗效果。例如，负载 miR-125b 的 HA-聚乙烯亚胺（HA-PEI）纳米粒子，可将肿瘤相关巨噬细胞（tumor-associated macrophage，TAM）重新编程为 Ml 样 TAM，进而改善肿瘤免疫抑制微环境，从而实现肿瘤抑制的效果。mRNA 作为基因信息的载体，也被广泛应用于肿瘤治疗的研究中。各种基于纳米粒子的 DDS 能够被用来克服其体内稳定性差和翻译效率低的缺点。

3. 基于生物纳米材料的肿瘤细胞疫苗

肿瘤细胞疫苗是通过生物学、物理或者化学的方法处理自体或异体肿瘤细胞得到的。为了提高肿瘤细胞疫苗的免疫激活效率，生物纳米材料被用作免疫佐剂以提高肿瘤细胞疫苗的免疫原性[15]。以肿瘤细胞裂解物（tumor cell lysate，TCL）为 TAA 来源的肿瘤细胞疫苗是其中重要的一类，其可通过担载到基于纳米材料的 DDS 中，提高免疫激活效率。LZnP 纳米粒子能够共载 Toll 样受体 4 激动剂（单磷酸脂质 A）和 B16F10 TCL。LZnP 纳米粒子增强了 TAA 的稳定性和免疫原性。由此制备的 LZnP 纳米肿瘤疫苗可以有效地将 TAA 输送到 DC 并诱导CTL 反应。当与免疫检查点抑制剂（PPPA-1）联合时，LZnP 纳米肿瘤疫苗呈现出很强的治疗效果。

肿瘤细胞膜（CCM）是另一个 TAA 的重要来源，其还可包覆于纳米粒子表面，从而改善纳米粒子的药物递送效率。基于 CCM 的肿瘤疫苗具有强大的抗肿瘤作用，当与免疫检查点抑制剂相结合时，该肿瘤疫苗显示出强大的肿瘤治疗效果。值得一提的是，还可以通过生物学手段将附加功能引入基于 CCM 的肿瘤疫苗中。例如，高 TSA 含量和免疫刺激性佐剂共载是增强基于 CCM 的肿瘤疫苗效力的有效方法之一。在提取 CCM 之前，通过基因编辑的手段将这些细胞设计成表达OVA 和共刺激标志物的肿瘤细胞。然后将这些基因编辑后的肿瘤细胞的 CCM 包裹到 PLGA 纳米粒子表面，以获得工程化的 CCM 包覆的纳米粒子，这种肿瘤疫苗能够不通过 APC 直接刺激 T 细胞实现肿瘤免疫治疗。

4. 基于病毒载体的肿瘤疫苗

基于病毒的纳米粒子（viral nanoparticle，VNP）是一种天然的蛋白质结构纳米载体，因其固有的病毒靶向性和病原体相关分子模式（pathogen associated molecular pattern，PAMP）介导的免疫激活能力而被广泛研究。这些优势可以赋予VNP 高效的抗原传递效率和有效的抗肿瘤免疫刺激[16]。从豇豆花叶病毒（cowpea mosaic virus，CPMV）中提取的植物病毒样颗粒（plant virus like particle，VLP），用于颅内胶质瘤免疫治疗。制备的 CPMV VLP 不仅可以通过招募单核细胞、中性粒细胞和 NK 细胞诱导强大的先天免疫反应，还可以诱导适应性抗肿瘤免疫应答。同时，VLP 介导的免疫调节是通过病毒蛋白质结构实现的，并且植物病毒在哺乳动物细胞中是不具有传染性的。类似的，源自番木瓜花叶病毒（papaya mosaic virus，PapMV）外壳蛋白的 VLP 也被研究作为单链 RNA（single-stranded RNA，ssRNA）的传递系统。这种杆状 VLP 可以作为 TLR7 激动剂，激活浆细胞样树突状细胞（plasmacytoid dendritic cell，pDC）分泌 IFN-L，同时还可以刺激单核细胞来源的 DC 产生 IL-6。

（四）肿瘤细胞膜仿生 PLGA 纳米粒子在肿瘤免疫治疗中的应用实验[8]

1. 实验概述

肿瘤疫苗是一种很有潜力的肿瘤免疫治疗策略，能够通过诱导肿瘤特异性免疫应答实现肿瘤预防和治疗的目的。CCM 作为一种很有应用潜力的全细胞抗原，能够用于制备肿瘤疫苗。为了提高肿瘤疫苗中 TAA 的稳定性，同时搭载免疫刺激性佐剂以提高肿瘤疫苗的免疫激活效率，各种各样的生物纳米材料被开发用作 DDS[17]。

2. 实验动物

无特定病原体级 5～6 周龄雄性 C57BL/6 小鼠（体重在 $18.0～20.0g$）购自北京维通利华实验动物技术有限公司。动物饲养及动物实验操作均符合吉林大学实验动物管理委员会的指导原则。

3. 实验方法

（1）负载 R837 的 PLGA 纳米粒子的制备　通过纳米沉淀法制备负载 R837 的 PLGA 纳米粒子。具体步骤如下：将 12.0mgPLGA 和 0.1mgR837 充分溶解于 12.0mL 丙酮中，室温搅拌 2h。然后将所得的溶液逐滴滴入 36.0mL 纯水中。将获得的溶液搅拌 12h 让丙酮溶剂挥发，后经过 12h 透析即可得到负载 R837 的 PLGA 纳米粒子。将溶液置于 4℃ 冰箱备用。

（2）肿瘤细胞膜仿生 PLGA 纳米粒子的制备　培养足量的小鼠前列腺癌细胞（RM-1 细胞）后，用含有 2.0mM EDTA 的 PBS 处理贴壁的 RM-1 细胞，并使用 PBS 以 700r/min 的离心速度洗涤获得的 RM-1 细胞 3 次。之后将 RM-1 细胞在 4℃ 下用低渗缓冲液 [20.0mM Tris HC1（pH 7.5）10.0mM RC1、2.0mM MgC1、每 10.0 mL 溶液 1 片 mirmi EDTA-free protease inhititortablet] 处理 2h。将所得溶液在 $4000×g$ 下离心 5min。然后将上清液在 $20000×g$ 下离心 20min 后，弃掉沉淀留取上清液，$100000×g$ 下离心上清液 50 min。将所得的沉淀在制备的溶液（1.0mM EDTA、10.0mM TrisHC1、pH 7.5）中洗涤。最终的沉淀即为肿瘤细胞膜碎片。然后将肿瘤细胞膜碎片反复挤压通过 400nm 和 200nm 聚碳酸酯膜以制备 CCM 囊泡。将所得的 CCM 囊泡与 PLGANP/R837 以适当比例共混，反复挤压通过 200rm 聚碳酸酯膜以获得 CCMNP/R837。通过上述方案制备的 CCMNP/R837，每种成分的剂量如下：1.0mgPLGA、5.6μgR837 和含有 100.0μg 膜蛋白的 CCM。

（3）肿瘤细胞膜仿生 PLGA 纳米粒子的表征　PLGA 的化学结构通过核磁共振氢谱（nuclear magnetic resonance，NMR）和傅里叶变换红外光谱（fourier transf arm infrared spectroscopy，FT-IR）检测。

应用动态光散射（dynamic light scattering，DLS）、透射电子显微镜（transnissian electron microscope，TEM）和 zeta 电位分析分别测定 PLGANP/R837 和 CCMNP/R837 的大小、形貌和电位。在 DLS 测试中，样品浓度为 0.1mg/mL。在 TEM 检测中，将浓度为 0.1mg/mL 的样品滴在测试专用铜网上，室温自然风干后，用 1.0% 的磷钨酸溶液负染 3min。之后用吸水纸将多余溶液吸走，即可用 TEM 进行观察。在 zeta 电位分析中，样品浓度为 1.0mg/mL。

通过高效液相色谱法（high performance liquid chromatography，HPLC）检测纳米粒子对 R837 的运载效率。测定 20μL 纳米粒子溶液在 245nm 紫外波长下的吸光值。通过以下公式计算纳米粒子对 R837 的载药率（drug loading content，DLC）和载药效率（crug loacing efficiency，DLE）。

DLC（wt‰）＝（载药纳米胶束中药物质量/载药纳米胶束总质量）×1000‰　①

DLE（wt%）＝（载药纳米胶束中药物质量/总投药质量）×100%　　②

通过 BCA 蛋白定量试剂盒检测纳米粒子的蛋白含量。通过凝胶电泳法，测定 CCM 以及 CCMNP/R837 中的蛋白成分与 RM-1 细胞的蛋白成分的异同。将样品与 5 份十二烷基硫酸钠（sodium dodecylsulfate，SDS）缓冲液混合并煮沸 5min，然后将具有相同蛋白量的样品加到 12% 的 SDS-PAGE 凝胶中。电泳后，使用考马斯亮蓝对凝胶进行染色，其后将凝胶置于水中过夜脱色，然后通过 BIO-RADe1 Doc XR＋凝胶成像系统成像。对于蛋白质印迹（WB）分析，将煮好的蛋白质样品加到 12% 的 SDS-PAGE 凝胶中。电泳、转膜后，在含有 0.1% 吐温 20 的 1 份 TrisHC1 缓冲液中用 5% 的牛血清白蛋白封膜，然后在 4C 下用 GRPR 抗体和 GNRHR 抗体孵育过夜。随后将条带与山羊抗兔 IgG 二抗孵育 1h，并洗掉未结合的抗体。然后用发光液覆膜并显像。

（4）体外药物释放试验　利用透析的方法检测 PLGANPR837 和 CCMNP/R837 在 pH 为 7.4 或 pH 为 5.5 的 PBS 中 R837 的释放情况。具体来说，首先通过 HPLC 检测各种纳米粒子溶液中的 R837 浓度。然后根据 R837 的浓度进行稀释滴定，得到 R837 浓度相同的纳米粒子溶液。取 5.0mL 不同的纳米粒子溶液将其转移至不同的密封透析袋（Mwco＝3500Da）中。随后将透析袋置于装有 50.0mL 相应释放介质的烧杯中，在 37℃ 下以 70r/min 的速度连续振荡。在预定时间点，从烧杯中取出 2.0mL 透析液，同时补充等量的新释放介质。如前所述，通过 HPLC 检测样品溶液中的 R837，并计算得到释放累积量。

（5）小鼠 BMDC 的分离和培养　健康 C57BL/6 小鼠安乐死后，立即浸入 70% 乙醇中备用。分离出小鼠胫骨和股骨，并切断胫骨和股骨两端，用 1mL 无菌注射器吸取 RPMT 164 培养基将小鼠骨髓从髓内管中冲出。收集小鼠骨髓细胞（bone marrow cell，BMC）悬液，1000r/min 离心 5min。然后使用红细胞裂解液裂解红细胞。裂解红细胞后，将收集到的 BMC 在 RPMI 1640 培养基中培养。此培养基含有 10%（VIN）FBS、1%青霉素/链霉素、10.0ng/mL IL-4 和 10.0ng/mL GM-CSF。培养期间半量换液，培养 7 天后，收集诱导成功的松散黏附的未成熟小鼠骨髓来源树突状细胞（bone marrow derived denckritic cell，BMDC）用于体外试验。

（6）体外 BMDC 摄取实验　先用 RhB 标记 PLGA，然后通过纳米沉淀法制备 R 标记的 PLGA 纳米粒子（PLGANPRhB），并且进一步制备 CCM 包被的 PL-GANP/RhB（CCMNP/RhB）。应用 Bruker XtremeⅡ系统检测得到的各种 R 标记的纳米粒子溶液的荧光强度，然后通过稀释滴定得到荧光强度相同的各种纳米粒子溶液。将 BMDC 以 1.0×10^6 的密度在预先铺有无菌盖玻片的 6 孔板中培养，每孔加 2mL RPMI 1640 培养基，同时把 200.0μL 具有相同荧光强度的不同纳米粒子溶液加到培养基中培养 12h。4%质量浓度（W/V）的多聚甲醛固定后，使用 DAPI 对细胞核染色，使用 Alex a 488 对细胞骨架染色。取出盖玻片，盖在滴有甘油的载玻片上，用 CLSM 观察。

将 BMDC 以 1.0×10^6 的密度在 6 孔板中培养，每孔加 2mL RPMI 1640 培养基，同时把 200.0μL 具有相同荧光强度的不同纳米粒子溶液加到培养基中培养 12h。用 PBS 洗涤细胞 3 次后重悬细胞并用流式细胞术进行检测。

（7）体内淋巴结引流实验　本实验采用 bis（N，N'-dimethylaminostyryl）- boron dipyrromethene（BODIPY；$\lambda_{ex} = 694nm$，$\lambda_{em} = 747nm$）作为荧光探针，利用纳米沉淀法制备了 BODIPY 标记的 PLGA 纳米粒子（NP/BODIPY），并制备了 CCM 包被的 NP/BODIPY（CCMNP/BODIPY），其中 BODIPY PLGA 的质量比为 1:100。BRUKER XtremeⅡ对获得的各种纳米粒子溶液进行检测，以确定荧光强度。然后，通过稀释滴定得到荧光强度相同的各种纳米粒子溶液。将 100.0μL NP/BODIPY 或 cCMNP/BODIPY 溶液皮内注射到 C57BL6 小鼠的胁腹部。在不同时间点（2h、24h 和 48h）对小鼠实施安乐死并切取引流淋巴结，然后使用 Brukcer XtremeⅡ光学成像系统获得荧光图像，之后使用 ImageJ 软件分析荧光图像。

（8）体外 BMDC 免疫刺激实验　将 BMDC 以 1.0×10^6 的密度在 6 孔板中培养，每孔加 2mL RPMI 1640 培养基，然后将 200.0μL 不同纳米粒子溶液（含 9.0mg/mL PLGA 和 50.0μg/mL R837）加到六孔板中。孵育 24h 后，取培养上清液，使用 ELISA 试剂盒分析其中的 IL-6 和 IL-12 含量：取细胞，使用流式细胞术（flow cyto metry，FCM）分析 CD11c、CD80 和 CD36 的表达来判断成熟 BMDC 的百分比。

（9）**体内免疫刺激实验** 在雄性 C57BL/6 小鼠（5～6 周龄）右侧胁腹部皮内注射 $200.0\mu L$ 不同纳米粒子溶液，每周 1 次，共 3 次。在第一次药物注射后的第 7 天和最后一次药物注射后的第 7 天，分别从每组小鼠中分离引流淋巴结，用 FCM 检测引流淋巴结中成熟 DC 的百分比。在最后一次药物注射后的第 7 天，取小鼠血液，离心获取血清，ELISA 检测血清中细胞因子 IL-6 和 IL-12 含量。与此同时，分离脾脏并制成单细胞悬液。脾脏细胞在 6 孔板中以每孔 1.0×10^6 的密度用 RPMI 1640 完全培养基培养。将 $200.0\mu L$ 含有 $100\mu g/mL$ 肿瘤细胞蛋白的 RM-1 细胞裂解液加入 6 孔板中，培养 24h 后，ELISA 检测培养上清液中的 IL-2 和 IFN-γ 水平，同时应用 FCM 分析 CD3 和 CD8a 来判断脾脏单细胞悬浮液中 $CD8^+$ T 淋巴细胞的比例。

（10）**体内肿瘤抑制实验** 为了探索制备的纳米疫苗在肿瘤预防方面的作用，对不同组别的雄性 C57BL/6 小鼠（5～6 周龄）右侧胁腹部皮内注射 $200.0\mu L$ 不同的纳米粒子溶液，每周注射 1 次，共注射 3 次，在最后一次注射结束后的第 7 天，在每只小鼠右侧胁腹部皮下接种 1.0×10^5 个 RM-1 小鼠前列腺癌细胞。之后每隔 1 天检测 1 次小鼠肿瘤大小和体重。为了研究所制备的纳米疫苗在抑制肿瘤转移方面的功效，解剖获取小鼠肺脏、肝脏和淋巴结，并将其用 4%（W/V）PBS——多聚甲醛固定，经过石蜡包埋、切片后，进行苏木精-伊红（hematoxylin- eosin staining HE）染色，之后显微镜下观察。此外，为了分析 $CD8^+$ T 细胞在肿瘤中的浸润情况，解剖获取小鼠肿瘤组织并将部分肿瘤组织用 4%（W/V）PBS——多聚甲醛固定，经过石蜡包埋、切片之后，通过免疫组织化学分析。利用 CD8 抗体与 CD8 的特异性结合，再应用荧光二抗结合相应抗体，并且使用 DAPI 对细胞核染色，之后在激光扫描共聚焦显微镜（CLSM）下观察。同时，采用 FCM 分析 CD3 和 CD8a，来判断肿瘤组织中 $CD8^+$ T 细胞的百分比。通过下面公式计算肿瘤体积。

$$肿瘤体积（mm^3）=0.52\times肿瘤长径\times肿瘤短径^2 \qquad ③$$

为了研究制备的纳米疫苗联合 PD-1 抗体在肿瘤治疗方面的效果，我们将 RM-1 细胞（1.0×10^5）皮下注射到雄性 C57BL/6 小鼠（5～6 周龄）右侧胁腹部。在肿瘤种植后的第 3 天、第 5 天和第 8 天，分别在每只小鼠右侧胁腹部皮内注射 $200.0\mu L$ 不同的纳米粒子溶液。在注射纳米疫苗的同一天，对 vaccinatian ＋ CCMNP/R837＋anti-PD-1 组和 CCMNNP/R837 ＋ anti-PD-1 组中的小鼠，腹腔注射 $100.0\mu g$ 抗 PD-1 抗体（RMP1-14）。在 RM-1 小鼠前列腺癌细胞接种前两天，给 vaccination ＋CCMNP/R837 ＋ anti-PD-1 组和 vaccination＋CCMNP/R837 组中的小鼠接种 CCMNP/R837。每隔 1 天检测小鼠肿瘤大小和体重。根据上面公式算肿瘤体积。为了研究不同治疗策略对肿瘤转移的抑制效果，通过 HE 染色，显微镜观察检测小鼠肺脏、肝脏和淋巴结中的肿瘤转移病灶。同时，采用 FCM 分析 CD11c、CD80、CD86、CD3 和 CD8a，来判断肿瘤组织中成熟 DC 和 CD8$^+$ T 细胞的百分比。

（11）统计学分析　结果以平均值±标准差表示。统计学分析应用单因素方差分析和 t 检验，生存曲线的比较采用时序检验。$P<0.05$ 表示具有统计学差异。

4. 实验结果和讨论

（1）肿瘤细胞膜仿生 PLGA 纳米粒子的表征　利用 HPLC 测定，并通过公式计算得出，我们所制备的 PLGANP/R837 的 DLC 和 DLE 分别为 5.38 wt‰和 64.52 wt%。为了制备 CCMNP/R837，将 RM-1 肿瘤细胞膜碎片和 PLGANP/R837 混合，通过物理挤压的方式将 CCM 包被到 PLGANP/R837 表面。为了证明成功制备了 CCMNP/R837，我们首先通过 DLS 测定了 PLGANP/R837 和 CCMNP/R837 的粒径大小，发现 PLGANP/R837 直径在 60nm 左右，CCMNP/R837 直径在 80nm 左右。CCMNP/R837 的直径较 PLGANP/R837 的直径增加了 10～20nm，这是由于厚度在 5～10 mm 的 CCM 的存在。我们还通过 TEM 表征了所制备纳米粒子的形态并且进一步验证了其粒径大小，PLGANP/R837 和 CCMNP/R837 具有球形结构，并且 CCMNP/R837 呈现典型的双层结构。在 PL-GANP/R837 包被了 CCM 之后，纳米粒子的表面电位从－3mV 降到了－15mV 左右，进一步证明了 CCM 成功包被到了 PLGANP/R837 表面。

我们进一步检测了纳米疫苗在 pH 值为 7.4 的 PBS 中药物释放情况。为了评估纳米粒子被 DC 内吞后在酸性内涵体中的药物释放情况，我们进一步检测了在 pH 值为 5.5 的 PBS 中 R837 的释放情况。当 PBS 的 pH 值从 7.4 降低到 5.5 时，PLGANP/R837 中 R837 的释放略微加快，并且在 pH 值为 5.5 时，CCMNP/R837 的 R837 释放速度慢于 PLGANP/R837 对 R837 的释放速度。实验结果显示，所制备的纳米粒子能够持续释放 R837，表明 PLGA 可以作为一种有潜力的运载系统用于担载 R837。

为了确定所制备的纳米疫苗的功能特性，我们通过凝胶电泳分析研究了 CC-MNP/R837 的蛋白质组分。CCMNP/R837 具有与 RM-1 小鼠前列腺癌细胞的 TCL 相似的蛋白质图谱，其中 TCL 组在 17～25kDa 和 85kDa 范围内的条带较其他两组更强，这可能是因为非膜蛋白在这些分子量范围内分布较多。对 CCMNP/R837 上蛋白质的检测表明，CCM 的 TSA 能够有效地功能化 CCMNP/R837。

（2）体外 BMDC 摄取实验　为了探究 DC 对 PLGANP 和 CCMNP 的内吞效果，我们将纳米粒子用 RhB 标记得到 PLGANP/Rh 和 CCMNP/Rh。BMDC 分别与 PLGANP/RhB 和 CCMNP/Rh 共培养 12h 后，利用 CLSM 和 FCM 进行检测。BMDC 在体外对 PLGANP/Rh 和 CCMNP/Rh 都有明显的摄取，两组之间不存在显著差异。我们利用 FCM 进一步验证了上述结果，发现 BMDC 对 PLGANP/Rh 和 CCMNP/RhB 的摄取不存在显著差异。

（3）体内淋巴结引流实验　为了评估 PLGANP 和 CCMNP 在皮内注射后淋巴结引流情况，我们制备了 NP/BODIPY 和 CCMNP/BODIPY。然后将 NP/BODIPY 和 CCMNP/BODIPY 皮内注射到 C57BL/6 小鼠体内，在注射 2h、24h 和 48h 后，分别取小鼠引流淋巴结进行荧光成像。在注射 24h 后，随着纳米粒子在引流淋巴结的聚集，NP/BODIPY 组中淋巴结的荧光强度略高于 CCMNP/BODIPY 组。原因可能是 NPBODIPY 的直径小于 CCMNP/BODIPY，这使得其比 CCMNP/BODIPY 更容易迁移到引流淋巴结。BMDC 在体外对不同纳米粒子具有相同内吞效率，并且 NP/BODIPY 相对于 CCMNP/BODIPY 能够更高效地聚集到引流淋巴结，以上两个现象间接证明了纳米粒子是通过淋巴管系统引流至淋巴结的，而不是通过 DC 在注射部位摄取纳米粒子后迁移至淋巴结的。

（4）体外 BMDC 免疫刺激实验　为了研究制备的纳米疫苗对 DC 的免疫刺激作用，我们将 BMDC 与这些纳米粒子一起孵育，然后通过 FCM 检测 BMDC 对共刺激分子 CD80 和 CD86 的表达。发现不担载 R837 的 PLGANP 对 DC 没有明显刺激作用。PLGANP/R837 和 CCMNP/R837 都能够诱导明显的体外 DC 成熟，并且两组之间没有显著差异。此外，与 CCMNP/R837 相比，不含 R837 的 CCMNP 对 DC 的免疫刺激明显减弱。同时，我们还研究了 BMDC 分泌的细胞因子 IL-6 和 IL-12。将不同的纳米粒子分别与 BMDC 共培养 24 h 后，通过 ELISA 检测 BMDC 的培养上清液中细胞因子分泌水平。研究发现，CCMNP/R837 组中 BMDC 分泌的 IL-6 和 IL-12 明显多于 CCMNP 组和 PLGANP 组。综上所述，同时运输 TAA 和 R837 的 CCMNP/R837 相对于 CCMNP 和 PLGANP/R837 对 DC 具有更强的体外免疫刺激作用。

（5）体内免疫刺激实验　为了研究免疫次数对体内免疫刺激的影响，我们检测了免疫治疗 1 次或 3 次后引流淋巴结中成熟 DC 的比例。通过 FCM 分析成熟 DC 上 CD80 和 CD86 的表达。结果表明，单次皮内注射纳米疫苗后的第 7 天，CCMNP/R337 和 PLGANP/R837 均可在引流淋巴结中诱导强烈的 DC 成熟。同时，PLGANP/R837 相对于 PLGANP 能诱导更强的 DC 成熟，证明 R837 具有良好的刺激 DC 成熟的能力。此外，我们发现与单次给药相比，使用纳米疫苗进行 3 次免疫治疗可以诱导更强的免疫反应（引流淋巴结的 DC 成熟比例）。

为了研究纳米疫苗对免疫系统的影响，我们收集了免疫治疗后小鼠的血清，

ELISA 检测 IL-6 和 IL-12 的分泌情况。发现经过免疫治疗的小鼠血清中 IL-6 和 IL-12 的含量与对照组小鼠无显著差异，这表明制备的纳米肿瘤疫苗几乎没有系统免疫毒性。

我们进一步研究了机体在经过纳米肿瘤疫苗刺激后产生的免疫记忆效果。具体而言，收集经过 3 次免疫治疗后小鼠的脾细胞，并用 $200.0\mu L$ 含有 $100\mu g/mL$ 肿瘤细胞蛋白的 RM-1 细胞裂解液刺激。研究发现，CCMNPR837 组中 $CD8^+$ T 淋巴细胞的百分比远远高于 CCMNP 组和 PLGANP/R837 组，这表明 CCMNP/R837 能够诱导更显著的抗肿瘤免疫记忆反应。此外，PLGANP/R837 没有诱导出抗肿瘤免疫记忆反应，主要是因为 CCM 中的 TAA 是诱导肿瘤特异性免疫反应的重要部分，而 PLGANP/R837 没有包被 CCM。$CD8^+$ T 淋巴细胞分泌的 IL-2 和 IFN-γ 可以诱导特异性细胞毒性反应，因此我们还通过 ELISA 分析了 $CD8^+$ T 淋巴细胞对 IL-2 和 IFN-γ 的分泌情况。我们发现 CCMNP/R837 组中 $CD8^+$ T 淋巴细胞分泌的 IL-2 和 IFN-γ 远高于 CCMNP 组和 PLGANP/R837 组。

（6）肿瘤预防实验　在验证了我们制备的纳米肿瘤疫苗具有体内免疫刺激效果之后，我们进一步评估了其在 RM-1 小鼠前列腺癌模型中的体内肿瘤预防效果。研究表明，C57BL/6 小鼠接种 CCMNP/R837、CCMNP、PLGANP/R837 或 PL-GANP 每周 1 次，共 3 次。随后在最后一次免疫治疗后的第 7 天，接种 RM-1 小鼠前列腺癌细胞。CCMNP/R837 能够明显抑制肿瘤进展。不含 R837 的 CCMNP 展示出中等的肿瘤预防效果，而 PLGANP/R837 和 PLGANP 几乎没有肿瘤预防效果。这可能是由于 PLGANP/R837 和 PLGANP 没有 CCM 包被，缺乏 TAA，导致其在诱导肿瘤特异性免疫应答方面效率低下。研究结果表明，对照组的中位生存期是 26 天，而接种过 CCMP/R837 的小鼠的中位生存期延长到 38 天。此外，各组之间小鼠体重没有明显差异。上述结果表明，通过适合的药物传递系统同时运送 TAA 和免疫刺激性佐剂，是一种具有可行性的肿瘤疫苗配方。

为了揭示纳米肿瘤疫苗抑制肿瘤生长的机制，切除小鼠肿瘤，并用抗 CD8 抗体和 FITC 标记的二抗染色，以检测肿瘤中 $CD8^+$ T 淋巴细胞的浸润情况。研究表明，与采用 CCMNP、PLGANP/R837 和 PLGANP 治疗的小鼠相比，经过 CCMNP/R837 治疗的小鼠肿瘤微环境中具有更多的 $CD8^+$ T 淋巴细胞浸润。在 FCM 分析中也观察到类似的结果。这些结果表明，纳米肿瘤疫苗的肿瘤预防效果与接种后的 $CD8^+$ T 淋巴细胞肿瘤浸润有关。

为了研究纳米肿瘤疫苗在抑制肿瘤转移方面的效果，切取荷瘤小鼠腋窝淋巴结、肝脏和肺脏，进行 HE 染色，之后在显微镜下观察。我们在对照组和 PLGANP 组中观察到明显的肿瘤肺转移，而在肝脏和淋巴结中未观察到转移。相比之下，在 CCMNP/R837 组中肿瘤转移灶较少。上述结果表明，接种 CCMNP/R837 可以有效抑制肿瘤转移。

（7）肿瘤治疗实验　我们进一步研究了纳米肿瘤疫苗作为治疗制剂与免疫检查点抑制剂联合在肿瘤治疗方面的潜力。通过实验证实 RM-1 小鼠前列腺癌细胞表达，表明 PD-1 抗体应用于该肿瘤模型中是可行的。在这一部分实验中，首先将 RM-1 小鼠前列腺癌细胞皮下接种到雄性 C57BL/6 小鼠胁腹部，然后应用纳米肿瘤疫苗进行免疫治疗。研究显示，在疫苗组（即疫苗接种＋CCMNP/R837＋抗 PD-1 组疫苗接种＋CCMNP/R837 组）中，在肿瘤细胞接种前 2 天，提前给小鼠注射 CCMNP/R837。在接种肿瘤细胞后的第 3、第 5、第 8 天，分别用 CCMNP/R837、CCMNP、PLGANP/R837 或 PBS 治疗小鼠。在相同的时间点，给疫苗接种＋CCMNP/R837＋抗 PD-1 组和 CCMNP/R837＋抗 PD-1 组的小鼠腹腔注射 PD-1 抗体（100μg/只）。我们发现 CCMNP/R837 与 PD-1 抗体联用可以有效地抑制早期的肿瘤进展，尤其是对在接种肿瘤细胞之前提前接种了 CCMNP/R837 的小鼠。CCMNP/R837 单独治疗也显示出中等程度的肿瘤抑制能力和延长荷瘤小鼠生存期的能力，而 PLGANP/R837 和 CCMNP 在抑制肿瘤生长方面效果有限。研究结果表明，对照组的中位生存期是 26 天，而疫苗接种＋CCMNP/R837＋抗 PD-1 组中小鼠的中位生存期可达 36 天。根据中位生存率，疫苗接种＋CCMNP/R837＋抗 PD-1 组中的小鼠相对于疫苗接种＋CCMNP/R837 组或 CCMNP/R837＋抗 PD-1 组中的小鼠获益更多。此外，各组小鼠的体重没有明显差异。

研究结果表明，纳米疫苗尤其是 CCMNP/R837，在与 PD-1 抗体联合时，可诱导强烈的抗肿瘤免疫反应，并达到肿瘤治疗效果。纳米疫苗的早期接种与抗 PD-1 治疗相结合，可以克服免疫抑制性肿瘤微环境，有助于免疫系统识别肿瘤细胞从而增强抗肿瘤免疫反应。为了研究我们设计的各种免疫治疗策略的免疫系统激活效果，我们通过 FCM 检测了引流淋巴结的 DC 成熟比例以及肿瘤部位的 CTL 浸润程度。研究发现，纳米肿瘤疫苗的预防接种能够促进引流淋巴结中的 DC 成熟。尽管抗 PD-1 治疗对引流淋巴结中 DC 的成熟没有太大影响，但其可以促进肿瘤组织中的 CD8$^+$T 淋巴细胞的浸润。

为了研究纳米疫苗联合 PD-1 抗体在抑制肿瘤转移方面的效果，切取荷瘤小鼠腋窝淋巴结、肺脏和肝脏，HE 染色后显微镜观察。我们发现在肝脏和淋巴结中转移病灶较少。与其他组相比，疫苗接种＋CCMNP/R837＋抗 PD-1 组的肿瘤肺脏转移灶较少，这表明 CCMNP/R837 联合抗 PD-1 治疗可有效抑制肿瘤转移。

5. 实验小结

本实验中，我们成功制备了以 CCM、刺激性免疫佐剂和纳米运载体系为基础的纳米肿瘤疫苗。所制备的 CCMNP/R837 直径在 80nm 左右，能够通过淋巴引流到达淋巴结，刺激 DC 成熟，进而诱导机体产生肿瘤特异性免疫应答，然而 PL-GANP/R837 仅能刺激淋巴结中 DC 的成熟，并不能诱导产生肿瘤特异性免疫反应。这是因为 PLGANP/R837 没有包被 CCM，从而不具有 TAA。此外，CCMNP/R837 能够刺激机体产生抗肿瘤免疫记忆效应。肿瘤预防实验证明，CC-MNP/R837 对于肿瘤的预防具有明显的效果，同时能够抑制肿瘤转移。当其与免疫检查点抑制剂联合应用时，也可作为一种肿瘤免疫治疗策略通过激活机体抗肿瘤免疫应答来抑制肿瘤生长。以上实验结果证明了 CCMNP/R837 是一种很有应用前景的纳米肿瘤疫苗；此外从患者原发肿瘤中获得 CCM 作为自体 TAA 来源并应用于个体化肿瘤疫苗的制备，可能会得到一种更有效的纳米肿瘤疫苗。

第三节　抗体介导的被动免疫治疗

肿瘤的被动免疫治疗是给机体输注外源性的免疫效应物质，如抗体和细胞因子，这些外源性的免疫效应物质在宿主体内发挥抗肿瘤作用。该疗法不依赖宿主本身的免疫功能状态，即使宿主免疫功能处于低下状态，其仍能比较快速地发挥治疗作用。

一、抗肿瘤抗体的分类和作用特点

（一）抗肿瘤抗体靶点的选择

抗肿瘤抗体最初是通过抗原免疫动物而获得抗血清，又称之为多克隆抗体。由于抗血清中含有众多针对不同抗原的抗体分子，这些抗原不仅存在于病变的肿瘤细胞上，同时存在于正常细胞的表面。因而多克隆抗体存在着严重的交叉反应，在临床应用中不仅未获得确切的疗效，而且会引发一系列不良反应，目前已经停止使用。应用单克隆抗体（mAb）治疗肿瘤代表着医学的巨大进步。mAb 是免疫球蛋白 G（IgG）抗体，其抗原结合片段（Fab）由不同区域组成，这些区域的结构用来辨别与肿瘤相关的抗原，由此大大减少机体与正常组织之间的交叉反应，降低了抗体治疗的不良反应。一个理想的单抗，其靶点应该是在肿瘤细胞表面特异性表达或高表达，而在正常组织中不表达或低表达的抗原。近些年来，科研界对于肿瘤靶点的研究也取得了突破性的进展，随着分子生物学的发展和许多肿瘤新靶点的出现，为抗体药物的研发提供了新的方向。目前上市的单抗药物的靶点涵盖了血液分化抗原（CD20、CD30、CD33 和 CD52 等）、细胞生长因子（CEA、

EGFR、HER2、MET 和 IGFR1 等）、肿瘤坏死因子配基（TRAIL-R1、TRAIL-R2 和 TANKL 等）和血管内皮生长因子（VEGF）等[17]。

（二）抗肿瘤抗体的分类

目前，治疗肿瘤的 mAb 根据生产方式不同可分为自然产生小鼠 mAb 和基因工程 mAb。自然产生小鼠 mAb 是利用设计好的抗原免疫小鼠，然后提取 B 细胞并与骨髓瘤细胞融合形成杂交瘤，产生大量的针对抗原的 mAb。自然产生小鼠 mAb 具有较高免疫原性，而且血清半衰期短。基因工程 mAb 包括人-小鼠嵌合抗体、人-小鼠抗原互补决定区（complementarity determining region，CDR）嵌合抗体、双特异性抗体等。嵌合 mAb 大约 65% 的序列与人类 mAb 相同，是通过将小鼠抗体的 Fab 段与人抗体的 Fc 段融合而成。嵌合 mAb 免疫原性降低，显著降低了鼠源性抗体治疗的不良反应，同时其血清半衰期较长，进一步提高了 mAb 的治疗效果。

利用基因工程技术也可将全套的人抗体重链和轻链 V 区基因克隆出来，并在噬菌体表面表达分泌，经过筛选获得特异性抗体，即噬菌体抗体库技术。该技术的出现使得人工合成全抗体成为可能。近几年又发展了核糖体展示抗体库技术，可构建高容量、高质量的抗体库，从而筛选具有更高亲和力的抗体。除了利用单细胞生物构建的人源化抗体筛选库获得人源抗体外，转基因动物也是人源化抗体的重要来源，即将编码人抗体编码基因敲入小鼠体内代替小鼠抗体产生基因，由此通过肿瘤抗原免疫小鼠产生的抗体与人抗体序列一致，消除了小鼠 mAb 对人的免疫原性。目前，临床上应用的 mAb 抗肿瘤药物包括未偶联的裸抗体和偶联抗体。其抗肿瘤作用可通过免疫与非免疫两种机制发挥。免疫机制包括抗体依赖细胞介导的细胞毒作用（antibody-dependent cellul-mediated cytotoxicity，ADCC）、补体依赖的细胞毒作用（complement dependent cytotoxicity，CDC），以及巨噬细胞介导的调理吞噬作用。非免疫作用机制包括抗体分子通过与靶抗原结合后阻断肿瘤细胞生长因子倍导通路，以及抗体偶联物如放射性核素、毒素、药物等对肿瘤细胞的杀伤作用。

（三）抗肿瘤抗体的作用特点

第一，与肿瘤细胞的特异性结合。抗体药物能够与肿瘤细胞表面的靶抗原进行特异性亲和，从而使得到达肿瘤部位的抗体药物多而进入正常组织细胞的抗体药物少，这是单抗药物可以用于靶向治疗的基础。

第二，抗体药物的多样性。主要表现为靶向抗原的多样性、抗体结构的多样性、作用机制的多样性以及在抗体药物偶联物中"弹头"药物的多样性。

第三，在体内能够实现特异性分布。抗肿瘤抗体药物能够在肿瘤局部聚集，显示特异性的定位，而在非肿瘤区域分布较少。

第四，制备抗肿瘤抗体药物的定靶性。可以针对特定的靶向分子而定向制备相应的抗体药物，或者根据特定的效应分子来制备相应的偶联物或融合蛋白等。

二、抗肿瘤抗体临床应用进展

应用基因工程技术制备的 mAb 治疗肿瘤是近年来肿瘤治疗最令人瞩目的进展之一，目前疗效确切的多种基因工程抗体已经广泛应用于临床（表 4-1）。

表 4-1　美国 FDA 批准生产和用于临床肿瘤治疗的单克隆抗体

抗体名称	类型	治疗靶点	适应证
rituximab	嵌合抗体	CD20	非霍奇金淋巴瘤、白血病
ibritumomab	嵌合抗体	CD20	非霍奇金淋巴瘤、白血病
tositumomab	嵌合抗体	CD20	复发性或难治性低分度滤泡状 NHL
herceptin	人源化抗体	HER2/NEL	乳腺癌、HER2$^+$胃癌
bevacizumab	人源化抗体	VEGF	结直肠癌
cetuximab	嵌合抗体	EGFR	结直肠癌、肺癌、肾癌
panitumumab	人源化抗体	EGFR	B 细胞性慢性淋巴细胞白血病
alemtuzumab	人源化抗体	CD52	急性复发性髓性白血病
mylotarg	嵌合抗体	CD33	急性复发性髓性白血病
denosumab	人源化抗体	RANKL	实体瘤骨转移
brentximabvedotin	嵌合抗体	CD30	霍奇金淋巴瘤
pertuzumab	人源化抗体	HER2/neu receptor	晚期转移性乳腺癌
ramUcirumab	人源化抗体	VEGFR2	晚期胃癌、胃食管连接部腺癌
blinatumomab	双特异性抗体	CD3、CD19	急性淋巴细胞白血病
dinutuximab	嵌合抗体	GD2	神经母细胞瘤
sacituzumab govitecan	人源化抗体	TROP-2	转移性乳腺癌、小细胞肺癌、胰腺癌
necitumumab	重组人抗体	EGFR	转移性鳞状非小细胞肺癌
daratumumab	人源化抗体	CD38	多发性骨髓瘤
elotuzumab	人源化抗体	SLAMF7	难治性多发性骨髓瘤
figitumumab	人源化抗体	IGF-IR	肺鳞癌、肾上腺皮质癌

1. 利妥昔单抗

利妥昔单抗（rituximab）是第一个治疗肿瘤的嵌合抗体，被用于非霍奇金淋巴瘤（NHL）的治疗，常与蒽环类抗生素或环磷酰胺＋多柔比星＋长春新碱＋泼尼松龙（CHOP）疗法联合使用。最近，还批准利妥昔单抗与环磷酰胺＋长春新碱＋泼尼松龙（CVP）新法联合作为治疗原始滤泡型 NHL 及低分级 NHL 的一线药物。大量的临床结果表明，利妥昔单抗与 CHOP 联合使用疗效很好，尤其是对无法承受大剂量治疗的老年患者[18]。联合用药的 2 年生存率为 70%，远大于单独使用 CHOP（59%）。一方面，利妥昔单抗的抗肿瘤活性可能通过 ADCC 和 CDC，与 CD22 分子的交联触发细胞内信号系统，导致细胞凋亡；另一方面利妥昔单抗治疗肿瘤作用是通过激活其他靶标的受体而实现的。另外，利妥昔单抗可介导非经典的不依赖胱天蛋白酶（caspase）的细胞凋亡通路。利妥昔单抗的严重不良反应有肿瘤溶解综合征及严重的黏膜皮肤反应。输液或给予别嘌醇可以降低与肿瘤溶解综合征相关的并发症。利妥昔单抗还有导致出血的一些不良反应。

2. 曲妥珠单抗

曲妥珠单抗（herceptin）是美国食品药品监督管理局（FDA）通过的第一个用于实体瘤治疗的人源化 mAb。它的治疗作用靶点是乳腺癌过度表达的人表皮生长因子受体 2（human epidermal growth factor receptor 2，HER 2），单抗药物与该受体结合，形成了受体内吞而抑制了 EGF 或 Neu 分子的连接，进而干扰了磷酸化和信号转导旁路而影响细胞的增殖。曲妥珠单抗目前常用于治疗至少经过 1 个化疗疗程并且 HER2 过度表达的转移性乳腺癌，或与紫杉醇合用治疗转移性乳腺癌。最近，该药被批准用于经过初期治疗后的早期乳腺癌[19]。曲妥珠单抗还可与许多化疗药物同时使用，如长春瑞滨（vinorelbine）、吉西他滨（gemcitabine）、卡培他滨（capecitabine），多西他赛（docetaxel）及激素性药物。曲妥珠单抗的副作用除了具有一般 mAb 的不良反应外，还被发现具有一定的肺毒性及心脏毒性，且发生这两种毒性的风险会因患者接受蒽环类化疗药或高剂量的环磷酰胺而增高。

3. 贝伐珠单抗

贝伐珠单抗（bevacizumab）是人源化鼠衍生的 mAb，与血管内皮生长因子（VEGF）结合，从而阻断内皮细胞上 VEGF 受体，预防血管生成，影响 VEGF 促进内皮细胞分裂及血管通透性的作用。贝伐珠单抗是批准的可与氟尿嘧啶联合使用治疗转移性结直肠癌，与铂类化疗药物合用治疗局部晚期、转移的或复发的 NSCLC，与紫杉醇合用治疗转移的 HER2 阴性乳腺癌的一线药物。除了 mAb 常见的不良反应外，贝伐珠单抗还可导致血栓发生、肾病、蛋白尿及增加出血风险。

4. 西妥昔单抗

西妥昔单抗（cetuximab）是一种新型的人-鼠单克隆嵌合抗 EGFR 抗体，可特异地与 EGFR 结合，通过阻断配体与 EGFR 的结合而抑制肿瘤生长，促进肿瘤细胞凋亡。基于众多前期研究结果，西妥昔单抗现已进入临床研究并取得了较好疗效，特别是在 EGFR 表达的复发转移性肿瘤中如大肠癌和头颈部恶性肿瘤。大宗报道西妥昔单抗能够逆转肿瘤细胞对放、化疗的耐药性，并且联合治疗比单药具有更高的有效率。目前推荐剂量为：西妥昔单抗的初始负荷剂量为 $400mg/m^2$，维持量为每周 $250mg/m^2$。一项 II 期临床研究发现，单药西妥昔单抗治疗 57 例 EGFR 阳性伊立替康治疗失败的结直肠癌患者，5 例部分缓解（PR）（8.8%），21 例病情稳定（SD）或轻度缓解（MR），中位生存期 6.4 个月[20]。另一项研究以西妥昔单抗联合伊立替康/氟尿嘧啶/亚叶酸钙作为一线方案治疗 EGFR 阳性转移性结肠癌患者，并按氟尿嘧啶剂量分为低剂量组（$1500mg/m^2$）和高剂量组（$2000mg/m^2$），结果显示 14 例有效（66.7%），6 例 SD（28.6%），疾病进展时间（TTP）为 9.9 个月，中位生存期 33 个月，4 例接受二次治愈性手术，且低剂量组耐受性较好。西妥昔单抗比较常见的不良反应是痤疮样皮疹[21]。

5. 帕尼单抗

帕尼单抗（panitumumab）与西妥者单抗不同，它是第 1 个完全人源化的 mAb，作用于 EGFR 治疗实体肿瘤，如肺癌、肾癌及结直肠癌，包括转移的结直肠癌。帕尼单抗的常见不良反应包括肺纤维化，由感染所引发的严重皮疹和药物注射反应。停药 4 周后通常会好转。临床研究表明，帕尼单抗与其他化疗药物如伊立替康、大剂量氟尿嘧啶、甲酰四氢叶酸合用耐受性也很好[22]。

6. 阿仑单抗

阿仑单抗（alemtuzumab）是人源化 mAb，治疗指征是 B 细胞性慢性淋巴细胞白血病（BCLL），对 T 细胞性幼淋巴细胞白血病也有治疗作用。阿仑单抗靶向作用于位于所有 B 细胞并在 BCLL 高表达的 CD52。FDA 已批准经烷化剂治疗并且氟拉达滨治疗失败的 BCLL 患者使用阿仑单抗。阿仑单抗对血液及骨髓的作用大于对脾及淋巴结的特点，使其更适合用于治疗 BCLL。不良反应为 6% 的患者出现血细胞减少，骨髓再生不良，43% 的患者出现感染并发症[23]。

7. 替伊莫单抗

替伊莫单抗（ibritumomab）是放射免疫共轭物，由一个鼠-人嵌合针对 CD20 的 mAb 与替伊莫单抗整合物结合组成。采用同位素钇-90（Y）标记进行治疗，铟-111 标记作为成像剂使用。此药是 FDA 批准的第 1 个放射免疫共轭物，用于治疗复发后、不应期滤泡型、低分级或变形的 B 细胞 NHL 以及利妥昔单抗不应期滤泡型 NHL。替伊莫单抗对大量淋巴结肿大的患者也有效果，但随着肿瘤体积的增大而作用渐弱。替伊莫单抗治疗方法包括两步输注；第 1 次输注是为了解药物的生物分布成像，第 2 次输注为确定治疗剂量。除了 mAb 常见的不良反应外，替伊莫单抗也可导致皮肤与黏膜反应。

8. 托西莫单抗

托西莫单抗（tositumomab）是小鼠-人嵌合抗 CD20 的 IgG2 单克隆抗体与 I 的结合物，FDA 最初批准用于治疗 CD20 阳性滤泡型 NHL，随后很快其治疗范围就扩大到未使用利妥昔单抗、复发或不应期低分级滤泡型转化的 CD20 阳性 NHL。其主要作用机制为 ADCC 和 CDC。与替伊莫单抗类似，此制剂的治疗方法也是两步输注。骨髓抑制是治疗的不良反应，71％的患者出现血细胞减少症[24]。

三、抗血管生成抗体介导的被动免疫治疗

血管生成是肿瘤生长和转移的必要条件，其中抗血管生成免疫治疗是肿瘤抗血管生成研究的重要领域，近年来取得了较大的进展。通过多种单克隆抗体（如 VEGF 单克隆抗体 Avastin、EGFR 单克隆抗体 Ehitux、VEGFR-2 单克隆抗体 IMC-1C-11 等）阻断封闭生长因子信号转导，已成为抗肿瘤血管生成的重要手段。

1. 中和促血管生成因子

众所周知，抗体具有中和作用，可利用抗血管生成促进因子的抗体中和相应的生长因子，阻断随后的信号通路，从而抑制肿瘤血管生成。研究者使用 VEGF 特异的单克隆抗体治疗接种人横纹肌肉瘤、多形性胶质母细胞瘤或平滑肌肉瘤模型的裸鼠，可显著抑制肿瘤的生长，肿瘤组织内血管生成也受到明显抑制，微血管密度减少，血管通透性降低，血管直径减小，肿瘤播散性转移以及恶性腹水的形成均受到抑制[25]。另一项发现，静脉内多次给予抗 VEGF 单克隆抗体 mAb-MV833 能够抑制一系列来源于人结肠癌、肺癌、乳腺癌、前列腺癌、胰腺癌以及卵巢癌的肿瘤细胞系[26]。目前重组的人源化抗 VEGF 单克隆抗体 eBvasizumab（商品名为 Avastintm）已正式被美国食品及药品监督管理局（FDA）批准为抗血管生成治疗用药，其中，Avastintm 联合 IFL（氟尿嘧啶/甲酰四氢叶酸/依利替康）化疗方案已成为转移性结肠癌的一线治疗方案。

2. 封闭促血管内皮生长因子受体

血管内皮生长因子（VEGF）是目前发现的最为强大、专一的刺激血管内皮细胞增生的因子，VEGF 选择性直接作用于血管内皮细胞膜上的两种 1 型酪氨酸激酶受体（VEGFR-1/FLt-1 和 VECR-2/KDR/FLk-1）。VEGFR-2 是血管生成的主要调控分子，具有明显的化学趋化和促分裂作用，与血管岛、血管生成和造血有关；而 VEGFR-1 主要在内皮细胞排列形成管腔时发挥作用。它们之间高效特异的结合，刺激血管发生和生长，同时增加血管通透性，促进血管内血浆蛋白等

物质外渗，为血管内皮细胞的迁移、毛细血管网的形成提供良好基质网。利用抗体封闭生长因子受体，可阻断受体/配体间信号转导。相对抗 VEGF 抗体而言，抗 VEGFR 的抗体较其优越之处在于它特异性地靶向血管内皮细胞上过表达的 VEGFR，而无须中和由肿瘤组织产生的大量的 VEGF。

表皮生长因子受体（EGFR）是 c-erbB-1/EGFR 基因编码的 Scr 族跨膜受体酪氨酸激酶，由胞外段、跨膜段及胞内激酶活性段构成，其胞外段的主要功能是结合表皮生长因子（EGF）、肿瘤生长因子 α（TGFα）等配体，介导受体同源二聚化或异源二聚化，进而启动 EGFR 通路信号转导。异常活化的 EGFR 通路可改变细胞的生长特性，以一种 EGF 等配体依赖的方式促进细胞的恶性转化以及肿瘤的发生。而既成肿瘤也可以自分泌或旁分泌的形式产生 EGF、TGF 等特异配体，促进肿瘤细胞的增殖、黏附、转移以及血管生成，抑制肿瘤细胞的凋亡，从而促进 EGFR 高表达及肿瘤的进展。近年来，多项研究显示抗 EGFR 单克隆抗体能够高亲和力地与 EGFR 结合，抑制受体酪氨酸激酶的活性，通过下调促血管生成因子，如 VEGF、bFGF、IL-8、MMP-9，诱导肿瘤细胞以及内皮细胞的凋亡，从而抑制肿瘤诱导的血管生成，抑制肿瘤生长。其中，ImClone 公司研发的抗 EGFR 单克隆抗体西妥昔单抗［cetuximab（C225，EribtuxTM）］已被美国 FDA 批准为治疗 EGFR 阳性结肠癌的药物，它可用于对以依利替康为基础的化疗方案无效或耐受的转移性结肠癌患者[27]。

此外，新生血管生成依赖于内皮细胞的黏附和游出。整合素是一类由 α 亚基和 β 亚基构成的异二聚体跨膜蛋白，它们通过与细胞外基质分子的相互作用而控制细胞的移动、分化和增殖。在肿瘤血管生成的过程中，整合素 avβ3 以及 avβ5 在增生的血管内皮细胞表面表达水平增高。其中，bFGF 促血管生成作用需要 avβ3 参与；而 VEGF 诱导的血管生成过程需要 avβ5 的参与；有研究表明，基质金属蛋白酶-2（MMP-2）通过与 avβ3 的直接结合有助于血管内皮细胞增生处胶原酶活性的升高[28]。上述发现使得整合素 avβ3 在抗血管生成中成为一个重要的靶分子。Vitaxin 是一种通过噬菌体展示技术获得的人源化的小鼠单克隆抗体 LM609，它能够直接与人整合素 avβ3 结合，诱导内皮细胞凋亡，抑制肿瘤新生血管生成，目前已进入临床 II 期试验。血管内皮细胞之间通过类似于上皮细胞之间的紧密连接形成一个整体。血管内皮细胞钙黏合素（VE-cadherin）是一种内皮细胞特异的跨膜蛋白，在血管生成过程中对血管形态构成发挥重要作用。研究表明，使用血管内皮细胞钙黏合素单克隆抗体 mAbBV13 以及 mAbBV14 均可阻断血管内皮细胞钙黏合素的黏附特性，抑制血管生成和肿瘤生长[29]。但 mAbBV13 在抑制血管生成的同时，体内肺脏以及心脏组织的血管通透性显著升高，而 mAbBV14 则对血管通透性没有明显影响，目前认为这种差异是由于两种抗体与血管内皮细胞钙黏合素结合的部位不同。

　　肿瘤的发生是多因素、多阶段、多基因和相互作用的结果。功能基因组学和蛋白质组学的发展将为肿瘤的治疗提供新的分子靶点，而针对这些新靶点，有可能研发出新的抗体药物。同时，对已有靶点新功能的发现和多靶点之间相互作用关系的阐明，也为抗体药物的研发提供了新的方向，如双（多）特异性抗体药物等。

四、放射免疫靶向治疗

　　放射免疫治疗（radioimmunotherapy，RIT）利用抗体的导向作用，应用单克隆抗体及射线双重杀伤作用，向靶细胞发射"交叉火力"，在肿瘤抗体靶向治疗的基础上提高治疗效果。RIT 在肿瘤治疗方面的研究从 20 世纪 50 年代以来开展，随着 1975 年杂交瘤技术的创立及应用，单克隆抗体的制备得以实现，从而应用放射性核素标记单克隆抗体在动物模型及人体进行肿瘤治疗的研究大规模展开。伴随着基因工程、化学螯合等技术的发展完善，核素标记的单抗药物种类也越来越多样。

　　RIT 目前在治疗恶性淋巴瘤方面效果最为显著，其优点在于：恶性淋巴瘤具有良好的放射敏感性，且疗效不受机体免疫功能影响；β 射线穿透力强，可到达肿瘤深部，疗效可靠，不良反应少。临床使用最多、最成功的载体是抗 CD20 抗体，包括利妥昔单抗及单纯鼠源抗体——抗 B1 抗体（百克沙，Bexxar）。放射性核素根据 β 射线（也有用 γ 射线）的最大能量、半衰期、体内分布、代谢及毒性来选择。目前获得批准的放免治疗药物主要有替伊莫单抗（泽维宁，Zevalin，Y 标记的鼠源性抗 CD20 抗体）和百克沙（I 标记的托西莫单抗）。FDA 还分别于 2004 年、2008 年扩大了百克沙及泽维宁的适应证。同时，多种新型 RIT 药物研究处于临床试验阶段，其中，13I ch-TNT-1/B（唯美生，Cotara）为人鼠嵌合型肿瘤细胞核单克隆抗体，其靶抗原广泛存在于细胞核中，属于非特异性核抗原。Cotara 在国外研究中处于 II 期临床药物试验阶段，主要针对间变性星形细胞瘤、脑胶质瘤、肝癌及大肠癌展开研究[30]；13I-Metuximab（利卡汀）由第四军医大学生物工程研究中心研制，它能与原发性肝癌相关抗原 HAbl8GCDl47 特异性结合，对肝癌细胞具有高特异性、高亲和性。抗体本身具有细胞毒作用，同时阻断其效应细胞分泌基质金属蛋白酶（MMP），以防止癌细胞扩散，与其联合，实现对肿瘤细胞的直接照射作用，提高治疗效果；131L19（雷妥昔单抗，Radretumab）是一种 L19 片段与人纤连蛋白片段结合的微小 Ig（SIP），它以肿瘤新生血管为靶标，目前正处于Ⅱ期药物临床试验阶段。试验对象以非小细胞肺癌，某些实体瘤如黑色素瘤、头颈部肿瘤等，以及血液系统肿瘤患者为主。雷妥昔单抗对于难治性霍奇金淋巴瘤患者体现了良好疗效，目前应用此药治疗的患者已超过100例[31]。

第四节　细胞因子介导的被动免疫治疗

利用细胞因子提高宿主免疫能力、破坏肿瘤细胞的免疫逃逸功能是肿瘤生物治疗的重要手段。细胞因子的抗肿瘤作用主要通过3个机制：①它们可以直接引起肿瘤细胞的死亡程序；②提高免疫细胞或效应分子的数量和活性；③提高免疫系统对肿瘤细胞的识别能力。细胞因子主要包括六大类：①白细胞介素（IL）；②集落刺激因子（CSF）；③干扰素（IFN）；④肿瘤坏死因子（TNF）；⑤趋化因子；⑥生长因子。在临床上，细胞因子在治疗肿瘤方面有着以下的几个特点，没有简单剂量反应的关系，一般低剂量长期给药效果好，可延长患者寿命，不良反应轻而短暂，局部应用优于全身应用。

一、用于肿瘤治疗的细胞因子

（1）白细胞介素2　白细胞介素2（IL-2）早在20世纪80年代即开始用于临床，90年代初它的应用达到了顶峰，几乎将IL-2用于各种肿瘤的治疗。但是进行深入研究后，发现IL-2并不是适合所有肿瘤的治疗。IL-2应用于肿瘤治疗最早是作为一种免疫调节剂，能有效地恢复机体的免疫功能。近来研究表明，它可以增强机体对不同免疫原、病原体及肿瘤的免疫反应性，促进T细胞的增殖及B细胞的增殖和分化，诱导生成淋巴因子激活的杀伤细胞（LAK），促进NK细胞增殖，加强NK细胞的杀伤能力。目前，单用IL-2进行治疗的研究中，有效者为肾细胞癌和恶性黑色素瘤患者。资料总结表明，大剂量IL-2治疗肾癌的总有效率虽然不高，但有效病例的有效时间大多维持2个月以上，可作为晚期肾癌的标准治疗方法之一[32]。IL-2抗肿瘤效果明显，目前需要研究的问题是选择最佳的给药途径，既能增强疗效，又减少其毒性。IL-2对某些肿瘤的治疗有一定疗效，但由于用到有效剂量时往往会引起多系统毒性以及一些不良反应，如发热、肌痛、反胃等。虽然这些不良反应并不都是由IL-2所直接介导的，但很大关系上是由IL-2激活的免疫细胞分泌的次级细胞因子引起的，因此这些不良反应也都有一定的延迟性。虽然高剂量的IL-2使用会对身体各个器官产生很大的影响，但当患者和医师冒着不可避免的毒性和小于1‰病死率的危险进行高剂量IL-2医疗时，高剂量IL-2治疗转移性肾细胞癌也将是一种治疗选择。

（2）干扰素　干扰素是人类第一个发现的细胞因子，按其抗原可分为 IFN-α、IFN-β 和 IFN-γ 3 种主要类型。α、β 干扰素分别由白细胞和成纤维细胞产生，主要通过抑制肿瘤细胞增殖和分化，促进部分恶性细胞表型的逆转发挥抗肿瘤作用。IFN-γ 主要由 NK 细胞和 T 细胞产生，是一种很强的免疫调节剂，它可以促进 MHCⅠ类分子的表达，增强肿瘤靶细胞对 CTL 杀伤的敏感性，可以有力地增强 NK 细胞的活性；也可以通过诱导凋亡来发挥抗肿瘤作用。α 和 β 干扰素有着相同的Ⅰ型受体，而 γ 干扰素则是Ⅱ型受体。因此，IFN-α 和 IFN-β 与 IFN-γ 有着协同作用，可以联合应用，提高疗效。干扰素在临床上对各类肿瘤，如毛细胞白血病、急性白血病、骨髓瘤等血液系统的肿瘤；T 细胞淋巴瘤、非霍奇金淋巴瘤及霍奇金淋巴瘤等淋巴系统的肿瘤；肝癌、喉癌、卵巢瘤、直肠癌等实体瘤都有明显作用，其中以对血液系统恶性肿瘤的疗效最为显著。与化疗相比，机体对干扰素治疗的反应较为缓慢。现认为，IFN 治疗对那些肿瘤负荷小且未接受过既往治疗的患者疗效更好。

（3）肿瘤坏死因子　根据来源和结构的不同，TNF 可分为两种：TNF-α 和 TNF-β。前者由单核巨噬细胞产生；后者由活化的 T 细胞产生，又名淋巴毒素。TNF 是由激活的巨噬细胞产生的一种可溶性多功能细胞因子，其抗肿瘤作用主要通过以下几种方式：①可直接杀伤肿瘤细胞；②诱导肿瘤细胞凋亡；③逆转肿瘤细胞多药耐药；④抗血管生成；⑤增加免疫效应细胞对肿瘤细胞的杀伤作用。研究表明，TNF 对小鼠的肺及皮肤肿瘤非常有效。但是，TNF 的不良反应非常强，与其他细胞因子联用，可以减少毒性，并增强其抗肿瘤作用。通过深入研究发现，TNF 家族的部分成员能够选择性攻击癌细胞，而不伤害其正常细胞，具有潜在的治疗价值。目前，CD30/CD30L、CD40/CD40L、TRAIL/TRAIL 受体在恶性肿瘤治疗中的研究正日益展开。其中，TRAIL（TNF 相关凋亡诱导配体）通过激活死亡受体 Rl 和 R2 来诱导凋亡，且重组溶解 TRAIL 衍生物能诱导多种细胞的凋亡，而很少诱导非转化细胞，并对 T 细胞和 NK 细胞介导的肿瘤监视和肿瘤转移抑制起作用。TRAIL 作为一种有前途的抗肿瘤试剂正引起人们的极大关注。

（4）集落刺激因子　集落刺激因子包括有粒细胞集落刺激因子（G-CSF）、粒细胞-巨噬细胞集落刺激因子（GM-CSF）、多能细胞集落刺激因子（multi-CSF 或 IL-3）、红细胞生成素（EPO）、干细胞生长因子（SCF）、血小板生成素（TPO）等。它们主要促进不同类型血细胞的增殖、分化。其中 G-CSF、GM-CSF、EPO 基因工程产品已作为正式药品进入市场。此类因子在癌症中主要用于防止和对抗放疗、化疗所引起的骨髓抑制和各种血细胞的下降。目前，集落刺激因子在临床主要有两个方面的作用：一个是治疗性的；另一个是预防性的。治疗用药即当患者在放化疗后白细胞降至 $2.0\times10^9/L$ 时或出现严重贫血时，应予以应用，以尽快提升白细胞减少继发性感染的发生。而预防性用药是指预防患者白细胞在化疗后降低而在化疗后 24h、48h 或 72h 时应用集落刺激因子。

二、细胞因子治疗肿瘤研究进展

1. 利用细胞因子基因治疗肿瘤

细胞因子基因治疗肿瘤主要是通过病毒或非病毒载体，将携带治疗性细胞因子基因的重组体直接转到人体内的肿瘤细胞中，通过在肿瘤细胞内表达细胞因子蛋白发挥作用。或在体外通过树突状细胞或一些间叶细胞的干细胞、淋巴细胞，进行基因工程操作，将细胞因子的编码 cDNA 导入这些细胞，然后将这些改造过的工程细胞再植入宿主中。现在世界上已有 1000 多个基因被用于疾病治疗的临床研究中，其中 70% 用于肿瘤治疗，其中研究最为广泛的是 IL-12，目前以腺病毒作为载体，利用 IL-12 基因治疗肝癌的安全性和有效性已得到证实，对胃肠道恶性肿瘤的临床试验也获得 FDA 的批准[33]。

2. 细胞因子-抗体融合蛋白治疗肿瘤

随着现代基因工程和表达系统的发展，使得具有肿瘤特性的抗体和免疫刺激性细胞因子的融合技术得到快速发展。例如，IL-2、GM-CSF、IL-12，这些细胞因子和抗体的融合体具有细胞因子的活性，同时具有抗体的靶向功能，使细胞因子能够集聚到肿瘤的微环境中，提高直接破坏肿瘤的效果，也可以提高宿主的免疫性，以此来抑制肿瘤。细胞因子-抗体融合蛋白分别保留着各自的功能，因此可作用于治疗多种肿瘤，其抗肿瘤活性也优于同等剂量、单独作用的抗体或细胞因子[31]。

参考文献

[1] 郑全辉. 肿瘤免疫学研究进展 [M]. 上海：上海交通大学出版社，2018.

[2] 石统东，吴玉章，任红. 脂类分子内佐剂 Th/CTL 多表位肽体内诱导 HLA-A2 转基因鼠 HBV 特异性 CTL 应答的研究 [J]. 第三军医大学学报，2006（18）：1829-1832.

[3] 李海丽，张丰，郑吉春，等. 碱性成纤维细胞生长因子、PROX1 在乳腺癌组织中表达及其与预后的关系 [J]. 中国医刊，2023，58（01）：100-104.

[4] 李振华. 对以表皮生长因子受体为靶点的抗肿瘤分子靶向药物的研究进展 [J]. 当代医药论丛，2017，15（04）：11-12.

[5] 虞淦军，吴艳峰，曹雪涛. 个性化新抗原肿瘤疫苗：道阻且长，未来可期 [J]. 中国肿瘤生物治疗杂志，2022，29（01）：1-10.

［6］胡胜．临床肿瘤免疫治疗学［M］．武汉：湖北科学技术出版社，2020.

［7］李杏英，杨勤，胡雪原，等．纳米药物治疗原发性肝癌的研究进展［J/OL］．沈阳药科大学学报：2023：1-6 ［2023-03-01］.

［8］李升先．肿瘤细胞膜仿生纳米粒子作为肿瘤疫苗在肿瘤免疫治疗中应用的研究［D］．吉林：吉林大学，2022.

［9］王净文．自组装纳米材料的制备及其在癌症治疗中的应用研究［D］．吉林：长春工业大学，2019.

［10］佚名．新方法可大批量生产有强大抗肿瘤活性的中性粒细胞［J］．生物医学工程与临床，2022，26（05）：630.

［11］张娣，韦雨策，柴玥，等．化学疗法、靶向治疗、免疫疗法在晚期头颈部腺样囊性癌治疗中的应用进展［J］．山东医药，2022，62（21）：95-98.

［12］林靓茹．生物膜包被的铁纳米粒子通过免疫激活和铁死亡协同抗肿瘤［D］．吉林：吉林大学，2021.

［13］邵楠，陈晰．超顺磁性 Fe_3O_4 纳米粒子在恶性肿瘤治疗中的研究进展［J］．癌症进展，2022，20（11）：1096-1098，1120.

［14］王科明．非编码 RNA 编码的蛋白质/多肽在胃肠肿瘤发生发展中作用的研究进展［J］．中国临床研究，2022，35（11）：1489-1492.

［15］王可伟．生物医用材料用于光热——化疗联合抗肿瘤及肿瘤疫苗递送［D］．广东：暨南大学，2018.

［16］肖海燕．慢病毒载体初免和牛痘病毒载体加强免疫对黑色素瘤的预防和治疗作用的研究［D］．广东：南方医科大学，2013.

［17］陶婷婷，周鑫．为未来抗肿瘤免疫的靶点选择提供新方向［N］．上海科技报，2023-02-08（004）.

［18］冯轲昕，王文彦，刘佳祥，等．利妥昔单抗联合 CHOP 方案治疗原发性乳腺淋巴瘤的疗效分析［J/OL］．解放军医学杂志：2023：1-10 ［2023-03-01］.

［19］吕英淑，董睿，石双颖，等．基于抑瘤基因和免疫功能探讨注射用紫杉醇（白蛋白结合型）联合卡铂与曲妥珠单抗治疗 HER-2 阳性乳腺癌患者的临床效果［J］．药物评价研究，2023，46（02）：408-413.

［20］梁文杰，黎然，冯疆勉．西妥昔单抗联合放疗治疗结直肠癌［J］．长春中医药大学学报，2023，39（01）：85-88.

［21］牟丽丽．西妥昔单抗联合化疗治疗在 K-Ras 野生型转移性结直肠癌中的应用及患者生存情况分析［J］．大医生，2022，7（18）：139-141.

［22］岑华芳，徐炯源，邹本燕，等．帕尼单抗治疗 K-RAS 野生型转移性结直肠癌的观察与护理［J］．护士进修杂志，2015（17）：1596-1598.

［23］魏松之，魏淑琴，李铂．新辅助用药帕妥珠单抗联合曲妥珠单抗在局部晚期、炎症性或早期 her2 阳性老年乳腺癌患者中有效性及安全性［J］．中国老年学杂志，2023，43（1）：44-47.

［24］孙丽霞．免疫调节药托西莫单抗（131I-tositumomab）［J］．世界临床药物，2005，26（4）：252-253.

［25］李进丹，王瑞，杨军，等．聚焦超声联合程序性死亡蛋白 1 单克隆抗体治疗大鼠脑胶质瘤［J］．中国医学影像技术，2021，37（2）：184-188.

［26］王寅，戴学栋，周恒，等．单克隆抗体药物非临床研究与评价的监管考虑［J］．中国新药杂志，2023，32（1）：16-23.

［27］吴亮，郑民华．抗表皮生长因子受体单克隆抗体——西妥昔单抗在结直肠癌治疗中的临床进展［J］．中国临床药理学与治疗学，2008，13（7）：837-840.

［28］李向阳，任磊，梁瑞．血清基质金属蛋白酶-9、基质金属蛋白酶-2 水平对胃癌腹膜转移及预后的预测

价值 [J]. 陕西医学杂志, 2023, 52 (2): 166-170.

[29] 丁洁. 人血管内皮钙黏蛋白 CDH5 单克隆抗体的制备及其功能研究 [D]. 江苏: 苏州大学, 2016.

[30] 高珂, 欧阳巧洪, 李振彩, 等. 唯美生放射免疫联合微波消融治疗胆管细胞癌 [J]. 河北医药, 2014 (2): 211-212.

[31] 李国辉. 肿瘤免疫治疗用药 PD-1/PD-L1 风险管理手册 [M]. 北京: 中国医药科学技术出版社, 2022.

[32] 曹水, 王运良, 任宝柱, 等. 大剂量 IL-2 活化的 HLA 半相合异基因造血干细胞治疗 10 例晚期难治性肾癌的疗效观察 [J]. 中国肿瘤临床, 2011, 38 (12): 712-715.

[33] 李宝金, 殷晓煜, 吕明德, 等. IL-12 基因修饰树突状细胞体外诱导免疫杀伤肝癌细胞 [J]. 中华肝胆外科杂志, 2005, 11 (12): 824-827.

第五章　新型肿瘤细胞治疗

第一节　干细胞样记忆性 T 细胞在肿瘤免疫治疗中的研究

一、过继性免疫治疗

过继性免疫治疗（adoptive cell therapy，ACT）是取对肿瘤具有免疫力的患者自身淋巴细胞在体外活化、扩增后再回输给患者体内，使其在患者体内发挥抗肿瘤作用。来源于患者肿瘤组织的肿瘤浸润淋巴细胞 TILs（tumor infiltrating lymphocytes，TILs）的 TCR 能够直接识别肿瘤抗原，经体外培养扩增后回输给患者，能够杀伤肿瘤细胞、破坏肿瘤组织达到抗肿瘤免疫的效果。然而，这种治疗手段需要经历一系列复杂的过程，首先，需要在大量 IL-2 的作用下，体外培养出 TIL 细胞；其次，要通过体外筛查，筛选出能够特异性识别肿瘤的细胞，然后应用细胞因子体外活化和扩增肿瘤特异性的 T 细胞；为了达到更好的治疗效果，患者还要通过化疗或者放疗的手段清除体内的抑制性免疫细胞，随后才能将肿瘤特异性 T 细胞回输给患者，与 IL-2 联合应用可以增强治疗效果。近几年来，这种治疗手段有了巨大发展，但是其实际应用受到了设备设施、材料、研究水平、患者条件、肿瘤类型等因素的限制。

目前研究发现[1]TILs 在除黑色素瘤外其他上皮类型肿瘤的过继性免疫治疗中的疗效并不肯定，主要原因：其一可能是上皮性肿瘤缺乏特异性肿瘤抗原；其二是在上皮性肿瘤的 TILs 细胞群中，肿瘤抗原性 T 细胞数量少以及难以扩增和鉴别；而且 TILs 是一个混合细胞群，主要由记忆性 T 细胞尤其是效应型记忆性 T 细胞（Tem 细胞）组成，在体内存活时间短不能持久发挥抗肿瘤功能，导致 TILs 的过继性免疫治疗效果并不理想。肿瘤浸润型 T 淋巴细胞（TILs）的总数和亚群对患者的生存率有很大影响，观察 NSCLC 患者 TILs 中各 T 细胞亚群的浸润，可以分析其对肿瘤的免疫作用以及肿瘤的发生发展，并预测患者预后生存期[2]。

二、干细胞样记忆性 T 细胞在 ACT 中的应用研究

免疫记忆是机体适应性免疫的重要特征，表现为免疫系统针对已接触过的抗原刺激记忆性 T 细胞迅速活化、增殖，并向效应性 T 细胞分化，诱发机体产生更快、更强、更有效的再次免疫应答。与 Naive T 细胞（Tn）相比，记忆性 T 细胞（memory T cell，Tm）仅需较低浓度的抗原即可被激活，且对协同刺激信号 CD28/B7 的依赖性较低，具有较高的细胞因子敏感性，因此 Tm 细胞比 Tn 细胞更易被激活，并能分泌更多的细胞因子，发挥更高效的免疫应答。

　　在人 T 细胞表面，CD45 分子的表达是区分 Tm 和 Tn 细胞的重要标志，CD45RO 的表达是已知的鉴定记忆性 T 细胞的表面标志，相反，CD45RA 分子则表达在 Tn 和 Teff 细胞表面。CCR7 (lymph node homing receptor 7) 是一类淋巴细胞归巢受体，表达在 Tn 细胞 (CD45RA$^+$ CCR7$^+$) 的表面，CD45RA$^+$ CCR7$^-$ T 细胞是效应性 T 细胞。根据 CCR7 的表达，Tm 细胞可以分为 2 个亚群：中央型记忆性 T 细胞 (central memory T cell，Tcm) 表达 CD45RO$^+$ CCR7$^+$ 以及效应型记忆性 T 细胞 (effector memory T cell，Tem) 表型为 CD45RO$^+$ CCR7$^-$。Tcm 细胞处于静止状态，典型表达 CD62L 和 CCR7，定位于次级淋巴组织 (如淋巴结、扁桃体)，有报道表明，与 Tem 细胞相比，Tcm 细胞能产生更多的 IL-2 和其他效应细胞因子，并能向 Tem 细胞分化发挥效应功能；然而，Tem 细胞处于活化状态，不表达 CD62L 和 CCR7 分子，主要存在于肺、肝等非淋巴组织和淋巴组织部位，遇到抗原刺激后，能迅速进入炎症部位，产生快速免疫应答，具有较强的杀伤活性和迁移能力。

　　干细胞样的记忆性 T 细胞 (stem-like memory T cell，Tscm) 是在 2005 年小鼠移植物抗宿主病 (graft-versus-host disease，GVHD) 模型中发现的[3]，随后 Luca 在人外周血中也发现了 Tscm 细胞，并对其表型和功能进行了进一步的确定[4-5]。在人外周血中，Tscm 细胞既具有 Tn 细胞的表型 CD45RA$^+$，高表达共刺激分子受体 CD27、CD28，以及 CD127 (IL-7 receptor α-chain，IL-7Rα)、淋巴归巢受体 CCR7 和选择素受体配体 CD62L；还具有 Tm 细胞的特性，表达死亡受体 CD95 (Fas) 以及记忆相关分子 CD122 (IL-2 receptor-chain，IL-2Rβ)；同时，Tscm 细胞还具有干细胞样的特性，小鼠 Tscm 细胞表达干细胞抗原-1 (stem cell antigen-1，Sca-1) 和干细胞的转录因子抗凋亡分子 Bcl-2 (B cell lymphoma-2)。Tscm 细胞有很强的增殖能力，能自我更新，有多种分化潜能，在遇到抗原刺激后能分化成为其他 T 细胞亚群 (Tcm 和 Tem 细胞等) 发挥效应功能。Tscm 细胞另外一个突出特点是它具有很强的抗肿瘤功能[6]。鉴于这些特征，这类 T 细胞被称为具有干细胞特性的记忆性 T 细胞，且有可能成为肿瘤过继性免疫治疗理想的细胞类型。

　　我们的研究中通过表面分子的表达确定了 Tscm 细胞的表型，在非小细胞肺癌 (non small-cell lung cancer，NSCLC) 患者外周血和肿瘤浸润淋巴结细胞中均找到了 Tscm 细胞的分布，且其比例显著增高[7]；在 18 例非小细胞肺癌患者肿瘤组织中的 TILs 中观察到分布比例 12.08% 的 CD4$^+$ Tscm 和 9.87% 的 CD8$^+$ Tscm 细胞，其分布比例显著高于正常人外周血 (2%～3%)；与其他类型肿瘤组织相比，来源于 TILs 的 Tscm 细胞表现出更强的抗肿瘤功能[1,8]。证实 TILs 来源的

Tscm 细胞作为 ACT 的理想细胞类型治疗 NSCLC 的潜能，然而 Tscm 细胞的体外培养仍然是亟待解决的重要难题，报道指出 TSW119（Glycogen Synthase Kinase-3b Inhibitor）可以维持 NSCLC 组织中 TILs 来源的 Tn 细胞，但对其 Tscm 细胞的增殖和功能没有影响，因此 Tscm 细胞的体外扩增方法可能还需进一步研究探讨[9]。

第二节　TCR 修饰 T 细胞

一、TCR 修饰 T 细胞的概念及机制

（一）概念

T 细胞表面表达一种异二聚体 αβ 受体，即 TCR。这种受体识别抗原肽与 MHC 结合的复合物。编码 TCRαβ 链的基因能够从患者体内对肿瘤有应答作用的 T 细胞中分离和克隆出来，这些基因通常以病毒或非病毒的技术转导入 T 细胞内。以这种方式，大量的抗原特异性 T 细胞能够快速产生。表达修饰后的 TCR 的 T 细胞（TCR-T）对表达靶向抗原和释放 Th1 细胞因子（包括 IFN-γ、GM-CSF、TNF-α）的肿瘤细胞有应答。此外，TCR-T 细胞可以增殖并直接杀伤靶细胞，提示 T 细胞的功能与活性能够用这种策略有效地重定向。

临床 TCR 基因治疗的原则为：克隆功能性 T 细胞的 TCRαβ 链，将 TCRαβ 基因转染给 T 细胞，转染后的 T 细胞体外扩增，输注基因工程化 T 细胞给患者。在这种情况下，TCRα 和 β 基因作为一种现成的试剂对表达特定抗原和 HLA 限制性分子的肿瘤细胞起到应答作用。

TCR 基因治疗技术提供了一个良好的解决方法：针对转导特异性 TCR 的 α 和 β 链的 T 细胞，可诱导其 TCR 靶点的特异性针对肿瘤抗原靶点，通过转导目的抗原的高亲和性 TCR 基因产生大量抗原特异性 T 细胞。摩根（Morgan）等第一次在人体展示了这种基因修饰 T 细胞的治疗潜力，证实了在接受恶性黑色素瘤相关抗原 MART-1 特异性 TCR 基因转导的自体 T 细胞过继性免疫治疗的转移性恶性黑色素瘤患者中，2/15 患者肿瘤消退[10]。

（二）机制

TCR 基因工程化 T 细胞治疗需要从个体肿瘤患者体内分离出肿瘤特异性效应性 T 细胞，因为 TCR 转导的 T 细胞呈现肿瘤特异性识别。已经证实，体外 TCR

基因修饰的 T 细胞在识别抗原阳性的肿瘤细胞后分泌免疫激活因子，如 IFN-γ、IL-2 及 TNF-α，表现出抗原特异性毒性，发生抗原刺激反应性增殖。在早期的临床研究中，用拮抗恶性黑色素瘤分化抗原 MART-1 和 gp100 TCR 修饰的淋巴细胞，过继性免疫治疗淋巴清除的肿瘤患者导致癌症消退[11]。

这种技术通过对肿瘤抗原特异性的 TCR 基因进行修饰，使正常的 T 细胞被赋予肿瘤抗原特异性，进而识别表达肿瘤抗原的肿瘤细胞。该技术可以产生大量的肿瘤抗原特异性的 T 细胞，并应用于临床治疗。目前，通过优化基因表达和基因转染技术，TCR 基因转染系统已经取得了很大的进步。质粒和蛋白修饰使转入人淋巴细胞内的 TCR 链有很好的表达，同时降低了同内源性 TCR 链之间的错配。初步的临床试验研究表明，TCR 基因修饰的 T 细胞在体内可以介导肿瘤的消退[12]。

二、靶抗原的选择

理想的靶抗原应该是选择性表达于肿瘤组织而不表达于正常组织，因此不会诱发针对自身的免疫反应。同时，靶抗原应该有足够的免疫原性来激发有效的抗肿瘤免疫反应。

肿瘤相关抗原可以分为如下四类。

1. 分化抗原

分化抗原是表达在肿瘤发展或者细胞分化的不同阶段的细胞表面蛋白。依据这些抗原的表达，可以从周围的正常细胞中识别肿瘤细胞，但正常细胞并不是完全没有表达。MART-1、gp100、CEA 和 TRP1/2 均属于此类抗原。

2. 过表达抗原

过表达抗原与正常细胞相比，非选择性表达，但高表达于肿瘤细胞的表面蛋白。例如 HER2 和存活蛋白。

3. 癌-睾丸抗原（CTA）

癌-睾丸抗原是仅表达于肿瘤和限制性正常组织的蛋白。例如 MAGE-A1、MAGE-C2、NY-ESO-1。

4. 新抗原

新抗原是源于肿瘤细胞基因突变或畸变的蛋白。这些蛋白只表达于肿瘤细胞而不表达于正常细胞。例如变异蛋白 P53、BRAF 激酶和 CDK4。

三、T 细胞的选择

针对肿瘤抗原的 T 细胞反应通常是逐渐下调的，大部分处于较低水平。首先，激活的 T 细胞在胸腺发育过程中将被清除；其次，外周 T 细胞可能更易于反应无能；第三，瘤内 T 细胞处于免疫抑制的微环境，可能需要增强的共刺激信号。为克服这些 T 细胞耐受机制，可以优化 T 细胞的选择。

1. 增强功能性 T 细胞的亲和力

T 细胞亲和力指 T 细胞对特定浓度的识别肽抗原产生反应的能力，可以通过一些策略来增强 T 细胞亲和力，包括通过基因工程转入高亲和性的 TCRαβ，增加 TCR 对肽-MHC 的亲和性等。

（1）增加 TCR 转基因的表达水平　增强 TCR 转基因的表面表达首先可以通过优化 TCR 基因转入方法学来实现，包括基因转入方法的选择、最佳载体成分的使用和转基因盒子的使用。另外，还可以通过限制或消除 TCR 错配来增强 TCR 转基因的表面表达。

（2）增强 TCRαβ 转基因亲和力　肿瘤特异性 TCR 亲和力的增强，依赖于最优 TCR 亲和力窗口的存在。这种亲和力窗口的存在基于下面的观察：HLA-A2 限制性病原特异性 TCR 有一个 KD 值，低于 HLA-A2 限制性肿瘤相关自身抗原。高亲和力 MART-1/HLA-A2TCR 介导的肿瘤缓解率要明显优于低亲和力 MART-1/HLA-A2 TCR，而且，亲和力增强的 NY-ESO-1TCR 介导的临床效果更好。

（3）T 细胞协同信号　T 细胞协同信号由共刺激分子和共抑制分子及它们的配体相互作用，以及 TCR 和肽-MHC 相互作用来介导。研究最多的 T 细胞共刺激和共抑制分子分别是 CD28 和 CTLA-4，它们都与 APC 表面的配体 CD80 和 CD86 相互作用。最近又出现了新的共刺激和共抑制分子，包括 ICOS、4-1BB、OX40、CD40、BTLA 及 PD-1。

（4）T 细胞分化　幼稚 T 细胞分化为 $CD8^+$ Teff 或 CD4Th1/Th17 是 T 细胞发挥完整的抗肿瘤效应的必要条件，T 细胞分化需要周围环境中多种细胞因子的刺激。T 细胞分化至某一亚型并非恒定不变，尤其是 Th 细胞亚型有明显的可变性，可能会转为另外的 Th 细胞亚型。$CD8^+$ 和 $CD4^+$ T 细胞的分化遵循同样的原则，但是在不同的条件下，显示了不同的结果。

2. 提高 TCR 基因工程化 T 细胞的疗效

自从首次报道了 TCR-T 细胞在转移性恶性黑色素瘤的应用以来，人们在提高这种方法的效果方面已经做了很多努力。首先转基因 TCR 的亲和力能够通过诱导氨基酸替换到 β 链互补决定区，尤其是与肽结合的 CDR3 区进一步提高。一方面，质粒设计的提高，导致 TCR 表面表达的增高，这与对特异性抗原增长的反应性相关。另一方面，引入半胱氨酸以形成链间二硫键，能够防止从内源性的 TCR 链修饰的 TCR 导入的 α 和 β 链发生错配。另外，这种错配能够减少 TCR 的表达和降低生物功能。此外，外源性细胞因子（如 IL-2）和非骨髓抑制的淋巴结病可能增加与阳性临床反应相关的转染的 T 细胞的持续性。

（1）转导 TCR 表面表达的最大化　当达到阈值数量的 TCR 与肽-MHC 相互作用，T 细胞被激活获得功能。尽管通过共刺激可改变阈值水平，T 细胞的激活仍严重地依赖于细胞表面的 TCR 数量以及 TCR 与其抗原的亲和性，优化这两个属性对 TCR 基因治疗的成功是至关重要的。

转导 TCR 的组装及表面表达是个复杂的过程，需要把转导的 α、β 链组装形成异源二聚体，然后结合到 4 条不变的 CD3 链（γ、δ、ε 和 ζ）中。不完整的 TCR-CD3 复合物在内质网被降解。错配的 TCR 与引入的 TCR 争夺 CD3，抑制了 T 细胞通过引入的 TCR 对抗原识别的重定向；更严重的是，错配可能产生自身抗原特异性的 TCR，导致产生自身反应性 T 细胞，这些 T 细胞并没有经过中枢耐受，可导致致命的移植物抗宿主样综合征。

（2）鉴定高亲和性 T 细胞，增强 TCR 亲和力　至今为止，TCR 基因治疗研究集中于恶性肿瘤类疾病。一些肿瘤细胞表达的抗原，包括那些异常融合基因的产物，例如慢性髓性白血病的 BCR/ABL，是肿瘤特异性抗原，这些抗原能导致强烈的 T 细胞反应。然而，很多肿瘤细胞的标志物在正常组织也有弱表达；自身 T 细胞通常低亲和性地识别自身抗原，因为高亲和性 T 细胞克隆已经通过耐受过程清除，耐受过程作为自然安全机制清除了自身反应性 T 细胞，从而防止自身免疫性疾病的发生。

为了分离出对肿瘤相关抗原具有高亲和性的 T 细胞克隆，研究人员已转向使用新的系统，其中 MHC/TAA 肽组合在耐受形成时是不表达的。

（3）产生抗原特异性辅助性 T 细胞和抑制性 T 细胞　早期的研究主要集中于抗原特异性 CD8$^+$ T 细胞的产生，最近的研究已经扩大了基因治疗的目标，包括 CD4$^+$ 辅助性 T 细胞和调节性 T 细胞，目的是重定向治疗用途的抗原的特异性和功能。最常见的用于 TCR 基因治疗的非 CD8$^+$ T 细胞是 CD4$^+$ T 细胞。CD4$^+$ T 细胞参与由 MHC Ⅱ类分子介导的肽提呈，MHC Ⅱ类分子主要存在于专职抗原提呈细胞中，比如树突状细胞。CD8$^+$ T 细胞的主要功能是细胞毒效应，而 CD4$^+$ T 细胞有不同的作用，调节适应性免疫系统，增强 CD8$^+$ T 细胞功能，以及诱导长期记忆。

虽然从 T 细胞分离的肿瘤抗原高亲和性 TCR 大多是 MHC Ⅰ类分子限制性的，存在 CD8 共受体时功能最佳，但是发现在 CD8 共受体缺乏时很多 TCR 在 CD4$^+$ T 细胞发挥功能。这一发现激发了研究人员极大的兴趣，因为几乎没有天然的 CD4+ T 细胞能够识别分离的肿瘤靶点。通过 MHC Ⅰ 类分子限制性的 TCR 基因转移能够产生肿瘤特异性的 CD4+ T 细胞，增强肿瘤特异性 CD8+ T 细胞杀瘤能力。CD4+ 辅助性 T 细胞的形成机制仍不清楚，可能涉及 T 细胞生长因子 IL-2 的产生，或通过 CD40/CD40L 相互作用激活树突状细胞。引入 CD8 共受体能改善 CD4+ T 细胞中 MHC Ⅰ 类分子限制性 TCR 的功能。

（4）促进基因修饰 T 细胞的体内存活时间　肿瘤免疫治疗成功的一大挑战是基因修饰的 T 细胞输注后在体内的存活时间。与转导传统 TCR 基因相比，这对于转导 CAR 基因的 T 细胞来说将是更大的挑战。两个使用 CAR 转导 T 细胞的 Ⅰ 期临床试验数据显示体内存活时间相当有限：肿块型病变患者低至 1～7d，大多数患者可达 6～12d。另外，鼠和人体研究结果显示，TCR 转导的 T 细胞在输注后更倾向于长期存活[13]。这种差异可能与早期 CAR 结构信号传导弱有关。最近 CAR 的分子改造包括插入共刺激域 CD28 或 CD27，改善了其生存时间，此外转入记忆亚群的细胞以及开发与亚群相关的基因共同转入 T 细胞，延长了 T 细胞在体内的抗肿瘤时间。

临床方案中通常用于增加输注 T 细胞存活时间的方法包括外源性 IL-2 的给予及借助放疗或化疗进行的非清髓性淋巴细胞清除。人们普遍认为淋巴细胞清除疗法可通过降低内源性 T 细胞的竞争来提高可用的 T 细胞生长因子水平。动物实验证明，若不清除淋巴细胞，输注的 T 细胞不能生存也不能清除肿瘤；而另一个方案——输注基因修饰 T 细胞的疫苗诱导的激活，不如亚致死照射的效果。

四、影响 TCR-T 抗瘤效果的主要因素

决定 TCR 基因修饰 T 细胞体内抗肿瘤效果的关键问题是，鉴定可识别肿瘤抗原的 TCR，并选择适用于过继性细胞治疗的 T 细胞亚群（subset）进行基因转染修饰。从分化状态上可将 T 细胞分为幼稚性 T 细胞（naive T cell）、效应性 T 细胞（effecor T cell，Teff）和记忆性 T 细胞（memory T cell，Tm）。为获得足够数量的效应细胞，T 细胞通常需要在回输前经历体外刺激活化，在此过程中获得效应表型（effector phenotype）将极大地影响其回输体内后的存活能力，从而影响过继性免疫治疗的长期抗肿瘤效果。与 Teff 细胞相比，记忆性 T 细胞具有的自我更新能力使其可在体内长期生存，并再次遭遇相同抗原快速动员，有望在回输体内后建立更长期的抗肿瘤免疫。其中记忆性 T 细胞又可根据表型、归巢（homing）能力和功能的差异分为效应型记忆性 T 细胞（effector memory T cell，Tem）和中央型记忆性 T 细胞（central memory T cell，Tcm）。Tcm 在细胞膜表面表达 CD62L 和 CCR7 分子，可促进 Tcm 归巢至淋巴结，并再次暴露于相同抗原时快速

增殖。

目前，这种可识别肿瘤细胞抗原肽 TCR 基因的克隆技术及 TCR 基因转染 T 细胞的技术基本成熟，临床应用这种方法已取得约 50% 稳定的、可重复的治疗效果。这种方法的优点在于操作简单，只需知道其肿瘤抗原特异性 TCR 基因，便能在体外进行有治疗作用的细胞的制备；输注途径方便、多样，以常规临床静脉输注为主，亦可胸腔或腹腔内直接注射。存在缺点是需要发现并严格筛选高亲和力识别肿瘤抗原的 TCR 特异性基因，此过程要求高；T 细胞回输给患者前必须保证足够数量，而体外过度刺激和增殖的 T 细胞的功能会受损，影响其在体内发挥正常功能，因此，选择最适合的有治疗作用的活性细胞及优化 T 细胞体外扩增的条件存在一定的难度；输注过程要求严格的无菌操作，临床把握此操作的难度大。

五、TCR 修饰 T 细胞治疗临床研究进展

（一）TCRT 疗法研究现状

1. 临床研究进展

截至 2021 年 8 月 31 日，在 Clinical Trials 上注册的 TCRT 细胞治疗的临床试验共 113 项。其中，超过 90% 的临床试验都在美国（79 项）和中国（24 项）开展，其他开展 TCRT 临床试验的国家包括加拿大、德国、英国、日本等[14]。

这些研究中，有 31% 的临床试验已经完成（16%）或终止（15%），而 42%（48 项）的临床试验正处于招募阶段，正在进行的临床试验约占 50%，表明目前 TCRT 的临床研究处于十分活跃的阶段。

从针对的靶点上看，接近 50% 的靶点都是针对癌-睾丸抗原，其中 35 项靶向 NY-ESO1，是所有靶点中研究最多的，其次针对 MAGE 家族蛋白共有 12 项，包括 MAGE-A1/2/3/4/6/8/12 等，靶向 PRAME 的临床研究有 3 项。针对病毒抗原的临床研究有 24 项，占比 21%，包括 HPV 10 项、HIV 2 项、EBV 5 项、HBV 3 项、CMV 2 项。值得注意的是针对肿瘤新抗原的临床项目也已开展 13 项，其中有 5 项靶向成熟肿瘤突变蛋白 p53 和 KRAS，而另外 8 项则针对个体化肿瘤突变抗原库。此外肿瘤高表达抗原、分化抗原和其他抗原共有 27 项，其中 MART-1、WT-1、gp100 分别有 7、5、4 项，是被研究较多的靶点。

2. 企业研发进展

目前有众多开发 TCRT 疗法公司，主要有 Adaptimmunne 公司、Immunocore 公司、Kite Pharma 公司、Medigene 公司、Lion TCR 公司等国外公司。国内香雪

制药、华大吉诺因、天科雅、吉凯生物、普瑞金生物、可瑞生物、华夏英泰等公司也开展了关于 TCRT 治疗的研究。

Adaptimmune 公司是目前 TCRT 治疗领域的领跑者，已开展了 4 种 SPEART 细胞疗法［ADP-A2M4（MAGE-A4）、ADP-A2AFP（AFP）、ADP-A2M4CD8（MAGE-A4）和 ADP-A2M10（MAGE-A10）］在 10 种癌症中的临床试验。另外其与葛兰素史克（GSK）公司达成战略合作，共同开发了靶向 NY ESO1 和 PRAME 的 SPEART 细胞产品。目前已经公布的临床数据显示 TCRT 在实体瘤中具有良好的效果。Immunocore 公司具有 Immune mobilising mTCR A-gainst Cancer（ImmTACs）技术平台。ImmTACs 是一类类似于与 CD3 联合的双特异性抗体结构，其一端为结合并激活 T 细胞的 CD3 抗体，另一端为改造的 TCR 结构，用来靶向特异性抗原。候选药物 IM-Cgp100 已经进入 Ⅱa 期临床研究，用于治疗耐受性良好且未检测到耐药抗体的恶性黑色素瘤。KitePharma 公司目前有 2 个 TCRT 细胞产品在研，KITE718 靶向 MAGE-A3/A6，目前的临床结果显示了良好的疗效和安全性。Medigene 的候选 TCRT 细胞疗法 MDG1011 正在开展针对血液肿瘤的 Ⅰ/Ⅱ 期临床研究。该项临床试验的具体适应证包括急性髓性白血病（AML）、骨髓增生异常综合征（MDS）和多发性骨髓瘤（MM）。Lion TCR 公司开发的 TCRT 主要以病毒为靶点，其在研的 LioCyx 用于肝移植后肝癌复发的预防及治疗已进入临床试验阶段。

目前从部分制药公司官网或国家药品审评中心网站获得信息显示，香雪制药针对 NY-ESO1 靶点开发的新药 TAEST16001 已获得中国药品审评中心批准，并开展了相关临床试验（受理号：CXSL1800128 国）。华大吉诺因主要以新抗原进行 TCRT 疗法开发，部分产品已经申报注册临床试验（受理号：CXSL1900109）。天科雅目前开展了以 HPVE6 为靶点的临床研究。华夏英泰以病毒靶点为先导建立 TCR 序列获取、细胞制备和临床应用的产业化平台，目前已开展了针对 CMV 和 EBV 的探索性临床试验。

（二）TCRT 疗法的挑战与展望

尽管近年 TCRT 的研究获得长足发展，但是 TCRT 的安全性一直是制约 TCRT 发展的重要因素。TCRT 的安全性问题主要包括两方面：①由经过基因工程改造得到的高亲和力 TCR 所带来的交叉识别毒性；②由外源性 TCR 与内源性 TCR 错配而带来的潜在风险。

TCRT 治疗中显著特点是 TCR 的亲和力低于抗体，目前经过一系列基因工程手段可显著提高 TCR 亲和力，高亲和力 TCR 具有以下优势：可以识别更低浓度的抗原，可以使 CD4$^+$ T 细胞同时被激活，激活过程中不需要 CD8 作为辅助激活。亲和力优化的方法主要包括：丙氨酸扫描库、酵母展示库和噬菌体库，使用错义 PCR 构建酵母或者噬菌体展示库，进而筛选出高亲和力突变。转基因小鼠尤其是 HLA 转基因小鼠被用来产生高亲和力的 TCR。但是亲和力改造带来的 TCR 交叉识别问题及由此带来的对正常组织的毒性问题则为其应用带来很大限制。高亲和力所带来的交叉反应还有很多，在针对 MART1 的临床研究发现导致了葡萄膜炎眼病，TCR 对正常的色素细胞产生了杀伤，另外白癜风也是针对黑色素瘤的 TCRT 治疗在针对 MAGE-A3 的 TCRT 治疗中使用鼠高亲和力的 TCR 导致了神经毒性，并造成 2 例患者死亡，因为 TCR 同时识别了在脑中表达的 MAGE-A12. 蛋白[15]。因此对于通过改造 TCR 序列来实现亲和力的进一步提高后的安全性评价是 TCRT 治疗中一个必须重视的问题。上述中 TCR 抗原鉴定方法可以做到部分的评价功能，但受限于库容及检测方法，目前还没有十分有效的安全性评价方法的报道。

　　TCRT 疗法的另一个潜在安全隐患是导入的外源性 TCR 序列与内源性 TCR 可能错配形成针对机体正常肽段的 TCR 复合物，从而造成潜在风险。目前研究中所提出或采用的降低错配率的策略主要包括：①使用鼠 TCR 恒定区代替人源 TCR 恒定区。②增加额外二硫键。③用疏水氨基酸代替 α 链跨膜区氨基酸残基。④类似双抗优化方案，引进 Knob-into-hole 结构。⑤将 TCR 与 CD3 整合表达。⑥连接 TCR 的可变区，构建单链 TCR 可变区结构。⑦使用 αβT 细胞，或者 γδTCR 恒定区代替 αβTCR 恒定区。⑧敲低或敲除内源性 TCR 序列。其中有些优化方案可进行组合使用，从而使错配效率更低。值得注意的是，在通用型嵌合抗原受体修饰 T 细胞（chimeric antigen receptor T cells，CAR-T）开发中敲除内源性 TCR 是常见策略，这一策略也可在 TCRT 疗法中解决错配问题。

　　综上所述，虽然目前 CAR-T 细胞疗法在临床应用上相比于 TCRT 进展更快，但 CAR-T 疗法的优势仅体现在血液系统肿瘤中，而 TCRT 细胞疗法由于具有可识别广谱胞内靶点，对抗原灵敏度更高，肿瘤浸润效率更高等方面的优势，在未来的实体瘤治疗中具有更高的潜力。尽管 TCRT 已经开展了多项临床研究，但目前研究最多的靶点仍然是已被广泛研究的 NY-ESO-1、MAGEs、MART1 等。因此，随着测序技术、生物信息学技术等的发展，在未来有望开发更多的靶抗原，如特异性的肿瘤新抗原等。除此之外，在开发技术上，TCRT 疗法仍然面临高通量 TCR 鉴定、结构和亲和力优化、不良反应系统评价等方面的挑战。在产业化方面，因 TCRT 区别于 CAR-T 的 HLA 依赖型的作用方式，因此对同一疾病通常会有针对多种 HLA 型的治疗产品，对于企业研发和生产体系、临床研究体系及相关部门监管体系的完善上也会提出新的要求。最后，同 CAR-T 疗法相同，多靶点 TCRT、同时装载其他效应受体或细胞因子的 TCRT 等的开发及与其他免疫疗法，如免疫检查点抑制剂、肿瘤疫苗等的联合使用也是未来 TCRT 研究的方向和发展的趋势[16]。

第三节　嵌合抗原受体修饰 T 细胞

CAR-T 技术是将抗体对抗原的高度特异性和 T 细胞对靶细胞的细胞毒活性相结合的一种方法：通过基因重组获得表达嵌合抗原受体的 T 细胞，经过纯化、体外扩增和活化，输注回患者体内行使杀灭肿瘤细胞的功能。自首次提出这一概念至今，CAR-T 细胞在治疗包括白血病、淋巴瘤、黑色素瘤、神经母细胞瘤、肉瘤等的多项临床研究中表现出了良好的靶向性、杀伤活性和持久性，目前已成为治疗血液系统恶性肿瘤的有效方法。

一、CAR 结构演变

CAR 结构自提出至今，经历了四代 CAR 结构的演变与优化，具有不同的优缺点。第一代 CAR 是以 TCR 结构和抗体结构为基础进行模拟改造，仅包含负责识别肿瘤细胞的胞外抗原识别区、跨膜区和 CD36 信号传递区。第一代 CAR 设计是将三硝基苯基（Tri-nitrophenyl，TNP）抗体的可变区同 TCR 恒定区相融合表达，转导 T 细胞后此种结构可稳定表达于 T 细胞表面，以 MHC 非限制性识别杀伤靶细胞并分泌 IL-2。尽管第一代 CAR-T 细胞在体外具有肿瘤杀伤优势，但在临床试验中 CAR-T 细胞扩增能力及体内持续时间有限，无法完全清除肿瘤细胞，导致肿瘤复发。第二代 CAR 借鉴了 T 细胞活化经典信号，在第一代 CAR 结构的基础上增加 1 个共刺激分子，如 4-1BB（又称 CD137）或 CD28，可使 CAR-T 细胞活化水平、增殖能力得到显著提升，临床数据表明接受第二代 CAR-T 细胞治疗的患者肿瘤负荷得到长期有效控制。目前，新发现的共刺激分子包括可诱导共刺激分子（Inducible Costimulatory Molecule，ICOS）、OX40（又称 CD134）和 CD40 等，第二代 CAR 结构也是临床上应用最为成熟的结构。第三代 CAR 是在第二代 CAR 结构的基础上增加 1 个共刺激分子，即同一 CAR 结构中共表达 2 个共刺激分子。第三代 CAR-T 细胞与第二代 CAR-T 细胞相比，其细胞毒性进一步提升，Cappell 等的研究结果表明 4-1BB 与 CD28 共表达的 CAR-T 细胞增殖及细胞因子释放水平，均优于仅含单个共刺激分子的 CAR-T 细胞。第四代 CAR 又称通用细胞因子介导杀伤的 T 细胞（T cell redirected for universal cytokine killing，

TRUCK），是在第二代或第三代 CAR 基础上共表达一些其他分子，这些分子包括促进 T 细胞增殖的 IL-7、IL-15 和 IL-21，或提升 T 细胞效应能力的 IL-12 和 IL-18 等，或趋化其他免疫细胞或 CAR-T 细胞至肿瘤细胞周围的 C-C 基序趋化因子 19（C-C motif chemokine 19，CCL-19）和 CCL-21 等。

二、CAR-T 细胞治疗临床研究进展

自 2017 年 FDA 批准诺华与吉利德的 CAR-T 细胞疗法产品上市起，目前全球已有 Kymirah、Yescarta、Tecartus、Breyanzi、Abecma、Relma-cel 和 Carvykti 共 7 款产品获批，应用于恶性血液肿瘤的治疗，如 B 细胞急性淋巴细胞白血病（B cell acute lymphoblastic leukemia，BALL）、复发或难治性大 B 细胞淋巴瘤（relapsed or refractory large Bcell lymphoma，LBCL）、复发或难治性滤泡性淋巴瘤成人患者（relapsed orrefractory follicular lymphoma in adult，FL）、复发或难治性套细胞淋巴瘤成人患者（relapsed or refractorymantle cell lymphoma in adults，MCL）和复发或难治性多发性骨髓瘤（recurrent or refractory multiplemyeloma，MM）。Kymirah 是一种靶向 CD19 的 CAR-T 细胞免疫疗法，该 CAR 结构包含识别 CD19 的单链抗体（single chain antibody fragment，ScFv）、4-1BB 和 CD3 的细胞内信号结构域，其治疗滤泡性淋巴瘤完全缓解率为 69.1%（95%CI 58.8%～78.3%），总缓解率为 86.2%（95%CI 77.5%～92.4%）。Yescarta 也是一款靶向 CD19 的 CAR-T 细胞免疫疗法产品，在治疗大 B 细胞淋巴瘤时，83% 的患者出现缓解，而标准治疗组（接受 2～3 轮化学免疫治疗，然后对化学免疫治疗有反应的患者进行大剂量化疗和自体干细胞移植）仅 50% 缓解；Yescarta 组和标准治疗组的完全缓解率分别为 65% 和 32%；2 年总生存率分别为 61% 和 52%；Yescarta 组 3 级及以上细胞因子释放综合征发生率为 6%，3 级及以上神经事件发生率为 21%。Carvykti，即西达基奥仑赛注射液，是我国首款获得 FDA 批准上市的 CAR-T 细胞产品，是一款靶向 B 细胞成熟抗原（B-cell maturation antigen，BCMA）的 CAR-T 细胞免疫疗法，主要用于多发性骨髓瘤治疗，临床总缓解率高达 98%（95%CI 92.7%～99.7%），完全缓解为 78%（95%CI 68.8%～86.1%）；在 18 个月的中位随访时间中，中位缓解持续时间为 21.8 个月（95%CI 21.8%～无法预估）。

目前，CAR-T 细胞治疗研发管线主要分布于美国与中国，约占全球 75% 以上。临床治疗靶点以 CD19、CD22、CD20、BCMA 为主，一些诸如 CD38、唾液酸结合性免疫球蛋白样凝集素（sialic acid bindingIg-like lectin 6，Siglec-6）、白细胞免疫球蛋白样受体 B4（leukocyte immunoglobulin-like receptor B4，LILRB4）、

CD133 等新靶点也逐渐备受关注，旨在降低 B 细胞发育不全的不良反应并规避脱靶毒性。CAR-T 细胞治疗主要集中于血液肿瘤，如急性白血病、多发性骨髓瘤、淋巴瘤等，但针对实体瘤领域，存在如癌胚抗原（carcinoembryonic antigen，CEA）、人类表皮生长因子受体 2（human epithelialfactor receptor 2，HER 2）、神经节苷脂 2（gangliosides 2，GD 2）、前列腺特异性膜抗原（prostate specificmembrane antigen，PSMA）、磷脂酰肌醇蛋白聚糖 3（glypican 3，GPC 3）、黏蛋白 1（mucoprotein1，MUC 1）等在研靶点。

三、CAR-T 细胞治疗面临的挑战

CAR-T 细胞治疗虽然取得很瞩目的成就，但是依然存在一定程度的不足，主要包括 CAR-T 细胞生产批次差异大、慢病毒载体递送 CAR 基因的安全性、CAR-T 细胞脱靶效应、CAR-T 细胞输注后的免疫排斥及毒副作用、CAR-T 细胞体内持续时间不足而导致肿瘤复发。这些因素都会导致 CAR-T 细胞治疗效果不佳，对 CAR-T 细胞治疗存在极大挑战，亟待解决。此外，实体瘤治疗中由于肿瘤微环境存在，特异性肿瘤相关抗原缺失等诸多因素导致 CAR-T 细胞无法有效浸润至肿瘤周围或内部，从而无法杀伤肿瘤细胞，CAR-T 细胞在治疗实体瘤领域面临着诸多的挑战。

（一）CAR-T 细胞体外生产工艺复杂

CAR-T 细胞体外生产流程包括外周血获取、单个核细胞分离、T 细胞激活、病毒转染、CAR-T 细胞扩增和质检等，生产全过程需无菌控制，同时防止不同产品之间的交叉污染，整个流程需 2～4 周，其制备过程复杂，耗时且成本较高，这在一定程度上延迟了患者接受治疗的最佳时间。首先，对 T 细胞来源而言，有研究者直接采用患者外周血单个核细胞制备 CAR-T 细胞，也有研究者采用纯化的 T 细胞进行 CAR-T 生产，二者之间的差异尚需深入研究[17]。其次，CAR-T 细胞扩增过程中需借助细胞因子刺激，补充血清或其他营养物质等，对 CAR-T 细胞生产所需原材料有严格要求，且补加时必须保证无菌环境。最后，CAR-T 细胞在输注前，需对内毒素、支原体、化学试剂残余等一系列潜在风险因素进行质检。

（二）病毒递送安全性

目前，已上市的几款 CAR-T 细胞产品均采用病毒载体向 T 细胞递送 CAR 基因，例如 Kymriah、Yescarta 均采用慢病毒作为其载体。以来源于 HIV 的慢病毒载体为例，其主要包含 *Gag*、*Pol*、*Env*、*Tat*、*Rev*、*Vif*、*Vpr*、*Vpu* 和 *Nef* 等

关键基因，每个基因各司其职，在包装质粒的帮助下将外源基因整合至靶细胞基因组，实现外源基因的持续稳定表达。然而，病毒载体依旧存在潜在致癌性，且病毒载体携带基因片段有一定局限性，无法容纳较大基因，同时病毒载体在整合时可能会导致插入突变。FDA 推荐残余 DNA 片段应低于 200 bp，且受 CAR-T 细胞治疗的患者需进行长期随访，以监测病毒载体的副作用，同时，对病毒载体的获取、浓缩、纯化等工艺均需优化。

基于此，目前非病毒载体如转座子系统，包括 piggyBac 转座子（PB）系统（P-BCMA-101）和睡美人（Sleeping Beauty，SB）转座子系统备受研究者青睐。其中在以 SB 作为载体的 CD19 CAR-T 细胞治疗复发难治性 B 细胞淋巴瘤的长期随访中证实该方法高效安全，不良反应低。同样的，在抗白血病治疗中也取得相似效果。此外，采用该系统可精准将外源基因递送至目标区域并且扩增的 CAR-T 细胞以 Tcm 表型为主。

（三）不良反应

CD19 是目前研究最为成熟的肿瘤抗原靶点，主要是其仅在 B 细胞表面表达，其他细胞几乎不表达，且即使 CAR-T 细胞杀伤正常 B 细胞后也可通过补充免疫球蛋白弥补 B 细胞暂时性的发育不全。但并不是所有肿瘤同 B 细胞恶性血液肿瘤一般，它们表达异质性的肿瘤相关抗原，且这些抗原在正常组织表面也大量表达，因此，CAR-T 细胞将正常细胞视为杀伤对象，从而导致脱靶毒性。

此外，临床上常见的 CAR-T 细胞回输后出现细胞因子释放综合征（cytokine release syndrome，CRS）与神经毒性综合征等不良反应，主要原因是 CAR-T 细胞及机体的其他免疫细胞一同释放 IL-1、IL-6、IL-10 等细胞因子导致 CRS。根据患者临床表现，CRS 分为不同等级，如轻度患者表现为全身发热、恶心、头痛等；中度患者表现为呼吸困难、低血压、2 级器官毒性；重度患者则出现 3 级器官毒性并伴有氨基转移酶升高及乏力；极重度则表现为 4 级器官毒性需机械通气，已严重危及生命。而 IFN-γ、IL-1、IL-6、IL-8、IL-10、粒细胞集落刺激因子（granulocyte colony-stimulating factor，G-CSF）、粒细胞巨噬细胞刺激因子（granulocyte-macrophage Colony-stimulatingfactor，GM-CSF）、单核细胞趋化蛋白 1（monocytechemoattractant protein，MCP-1）、干扰素诱导蛋白 10（Interferon induced protein 10，IP-10）等细胞炎性因子导致以嗜睡、疲劳、震颤、视听幻觉、语言表达困难、书写障碍、轻度嗜睡、注意力不集中等为主要表现的神经毒性综合征，严重时可进展为全面失语、大小便失禁、严重意识及运动障碍、癫痫发作和昏迷性脑水肿。根据患者临床表现不同可分为不同等级。

CAR-T 细胞回输治疗后的另一不良反应作用为宿主抗移植物反应，一方面可能由于 CAR 结构中负责识别肿瘤抗原的胞外识别区单链抗体（ScFv）为鼠源；另一方面由于目前 CAR-T 细胞治疗"自体性"属性，制备流程复杂，耗时长，若使用异源 CAR-T 细胞则不可避免地导致移植物抗宿主病（graft versus host disease，GVHD）发生。

（四）CAR-T 细胞耗竭

在肿瘤抗原的持续刺激下，机体的 T 细胞正常效应水平被削减，且自身增殖及存活时间均下调，即 T 细胞处于耗竭状态（PD-1$^+$ TCF-1$^-$ TIM-3$^+$）。当然，CAR-T 细胞也存在相似表征，传统体外扩增的 CAR-T 细胞群体中以效应表型（CCR7$^-$ CD45RA$^-$）为主，与幼稚 CAR-T 细胞（CD45RA$^+$CCR7$^+$）相比，虽然细胞因子分泌能力较强但该群体细胞增殖、自我更新能力极度下降（依赖于 IL-7、IL-15）。同时，抑制性受体程序性死亡因子 1（programmed death 1，PD-1）、细胞毒性 T 细胞淋巴细胞抗原 4（cytotoxic T cell lymphocyte antigen 4，CTLA-4）、T 细胞免疫球蛋白黏蛋白-3（T cell immu-noglobulin mucin-3，TIM-3）、淋巴细胞活化基因 3（lymphocyte-activation gene 3，LAG-3）、T 细胞免疫球蛋白和 ITIM 结构域（T cell Ig and ITIM domain，TIGIT）、CD244（2B4）和 CD160 等在该表型群体细胞中的表达持续增加或同时共同表达多个抑制性受体；效应功能渐进性降低，即 IFN-γ、IL-2、颗粒酶 B 和穿孔素分泌减少；代谢水平发生改变，CAR-T 细胞线粒体活性降低，由氧化磷酸化、脂肪酸氧化转换为糖酵解、谷氨酰胺、支链氨基酸代谢，PI3K-AKT-mTOR 通路活化，储备能力降低。

患者临床反应与 CAR-T 细胞体内扩增高度相关，持续的 CAR-T 细胞存在可控制肿瘤进展。然而回输处于耗竭状态的 CAR-T 细胞后，由于线粒体活性削弱，其在患者体内持续存活时间有限，无法有效维持一定数量效应细胞；临床分离的肿瘤患者 T 细胞活化状态受到影响，进而体内抗肿瘤负荷较低时，其临床反应较佳。此外，CAR 基因融合位点从表观遗传学角度调节 T 细胞耗竭状态而产生不同的临床反应结果。

（五）实体瘤适用性不佳

CAR-T 细胞治疗目前主要应用于恶性血液肿瘤，实体瘤治疗适用性并不理想，临床尚无获批产品。限制 CAR-T 细胞在实体瘤领域应用的可能原因如下：首先，缺乏肿瘤特异性抗原，不同于 CD19，实体瘤肿瘤细胞一般异常表达多个靶点，且这些异常表达的抗原在正常组织中也有表达，例如目前针对神经胶质瘤的研究靶标包括 PSMA、CEA、Her2、GD2、上皮细胞黏附分子 （epithelial cell ad-hesion molecule，EpCAM） 和间皮素 （mesothelin） 等；其次，最主要的因素当属肿瘤微环境，肿瘤相关成纤维细胞 （cancer-associated fibroblasts，CAFs） 是肿瘤微环境中最主要的成分之一，构成肿瘤基质层并释放一些抑制性细胞因子；Treg 细胞、骨髓来源抑制性细胞、M2 型巨噬细胞等免疫抑制性细胞通过分泌 TGF-β、IL-10 或其他细胞因子来负向调节 CAR-T 细胞免疫反应；此外，实体瘤细胞丢失细胞因子受体，逃避免疫细胞监视，CAR-T 细胞无法有效趋化至肿瘤细胞附近，归巢能力受到抑制，而同样的实体瘤治疗中的免疫抑制性受体高表达抑制了 CAR-T 细胞的有效活化，降低其效应能力[18]。

四、CAR-T 细胞耐药应对策略

（一）CAR-T 细胞通用性及安全性

首先，利用基因编辑技术优势，敲除引起 GVHD 的相关基因，实现"现货通用"的 CAR-T 细胞疗法。例如，基于 TALEN 基因编辑技术将 CAR 基因导入 TCRα 位点 （TRACcART），将 IL-12P70 导入 IL2Rα 或 PDCD1 制备的通用细胞有效清除 NSG 小鼠体内肿瘤细胞，且临床首批接受基于此技术制备的 CAR-T 细胞白血病患者已得到缓解，仅出现低程度 GVDH 表现；基于 CRISPR-Cas9 编辑技术将 CD19 CAR 定向递送到 T 细胞受体 α 恒定区 （T-cellreceptor o constant，TRAC） 基因座，该设计不仅获得了通用 CAR-T 细胞，而且增强了 CAR-T 在急性淋巴细胞白血病小鼠模型中的扩增能力以及改善因抗原刺激导致的 CAR-T 细胞耗竭。但也有研究报道，相比于 TCR 敲除组 CAR-T 细胞，内源性 TCR 促进 CAR-T 细胞持续。因此，对于 TCR 基因敲除后对 CAR-T 细胞的影响尚需深入探究。同时，研究者利用 CRISPR - Cas9 技术筛选出 Fas-FasL、p38 等多个新型肿瘤治疗靶点，这一发现将进一步提升过继性细胞治疗适用性[19]。

其次，脐带血及造血干细胞因其天然优势用于血液肿瘤移植性治疗，采用脐带血来源 T 细胞/NK 细胞制备的 CAR-T/CAR-NK 均可有效缓解 GVHD 及 CRS 等不良反应。在一项临床研究中 （NCT03056339），11 位复发难治性 CD19 阳性肿瘤患者接受脐带血来源 CAR-NK 治疗后，8 例患者对 CAR-NK 反应 （73%），其中 4 例淋巴瘤和 3 例 CLL 患者完全缓解，1 例患者部分缓解。

控制 CAR-T 回输后的 CRS、神经毒性等不良反应可通过调节 CAR-T 细胞体内活性达到缓解，例如 Amatya 等设计了一种携带自杀基因 IC9 的 SLAMF7 CAR-T 细胞，主要考虑到 SLAMF7 除在多发性骨髓癌细胞（MM 细胞）中表达外，在诸如 NK 细胞、淋巴细胞中也保持表达。添加自杀基因相当于给 CAR-T 细胞配置"刹车"系统，使 CAR-T 细胞清除 MM 细胞后，通过添加 AP1903 诱导其死亡。

B 细胞发育不全是 CD19 CAR-T 细胞治疗后的另一主要不良反应，尽管临床上采用免疫球蛋白补给治疗，但仍存在一定的风险。

(二) 改善 CAR-T 细胞耗竭状态

CAR-T 细胞耗竭调节主要包括但不局限于如下策略。首先，基因编辑技术敲除或过表达耗竭相关基因，例如敲除细胞因子信号抑制因子 1 (suppressor of cytokine signaling 1，SOCS1) 可促进 CD4$^+$ T 细胞增殖与存活潜能，且体内结果表明抑制 SOCS1 表达可明显改善 CD4$^+$ CAR-T 细胞的持久性和 CD8$^+$ CAR-T 细胞的功效。在第一代或第二代 CAR-T 细胞中敲除 DNA 甲基转移酶 3A (DNA methyltransferase 3A，DNMT3A) 后，其增殖能力显著提升，在接受长期肿瘤抗原刺激时依旧表现出较强毒性，其可能通过抑制 TCF7、CD62L、CD45RA 等记忆 T 细胞基因参与 T 细胞耗竭调控。同样的，敲除或抑制胸腺细胞选择相关的高迁移率族盒 (thymocyte selection associated high mobil-ity group box，TOX)、核受体亚家族 4A (nuclear re-ceptor subfamily 4 group A，NR4A)、正性调控域锌指蛋白 1 (positive regulatory domain zinc finger protein1，PRDM1) 和 CLB 等表达也可有效改善 CAR-T 细胞耗竭状态。其次，优化改善 CAR-T 细胞培养基，包括细胞因子优化与 T 细胞分化的抑制剂两种措施。例如 CAR-T 细胞在 IL-15、IL-21 培养下以记忆性表型为主体，而 IL-2 培养下则以末端效应为主；补加 DNA 甲基转移酶抑制剂的西他滨 (decitabine)，2-脱氧-D-葡萄糖 (2-Deoxy-D-glucose，2-DG) 等均促进低分化 CAR-T 细胞群体形成，有利于 CAR-T 细胞在体内维持自我更新及长期存活特征，从而增加其对肿瘤细胞的清除能力。添加此类物质可能通过对 CAR-T 细胞表观遗传学及代谢水平产生潜在影响。最后，联合新技术筛选与驱动 T 细胞耗竭相关的基因，有研究者发现 CD19-CAR-T 细胞经历了与 T 细胞耗竭相关的 DNA 甲基化编程，因此阻止这一过程可能是提高 CAR-T 细胞疗效的一种有效的措施[20]。此外，有研究者利用 CRISPR 全基因组激活筛选平台 dgRNA-CRISPR，基于小鼠原代 CD8$^+$ T 细胞筛选出能够增强细胞功能的特定基因脯氨酸脱氢酶 2 (proline dehydrogenase 2，ProDH 2)，并构建了 ProDH2 过表达的 CD22-CAR、BCMA-CAR 和 HER2-CAR 等 T 细胞[21]，体内、外试验表明 ProDH2 基因能够增强 CAR-T 细胞的持久性，提高抗多种肿瘤的治疗效果；进一步对 ProDH2 工程化的 CAR-T 进行转录、代谢等研究发现，ProDH2 可重编程脯氨酸代谢途径，促进线粒体的增生，提高 T 细胞的氧化磷酸化水平，降低其糖酵解水平，为 CAR-T 细胞提供了更多的能量，增强 CAR-T 细胞的抗肿瘤能力；同时，针对实体瘤构建共表达趋化因子受体或靶向肿瘤微环境中基质细胞标志物的 CAR-T 细胞，如共表达 CCR7 增加了 CAR-T 细胞向肿瘤细胞周围的迁移与浸润。靶向纤维细胞活化蛋白（fibroblast activation protein，FAP）的 CAR-T 细胞降低了肿瘤血管密度和结缔组织增生，并以免疫非依赖性方式抑制了人肺癌异种移植物和同基因鼠胰腺癌的生长，为开发用于治疗实体瘤的 FAP（＋）基质细胞靶向疗法提供支持。共表达 4-1BB 和 CD40 等一些新的受体，增加 CAR-T 细胞增殖、活化能力，抑制细胞凋亡水平。研究发现源自神经母细胞瘤配对同源异型盒蛋白 2B（paired-like homeobox 2B，PHOX2B）的未突变肽（QYNPIRTTF）在神经母细胞瘤中大量表达，构建靶向 PHOX2B 未突变肽的 PC CAR-T 细胞可特异识别杀伤不同 HLA 类型的神经母细胞瘤细胞，治疗 1 周后小鼠体内神经母细胞瘤细胞完全消退。

（三）提升 CAR-T 细胞敏感性

在 CAR-T 细胞研究过程中发现肿瘤复发的另一重要原因是肿瘤细胞下调靶抗原的表达，CAR 分子表达水平降低或 CAR-T 细胞与肿瘤细胞间免疫突触亲和力不佳。基于此，研究者通过 TCR 工作原理设计出一种新型高抗原敏感性 CAR，他们发现通过在 4-1BB/CD3G 序列中嵌入 CD3e 或生长因子受体结合蛋白 2（growth factor receptor binding protein 2，GRB2）结构域可以使 CAR-T 细胞在较低抗原阈值下激活，且与传统 4-1BB/CD3 相比，该新型 CAR-T 细胞在构建的白血病、淋巴瘤及乳腺癌小鼠肿瘤模型中均展现出优势。有文献发现 CAR-T 细胞中的溴结构域和超末端结构域（bromodomain and extraterminal domain，BET）蛋白会降低 CAR 的表达，采用 BET 溴结构域 JQ1 抑制剂抑制 BET 蛋白的表达，可以减少 T 细胞耗竭，提高 CAR 的表达量并延长 CAR-T 细胞在体内的扩增能力。Halim 等通过优化亲和力方式，筛选出可与 CAR-T 细胞高效结合的靶抗原 ScFv，从而增加 CAR-T 细胞对肿瘤细胞的亲和性并对其杀伤。

（四）CAR-T 细胞代谢水平

CAR-T 细胞代谢途径与其增殖和分化状态息息相关，通过调节 CAR-T 细胞新陈代谢可以提高其肿瘤免疫活性。T 细胞在未接触抗原前，代谢主要依靠氧化磷酸化（oxidative phosphorylation，OXPHOS）和脂肪酸氧化（fatty acid oxidation，FAO）代谢途径提供能量，此时 T 细胞处于幼稚低分化阶段，自我更新能力较强，抗肿瘤能力不佳。当遇到抗原刺激时，TCR 和 CD28 协同激活 T 细胞 PI3K-AKT-mTOR 通路，代谢方式转换为糖酵解、谷氨酰胺和支链氨基酸的分解代谢，导致葡萄糖和氨基酸的摄取增加，满足快速增殖和细胞因子产生的新陈代谢需求，此时 T 细胞具备一定裂解靶细胞能力。低分化 CAR-T 细胞回输后效果优于末端分化状态 CAR-T 细胞。

肿瘤细胞的糖酵解活性可能会限制 CAR-T 细胞对葡萄糖的摄取，对肿瘤微环境的代谢调节可改善 CAR-T 细胞功能。阻断 PD-L1/PD-1 轴可直接抑制肿瘤细胞的糖酵解，恢复 TME 中的葡萄糖，从而促进 CAR-T 细胞的糖酵解和 IFN-γ 的产生。GLUT1 抑制剂或生酮饮食在不损伤 CAR-T 细胞功能的前提下抑制肿瘤细胞葡萄糖代谢。缺氧和营养不足是肿瘤微环境的主要特征。营养缺乏，尤其是氨基酸，如色氨酸，能够激活调节 T 细胞活性的综合应激反应。吲哚胺 2，3 双加氧酶（indoleamine 2,3-dioxygenase1，IDO）是一种细胞内酶，可以催化色氨酸降解为犬尿氨酸。肿瘤微环境内的肿瘤细胞和骨髓细胞过表达 IDO，会导致 T 细胞增殖和存活受阻，使用 miR-153 抑制结肠癌细胞中 IDO 的表达后，CAR-T 细胞毒性增加。TGF-β 参与 T 细胞糖酵解和 OXPHOS，采用 CRISPR/cas9 技术敲除 CAR-T 细胞内源性转化生长因子—β 受体 Ⅱ（transforming growth factor-β receptor Ⅱ，TGF-βR2）后，Treg 转化降低，CAR-T 细胞的耗竭缓解。

近年来，肿瘤免疫疗法在临床的应用极大程度地提升了肿瘤患者的生活质量，CAR-T 细胞疗法为血液肿瘤患者的治愈带来了曙光，借鉴并联合新兴技术有望进一步拓展 CAR-T 细胞疗法的适用性。

（1）TCR-T 与 CAR-T 技术联合应用　有研究者将抗原的 ScFv 偶联在 TCR 上制备的 TRuC-T，该设计保持了原有的 TCR 序列，识别肿瘤时不受 HLA 限制。TRuC-T 细胞毒性与 CAR-T 细胞相近其至超越 CD28/4-1BB CAR-T 细胞，并且在小鼠淋巴瘤及白血病血液肿瘤模型中均展现潜在的抗肿瘤活性。

（2）新兴技术和制备工艺联合应用　Novartis 公司采用 T-ChargeTM 工艺制备的新型抗 BCMA CAR-T 细胞（PHE885），与传统技术相比，需要不到 2d 的时间就可以生成功能性的 CAR-T 细胞，并且保留了原始/干细胞记忆 T 细胞（Tscm）（CD45RA$^+$CCR7$^+$），极大程度地改变了 CAR-T 细胞耗竭水平。

（3）免疫检查点抑制剂与 CAR-T 疗法联合应用　有研究者采用 shRNA 技术同时下调两种检查点分子（包括 PD-1/TIM-3、PD-1/LAG-3、PD-1/CTLA-4、PD-1/TIGIT），结果显示在 PD-1/TIGIT 同时敲除后起到协同促进 CD19 CAR-T 细胞对白血病肿瘤细胞的清除。机制上，下调 PD-1 增强了 CAR-T 细胞效应分子分泌能力，而 TIGIT 的下调则主要负责维持 CAR-T 细胞低分化/耗竭状态，对其安全性评估后开展一项复发或难治性大 B 细胞淋巴瘤成人患者的临床试验以验证该设计的临床疗效（NCT04836507），最新发现蛋白酪氨酸磷酸酶 1B（protein tyrosine phosphatase 1B，PTP1B）是一种新的免疫检查点分子，其在 T 细胞中高表达抑制 T 细胞扩增与细胞毒性，从而促进肿瘤发展，当敲除 PTP1B 后 STAT5 信号增加，从而增强了 CD8$^+$T 细胞的抗原依赖性增殖与毒性并抑制肿瘤细胞生存活性。采用 PTP1B 抑制剂同样再现了 T 细胞介导的肿瘤生长抑制，同时影响 PD-1 阻断治疗。CAR-T 细胞敲除该基因后对抗实体瘤（肝癌、乳腺癌）的疗效均得到提升。

（4）小分子抗癌药物与 CAR-T 疗法联合应用　将 CAR-T 细胞作为药物递送载体。采用 CAR-T 细胞递送无活性的前体抗癌药物 AMS 于肿瘤细胞周围，经改造后的 CAR-T 细胞称之为合成酶武装杀伤细胞（synthetic enzyme-armed Killer cells，SEAKER），兼备 CAR-T 细胞的靶向能力与小分子抗癌药物双重效果，SEAKER 中的 CAR-T 细胞扮演着"即时药物生产"角色。采用 CAR-T 细胞递送一种 RN7SL1 的内源性 RNA 和外来抗原。RN7SL1 模拟了病毒 RNA，当 CAR-T 细胞到达肿瘤细胞周围时释放 RN7SL1，可被先天免疫细胞 NK 和 DC 等细胞识别，活化刺激机体自身 T 细胞参与肿瘤免疫反应，同时 CAR-T 细胞递送的外来抗原被锚定于肿瘤细胞，进一步增加机体 T 细胞寻找逃避 CAR-T 细胞监视的肿瘤细胞，CAR-T 细胞与机体自身 T 细胞可协同清除肿瘤细胞，尤其是实体瘤细胞。

（5）CAR-T 细胞治疗领域的拓展　采用 CAR-T 细胞疗法治疗心肌纤维化相关疾病，在治疗过程中虽然心肌纤维化得到了改善，但由于该 CAR-T 细胞可在体内存活数月甚至数年，持续攻击全身范围的成纤维细胞，从而导致伤口难以愈合，因此导致 CAR-T 细胞治疗弊大于利。借鉴 mRNA 疫苗治疗理念，研究者设计了一款更可控、程序更简单的 CAR-T 细胞治疗技术，即 mRNA 递送。该 mRNA 编码靶向成纤维细胞表面的 FAP，同时将 mRNA 与附着靶向 T 细胞表面 CD5 分子的脂质纳米颗粒融合。注射该 mRNA 后，其成功在体内编码 CAR-T 细胞，但是不同于慢病毒递送 CAR 基因，该"CAR-T 细胞"中 mRNA 未整合到 T 细胞基因组，因此这些 CAR-T 细胞攻击心肌纤维细胞后仅仅数天便消失，在改善心力衰竭的同时也规避了对其他纤维阻滞的攻击。

总之，CAR-T 细胞治疗及基于 CAR-T 细胞治疗的新兴技术均具有非常大的应用前景，通过不断地优化调整设计方案，最终将适用于广泛的疾病治疗，为更多患者带来希望，提升人类生活质量[22]。

五、CAR-T目前存在问题和发展前景

虽然CAR-T细胞临床试验和应用越来越多，而且在许多疾病的治疗防范中取得了一定的临床效果和突破，但作为一种目前最新的过继性免疫细胞疗法，现在还有很多实际应用问题亟须解决。

1.CAR-T细胞疗法的生物学毒性

CAR-T细胞疗法毒性反应的主要潜在机制包括：CAR-T细胞攻击共表达肿瘤抗原的正常组织或器官，例如，抗CD19的CAR-T细胞攻击损伤正常B细胞，甚至可导致B细胞耗竭；在某些不可预知的情况下，即使未表达CAR细胞的靶抗原，若正常组织所带细胞表面标记与靶抗原存在结构或序列的部分相同（或相似），CAR-T均可以通过交叉反应机制损伤正常组织；CAR-T输注或化疗预处理造成的急性过敏反应和肿瘤细胞大量死亡后引起肿瘤溶解综合征（tumor lysis syndrome，TLS）；淋巴细胞在治疗后大量活化、溶解并释放大量细胞因子所造成的细胞因子释放综合征（cytokine release syndrome，CRS）；CAR-T细胞输注后由于CRS及其他不明原因造成的神经毒性；基因治疗的载体（慢病毒等）通过插入突变机制，可能引起人体内自发复制、增殖并导致第二肿瘤的发生。

（1）脱靶效应（off target effect）　CAR-T细胞临床应用的首要问题是脱靶效应[23]。脱靶效应指CAR-T细胞不仅会杀伤表达靶向抗原的肿瘤细胞，而且也会对表达靶向抗原的人体正常细胞造成伤害。例如，靶向以CD19为抗原的CAR-T细胞在治疗B细胞恶性肿瘤的过程中，在消灭B淋巴细胞瘤的同时，也会杀灭血液中整个B细胞，导致B细胞发育不全，B细胞缺乏引起低丙球蛋白血症，可通过注射丙球蛋白来缓解。然而，采用其他正常细胞广泛低表达，肿瘤细胞高表达的抗原如HER2、CEA等，会导致患者因自身免疫性疾病而死亡。如在用CAIX-CAR-T细胞治疗3例转移肾癌的患者时，有2例发生了肝中毒，因为CAIX表达于肾细胞癌和胆道细胞中，CAR-T细胞不仅杀伤肾细胞癌，还杀伤了正常的胆道细胞，导致严重的肝中毒。如果靶抗原分子是严格的肿瘤特异性表面分子，就可避免脱靶效应的发生，但真正的肿瘤特异性分子到目前还非常少，因此，寻找特异表达于肿瘤细胞表面的靶抗原是CAR-T技术应用的首要任务。但肿瘤细胞的基因常常不稳定，一旦靶抗原丢失也会逃逸CAR-T的识别。

（2）细胞因子释放综合征（cytokine release syndrome，CRS）　CRS是患者注射CAR-T细胞后，体内IFN-γ、TNF-α、IL-1β、IL-2、IL-6、IL-8和IL-10迅速上升，这些炎性介质促发急性炎症反应，并诱导上皮及组织损伤，导致微血管渗漏。临床表现主要包括发热、疲乏、头痛、癫痫、恶心寒战、呼吸困难、急性

呼吸窘迫综合征、低血压、急性血管渗漏综合征、心动过速、肝功能损害和肾功能衰竭等症状。其中，发热是最常见的细胞因子释放综合征的症状。CRS 的出现非常迅速且是致命的，可能会出现持续高热，继而血压过低、肾衰竭、最终死亡。因此，在 CAR-T 细胞输入时应预防 CRS 的发生。研究发现，CRS 的发生与 CAR 结构、肿瘤负荷及类型以及患者基因多态性相关，可通过设计安全的 CARs 并严格限制每次输注的细胞数量来降低发生风险。糖皮质激素及细胞因子拮抗剂具有减少 CAR 相关死亡的作用[24]。

（3）过敏反应和神经毒性（anaphylaxis and neurologic toxicities） 在 CAR-T 治疗胸膜间皮瘤患者的临床试验中，一位接受过多次自体 CAR-mesothelin 输注的患者，在第 3 次输注结束后 1min 内，出现严重的过敏反应，导致心搏骤停。另有少数急性淋巴细胞白血病患者在接受针对抗 CD19 的 CAR-T 细胞治疗过程中会出现谵妄、语言障碍、无动性缄默或癫痫等神经毒性症状。这些症状通常是自限性的，无须干预可自行缓解，且没有后遗症。现在 CAR-T 的这两种生物学毒性发生机制未明，仍待探讨[25]。

（4）转染载体的缺陷（limits of transfection vectors） 为获得稳定高效转染，CAR-T 目前仍以使用病毒类载体为主。然而病毒载体存在插入突变、成瘤风险等缺陷。非病毒载体的转染方式，比如 mRNA 转染可望成为解决途径之一[26]。

2. CAR-T 细胞疗法的发展趋势

（1）提高 CAR-T 细胞治疗特异性 针对 TSA/TAA 的有效靶向问题，需要根据不同的抗原表达情况和癌种的不同，选择不同的 ScFv。例如，针对 NY-ESO/CD19 等特异性较高的抗原，可以采用高亲和力 ScFv 实现对 CAR 提供较强的结合力从而使其更迅速地激活启动的杀伤，而对于肿瘤特异性较高表达的 TAA，适宜采用中等亲和力的 ScFv 以实现降低脱靶作用等不良反应的发生。与此同时，由于实体瘤常常同时表达多个肿瘤抗原，可以通过设计多个抗原复合的 CAR 结构，识别抗原组合，能够提高杀伤的特异性，比如使用同时靶向抗原 ErbB2 和 MUC1 的 CAR-T 细胞治疗乳腺癌。双特异性 CAR 除了需要两个肿瘤抗原的存在，也可以选择一个肿瘤抗原的存在和另一个健康细胞抗原的不存在条件下激活 T 细胞。经证实，这样的方法提高了前列腺癌临床前模型中的特异性。另外，间质细胞是肿瘤微环境的重要组分，直接影响肿瘤细胞，且基因表达稳定，故有研究选择基质细胞作为攻击对象，间接作用肿瘤细胞，以应对肿瘤细胞基因的不稳定突变。

肿瘤微环境中的信号也可能被用来协助 CAR-T 细胞区分癌变组织和健康组织。近期，Cellctis 公司发布了一种设计携带氧气敏感性结构域的 CAR 的方法，这种氧气敏感性结构域使得 T 细胞仅在低氧环境中才发挥作用；低氧环境是高达 50% 的实体瘤的一个特征。CytomX 公司的 Probody 抗体技术利用一种掩蔽肽（masking peptide）遮盖住一种治疗性抗体的靶标结合区，这种掩蔽肽仅能够被肿瘤微环境独特的蛋白酶降解，这种技术旨在避免结合到正常组织上。让活性抗体聚集在肿瘤组织中，允许我们延长治疗窗口，或者在可能不存在治疗窗口的情形下，创建一个治疗窗口。

（2）胞外单链抗体的人源化问题　临床应用中的 CAR-T 细胞治疗已经明显证明，采用鼠源性的胞外单链抗体序列将导致 CAR-T 细胞回输至患者体内后很快因为免疫原性而导致免疫排斥和清除，这是导致部分临床试验效果较差的原因。所以今后对胞外单链抗体进行人源化改造，或者直接采用全人源化抗体库筛选靶点进行匹配，从而依托精准医疗方案指导 CAR-T 应对更多特异性靶点，以及提高体内疗效，将是一个趋势。

（3）提高实体瘤的治疗效果　CAR-T 细胞治疗主要在血液肿瘤治疗中取得了阶段性的突破，其在肿瘤研究领域有巨大的潜在价值。目前的主要任务之一是提高 CAR-T 细胞在实体肿瘤中的治疗效果。效应 CAR-T 细胞归巢至肿瘤组织是发挥其抗肿瘤功能的先决条件，也是实体瘤治疗中的研究难点。通过基因编辑使 T 细胞表达特定的趋化因子受体，可有助于 T 细胞归巢。研究发现，表达 CCR4 的 T 细胞能通过识别霍奇金淋巴瘤的标志物 CD30 定位到肿瘤组织；表达 CCR2b 的 T 细胞能更好地靶向治疗神经母细胞瘤。找出引导 CAR-T 靶向肿瘤的趋化因子，有助于实体瘤中 CAR-T 的定位。实体瘤微环境中存在大量的免疫抑制细胞、内皮细胞、成纤维细胞及细胞外基质分子、细胞因子，它们与肿瘤细胞一起，编织成巨大的免疫抑制网络，阻碍 CAR-T 细胞的进入和功能发挥。为克服肿瘤环境中免疫抑制因素的干扰，需要进一步改进 CAR-T 细胞的基因编辑，目前的策略有：CAR-T 表达 TGFB 受体的显性位点负向结构，用以拮抗 TGFβ 的抑制作用；靶向 NKG2D 来识别免疫抑制细胞 MDSCs、Treg 等表达的 NKG2D 配体；降低对 Fas 诱导凋亡的敏感性以及促进存活基因 Bcl-XL 的表达等。2014 年，FDA 已批准 PD-1/PD-L1 中和抗体用于部分实体瘤的治疗，联合使用免疫调节点中和抗体与 CAR-T 细胞，能抵抗肿瘤的免疫抑制，增强抗肿瘤免疫。最近出现的 TRUCKs 能够增加肿瘤微环境中 IL-12 的表达，下调免疫抑制细胞，进一步激活广泛的抗肿瘤免疫，提高杀伤能力。

（4）降低 CAR-T 细胞的生物学毒性　降低 CAR-T 细胞生物学毒性的一种标准的方法是服用托珠单抗等非针对性的免疫抑制药物来降低炎症，但是研究人员如今正在开发更加复杂的技术以便在抑制免疫功能时，能够更加精细地控制。如位于美国休斯敦市的 Bellicum 制药公司开创性地开发出一种"自杀开关",即 CaspaCIDe。经基因改造后,T 细胞能够携带这种自杀开关。这种自杀开关由一种参与程序性细胞死亡的酶和一种小分子激活物 rimiducid 组成。编码这种酶的基因在体内经转导后,被导入到患者的 T 细胞中。当患者的严重不良反应出现时,临床医师能够让这些患者服用 rimiducid,从而在 30min 内触发这些修饰的 T 细胞自我摧毁。这种技术已被应用到该公司的先导候选疗法 BX-501 之中。BX-501 是一种使用部分匹配的供者 T 细胞(比如来自患者的父亲)的疗法,它当前正在白血病、镰状细胞疾病等血液疾病儿童患者当中接受评估。

(5)通用型 CAR-T 产品　CAR-T,其前期发展作为一种免疫细胞治疗技术,得益于其天然具有的免疫杀伤作用和后天经过改造赋予的靶向识别优势,这种经过基因修饰后的自体细胞在体外培养激活后再回输给患者,如今的技术,已经能够使其作为一种活的药物,给特定的肿瘤患者带来生存希望并极大地提高生活质量,减少类似于放化疗所遭受的痛苦。与此同时,因受限于免疫系统自身的某些限制性因素,如异体回输时由于免疫原性等原因导致的免疫排斥,移植物抗宿主反应(GVHD)等,这将限制该技术广泛性和便捷性应用,同时也在一定程度上提高了该技术的成本,另外,对于一些经过多次放化疗而摧毁免疫系统或者使 T 细胞功能弱化的肿瘤患者,其自体的 T 细胞是不适合制备 CAR-T 进行肿瘤治疗的。所以,通用型 CAR-T 技术将是今后的一个方向,在基因编辑技术如 CRISPER-Cas9 等的进步下,如果能够实现对健康供体来源的 T 细胞 TCR 及其他导致不同个体间免疫原性的基因的敲除,将会使 CAR-T 这一技术真正成为一种活的药物,进而能够广泛而方便地供合适的患者使用,并极大地降低成本。

3. 新型 CAR-T 细胞疗法研究

(1)多靶点 CAR-T 细胞　多靶点 CAR-T 细胞的设计策略包括:①将带有不同 ScFv 的 CAR 分子转入同一个 T 细胞,即并联排列的双/多特异性 CAR-T 细胞;②将两种或多种 ScFv 表达在一个 CAR 分子上再转入一个 T 细胞,即串联排列的双/多特异性 CAR-T 细胞。双靶点 CAR-T 细胞的出现旨在解决肿瘤靶抗原在治疗后丢失的问题,以减少 CAR-T 细胞治疗后复发。

多项临床试验证明了多靶点 CAR-T 细胞治疗的有效性及安全性。一项针对 B-NHL/CLL 患者的 CD19/CD20 双靶点的 CAR-T 细胞临床研究结果显示,患者总反应率达 82%,完全缓解率达 64%,3 级及以上 CRS 发生率为 5%,无 3 级及以上神经毒性反应发生[27]。另一项针对 B 细胞性血液系统恶性肿瘤的 CD19/CD22 双靶点的 CAR-T 细胞临床研究,B-ALL 患者总反应率达 100%,完全缓解率达 88%;大 B 细胞淋巴瘤患者总反应率达 62%,完全缓解率达 29%[28]。针对

MM 的双靶点治疗策略包括 CD19/BCMA、BCMA/CD、BCMA/TACI、BCMA/CS1（NCT04662099）等。一项 BCMA/CD38 双靶点的 CAR-T 细胞的 I 期临床试验结果表明，87% 的患者无微小残留病灶（mininal residual disease，MRD），52% 的患者达到严格的完全缓解，患者中位无进展生存时间为 17.2 个月，CRS 发生率为 87%（3～4 级 CRS 发生率为 22%），无神经毒性反应发生。

上述研究中，双靶点 CAR-T 细胞仍无法完全解决 CAR-T 细胞治疗后复发的问题，且 CAR-T 细胞在体内作用的持久性仍有待提高。对 CAR 结构进一步改造以及探索新靶点可能是未来研究的方向。

（2）通用型 CAR-T 细胞　目前上市的 CAR-T 产品均为自体细胞来源，而自体来源的 CAR-T 细胞产品存在以下局限性：①经过多线治疗的患者细胞通常处于低免疫水平状态，制备过程中难以采集足够数量的健康免疫水平的外周血 T 淋巴细胞因而导致产品质量下降；②自体 CAR-T 细胞不能大规模生产，使用次数及剂量受限于患者自身情况；③自体 CAR-T 细胞从采集到回收需要一定的时间，有可能导致患者错过最佳治疗时间；④CAR-T 细胞中易混入患者自身肿瘤细胞。因此，通用型 CAR-T 细胞将成为重要发展方向。通用型 CAR-T 细胞的 T 淋巴细胞来源于健康供者，在制备过程中使用基因编辑手段敲除 T 细胞受体 α/β 链、人类白细胞抗原等与免疫排斥反应相关的重要基因，从而有效减少异体 CAR-T 细胞的免疫原性。通用型 CAR-T 细胞作为第五代 CAR-T 细胞产品，具有可工业化生产、质量稳定、成本低、适用范围广、周期短等无可比拟的优势，是未来免疫治疗技术的必然趋势。

在一项 UCART19 国际多中心 I 期临床试验中，利用转录激活因子样效应物核酸酶技术敲除了 T 淋巴细胞上编码 T 细胞受体 α 恒定链和 CD52 的基因，得到通用型 CD19 靶向的 CAR-T 细胞（UCART19），应用于复发/难治 B-ALL 患者[28]。

该研究共纳入 7 例儿童患者和 14 例成人患者，结果显示，其中 14 例（66.7%）达完全缓解或未达血液学完全恢复的完全缓解，总生存时间和无进展生存时间达 6 个月的患者的比例分别为 55% 和 27%；患者 CRS 发生率为 91%，其中 3～4 级 CRS 发生率为 14%，1～2 级神经毒性反应发生率为 38%（无 3～4 级神经毒性反应发生）；32% 的患者发生 4 级长期血细胞数减少；2 例患者分别死于中性粒细胞缺乏性脓毒血症和持续血细胞减少引起的肺出血。利用 CRISPR/Cas9 技术敲除 TRAC 位点及 CD52 基因，并使用慢病毒转染 CD19/CD22 双靶点的 CAR 及"自杀开关"RQR8，应用于复发/难治 B-ALL 患者[29]。I 期临床试验结果显示出良好的疗效及安全性，患者完全缓解率达 83.3%（5/6），且无移植物抗宿主疾病、免疫效应细胞相关神经毒性综合征及死亡病例，可发生 3 级 CRS 但可控。

（3）多能干细胞来源 CAR 功能细胞 通用型 CAR-T 细胞虽然可以在一定程度上解决自体 CAR-T 细胞的局限性，但使用异体同种 T 淋巴细胞作为来源，CAR-T 细胞的大规模产业化仍会受到限制，而 iPSC 技术成为解决这一问题的重要手段。通过共表达 OCT3/4、SOX2、KLF4 和 c-myc，几乎所有体细胞均可重编程为多能干细胞。通过对这些重编程的多能干细胞进行体外分离和筛选，可以挑选出基因编辑效率相对最高的单克隆作为基因编辑细胞库的来源。经过基因编辑的 iPSC 在一定的条件下可在体外分化为肿瘤特异性 T 细胞、NK 细胞和巨噬细胞，成为可用于免疫治疗的产品。

国际上第一个使用 iPSC 技术生产 CAR-T 细胞的团队来自美国纪念斯隆-凯特琳癌症中心（MSKCC），其诱导产生的 CAR-T 细胞表型更类似于外周血中的 γδT 细胞，在小鼠体内验证了其抗肿瘤效果。目前，已有 iPSC 来源的 CAR-T 细胞产品 FT819（美国 Fate 公司开发）进入 I 期临床试验（NCT04629729）。

源自 iPSC 的免疫细胞为开发真正可标准化生产和更具成本效益的 CAR 介导的免疫治疗提供了可能，免疫细胞的多次给药也可能实现。但在临床实践中安全性仍是一个重要问题，因为 Yamanaka 因子本身具有致癌性，且 iPSC 存在基因组不稳定性，所以细胞产品中掺杂的未完全分化的 iPSC 会带来畸胎瘤或其他肿瘤风险。另外，须进一步开发和改善简单快捷、稳定可重复的细胞治疗技术。毋庸置疑，未来 iPSC 来源的 CAR 功能细胞将会成为细胞免疫治疗的一大方向[30]。

第四节 PD-1/PD-L1 在肿瘤细胞免疫治疗中的应用

一、PD-1/PD-L1

1992 年 Y. Ishida 及其团队在研究细胞凋亡过程中发现肿瘤免疫环境内还存在一种特殊受体，并将这种抑制 T 细胞免疫活性的分子命名为细胞程序性死亡受体 1（programmed cell death protein 1，PD-1）。2000 年 Y. Ilshida 联合哈佛大学医学院丹娜法伯癌症研究院共同发表了以 PD-1 肿瘤免疫理论为基础的重要论文，继抑制 T 细胞免疫活性的受体分子后又发现 B7 蛋白家族配体细胞程序性死亡配体 1（programmed cell death 1 ligand 1，PD-L1），阐述了 PD-1/PD-L1 参与调控 T 细胞分泌细胞因子的作用过程[31]。

如今肿瘤免疫治疗多采用抑制免疫检查点（immune checkpoint）和过继性细

胞疗法（CAR-T、CAR-NK、TART、ILs），PD-1/PD-L1 作为最有代表性的免疫检查点一直是肿瘤免疫研究领域的热点。免疫检查点作为调节 T 淋巴细胞效应功能的免疫抑制位点，以共抑制分子形式存在于肿瘤免疫全过程。靶向 PD-1 或其配体 PD-L1 在晚期癌症患者的巨大治疗潜力[32]。

　　免疫抑制分子 PD-1 受体相对分子质量小，作为具有 IgV 样结构域的跨膜蛋白主要在 T 细胞表面发挥作用。研究发现，PD-1 在 T 淋巴细胞、B 细胞和自然杀伤细胞过表达，当 T 淋巴细胞接受肿瘤细胞表面 PD-1 配体 PD-L1（CD279，B7）发出的刺激信号后与 PD-1 结合，立即在免疫环境中发挥监测标志物功能，帮助肿瘤细胞躲避免疫监视。PD-1 参与肿瘤免疫时第二种 PD-1 配体 PD-L2 和同属 B7 家族的跨膜蛋白受体 B7-1 与 PD-1 相互作用也会传递抑制肿瘤免疫识别的信号因子，因此在 PD-1/PD-L1 肿瘤免疫研究中要尽量减少其他因素对研究结果的影响。另外，肿瘤微环境（tumor microenvironment，TME）中存在 IL-2、IFN-γ 等细胞炎症因子诱导 PD-L1 异常表达，加速 PD-L1 与 PD-1 相互作用，竞争性阻断 T 淋巴细胞免疫活性，最终使 T 细胞耗竭无法完成免疫调节。PD-1/PD-L1 肿瘤免疫疗法临床效果明显，能够延缓癌症发展同时延长药物分子在体内的作用时间，诊疗过程方便易掌握，不良反应也明显小于传统治疗手段。

二、PD-1/PD-L1 在肿瘤免疫中的应用

1. PD-1/PD-L1 单克隆抗体

　　基于免疫检查点 PD-1/PD-L1 的特殊机制，药物研发团队利用单抗药物的分子靶向原理以肿瘤免疫理论为依据研发出 PD-1 和 PD-L1 单抗。作为免疫检查点抑制剂，PD-1 单抗通过减少释放 PD-1/PD-L1 结合产生的刺激信号降低免疫 T 细胞活性，增加 T 细胞对肿瘤细胞的攻击，恢复 T 细胞免疫抑制；PD-L1 单抗则利用药物分子优先靶向肿瘤细胞表面 PD-L1 的原则，减少癌症细胞释放负向调节免疫系统信号因子，放弃对 T 细胞的抵抗。为了提高免疫细胞对肿瘤细胞的识别效率，完全阻断 PD-1/PD-L1 肿瘤免疫信号，药物研发团队致力于免疫检查点抑制剂的开发与创新，目前经 FDA 和 CFDA 获批进入临床应用的 PD-1/PD-L1 抑制剂都是单抗药物，其中 PD-1 单抗包括默沙东旗下的 Keytruda（K 药）和百时美施贵宝公司的 Opdivo（O 药），PD-L1 单抗包括罗氏的 Tecentriq（T 药）、默克公司的 Bavencio（B 药）和阿斯利康旗下的 Imfinzi（I 药）。2019 年国内首款 PD-L1 单抗 Durvalumab（度伐利尤单抗）投入市场，2021 年 6 月 PD-1 单抗特瑞普利单抗（JUPITER-02）的临床研究成果成功作为第一个入选美国临床肿瘤学会年会的中国创新药物研究。

PD-1 单抗发展历程中，O 药和 K 药是最早经 FDA 获批认证的抗 PD-1 临床用药，通过Ⅲ期临床试验数据分析发现 Keytruda 单抗毒性较低，能够明显延长非小细胞肺癌和晚期黑色素瘤患者的无进展生存期和总生存期。威尔康奈尔医学院研究团队通过对晚期非小细胞肺癌患者进行临床试验发现，使用 Opdivo 单抗后患者中位总生存期延长，总生存率提高[33]。2018 年 O 药和 K 药通过中国国家药品监督管理局批准，正式成为我国癌症患者抗 PD-1/CTLA-4 临床治疗药物。2018年 12 月首款国产 PD-1 单抗特瑞普利单抗在国内上市，通过临床适应证分析发现特瑞普利单抗在黑色素瘤和难治性晚期恶性实体瘤中具有良好耐受性和抗肿瘤活性。次年恒瑞医药研发的 PD-1 单抗卡瑞利珠单抗以药物预估年治疗费用低于 K药 70％的优势成功占领中国市场，卡瑞利珠单抗的推广使更多癌症患者接受免疫治疗，也为更多患者减轻经济负担。随着难治性经典型霍奇金淋巴瘤 PD-1 单抗信迪利单抗（商品名：达伯舒）和赛帕利单抗在国内上市，越来越多国产单抗将满足临床治疗需求，为更多癌症患者带来治愈希望。

2. 双免疫治疗

免疫系统中，PD-1/PD-L1 与免疫抑制分子 CTLA-4 共同作为共抑制受体在肿瘤免疫中发挥免疫抑制功能。与 PD-1/PD-L1 肿瘤免疫机制不同，免疫抑制分子 CTLA-4 在外周血和淋巴结、脾脏等二级免疫器官中表现出 CD28 高度同源性，不仅与活化的 B 细胞 B7 反受体结合，还接受 T 细胞抗原受体（TCR）协同刺激信号促进 T 细胞活化，最终与 B 细胞和 T 细胞共同参与免疫系统负向调节。研究发现在癌症患者外周血单核细胞中 CTLA-4 和 PD-1 过表达被抑制后，二者在肿瘤免疫环境中协同发挥诱导 T 细胞免疫应答功能。对 NSCLC 患者进行 CTLA-4抑制剂 Ipilimumab 单抗和 PD-1 抑制剂 Nivolumab 单抗联用，相比于化疗组抑制剂联用患者无进展存活率和总生存期中位数增加，治疗相关不良事件比率降低，所以适当采用抗 CTLA-4 与抗 PD-1 免疫疗法组合联用在癌症治疗研究中意义重大[34]。

在非小细胞肺癌 TILs 和血液中的 PD-1+ T 细胞亚群具有不同的组成和功能，深入了解这些变化，特别是 Tscm 细胞亚群的特征，对以免疫疗法为基础的NSCLC 的治疗具有重要意义[35]。将抗 PD-1/PD-L1 与过继性细胞疗法 CAR-T 结合，采用 PD-L1-CAR-T 双重治疗的组合方式促进机体恢复正常免疫识别功能，维持免疫系统稳定状态。但 PD-LI-CAR-T 双重免疫疗法联用目前只适用于非小细胞肺癌的初步研究阶段，尚未证明具有广泛适用性[36]。

3. PD-1/PD-L1 单抗联用其他疗法

肺癌作为发病率高、死亡率高的恶性肿瘤，在晚期肺癌患病人群中仅有 20％

患者对手术或放化疗治疗有响应，其余患者即使接受治疗也无法改善病灶转移和死亡的结果。另外在结肠癌、乳腺癌中还可以采用 PD-1/PD-L1 单抗与靶向治疗联用方案，亮点在于通过靶向转录调节因子激活或抑制细胞代谢上下游关键信号通路，共同激活 T 细胞发挥肿瘤免疫功能，抑制肿瘤发生发展。参与联用的经典信号通路转录调节因子有 VEGF、STAT3、NF-kB、TGF-β 等，相比于单独使用靶向治疗药物联用抗 PD-1 或抗 PD-L1 能够观察到更好的抗肿瘤治疗效果。

4. PD-L1 小分子抑制剂

免疫检查点抑制剂根据化合物分子大小和作用机制不同分为大分子单抗（如 PD-1 单抗、PD-L1 单抗）和非单克隆抗体，其中非单克隆抗体主要包含小分子抑制剂、环肽类抑制剂和其他大环类化合物。PD-1 单抗、PD-L1 单抗由于只能识别细胞结构表面受体无法直接作用于细胞内，导致药物吸收速度变缓，药物半衰期和组织滞留时间延长，临床治疗中采用静脉注射的给药方式更加降低了药物利用度，由于单抗本身存在免疫局限性，长期使用可能造成获得性耐药的情况。尽管单抗是目前临床抗 PD-1、抗 PD-L1 的常用抑制剂，但在 PD-1/PD-L1 免疫治疗中还存在局限性，需要与其他疗法联用提高治疗效果。相比于大分子单抗，小分子抑制剂相对分子质量小、理化性质稳定，直达病灶减少药物进入细胞内甚至核内的时间，提高患者治疗效果的同时减少药物免疫排斥产生的免疫有关不良反应。药代动力学分析表明小分子抑制剂可以从根本上提高药物代谢稳定性，延长药物半衰期，具有治疗成本低，患者负担小的优势。

在分子结构中，跨膜蛋白 PD-L1 以二聚体形式参与 PD-1/PD-L1 结合，在胞外表现出明显的 IgV 和 IgC 样结构域分区，C 端尾部的氨基酸残基（Tyr56、Glu58、Arg113、Met115、Tyr123、Ala121、Asp122 等）在与受体 PD-1 结合时发挥重要作用。基于药物分子结构域特点和化合物稳定性，可将小分子抑制剂分为磺胺间甲氧嘧啶和磺胺甲噻二唑类、联苯杂芳基联苯类、二唑及噻二唑类、苄苯醚类和咪唑并吡啶杂环类。目前关于小分子药物的肿瘤免疫治疗研究成果还需要长期临床试验进行验证，虽然许多 PD-1/PD-L1 小分子抑制剂还处于药物分子结构创新阶段，但初步探索成果已经展现出明显优势，说明免疫检查点小分子抑制剂在肿瘤免疫中具有重要发展前景。

PD-1/PD-L1 肿瘤免疫疗法是癌症治疗领域最热门、期望度最高的治疗方法之一，在延长患者生存期、改善患者预后方面效果显著。抑制 PD-1/PD-L1 相互作用能够保护机体免疫，减少 T 细胞耗竭。PD-1/PD-L1 肿瘤免疫治疗无论单独使用还是联用，都能明显缓解患者病情发展，提高患者生存质量。PD-1/PD-L1 小分子抑制剂虽然处于药物分子结构创新阶段，但其在肿瘤治疗中已具有明显优势，通过不断深入研究 PD-1/PD-L1 小分子抑制剂在肿瘤免疫治疗中的作用机制，将 PD-1/PD-L1 肿瘤免疫疗法更多投入临床应用，一定能够改善癌症患者的生存质量，为广大癌症患者带来治愈希望，展现出广阔的应用前景。随着肿瘤免疫疗法的深入研究，PD-1/PD-L1 在肿瘤免疫中的发展也将面临更多挑战，如长时间使用 PD-1/PD-L1 小分子抑制剂是否会发生耐药、怎样提高药物口服利用度、如何拓宽联用治疗适应证范围、能否从中医理论和肿瘤免疫理论多角度出发提高治疗效果等。另外，在 PD-1/PD-L1 小分子药物的研究中可以尝试蛋白降解或抑制 PD-1/PD-L1 转录翻译过程直接抑制 PD-1/PD-L1 结合，提出 PD-1/PD-L1 小分子抑制剂联用的新方案为肿瘤免疫发展开辟新途径。

第五节 新型肿瘤治疗性细胞疫苗

治疗性肿瘤疫苗代表着肿瘤主动免疫治疗的一种可行方案，旨在利用患者的免疫系统诱导产生持续性抗肿瘤免疫力，以治疗和预防肿瘤复发或转移。治疗性肿瘤疫苗特异性的攻击和破坏肿瘤细胞而不损伤正常细胞。因此，治疗性肿瘤疫苗原则上可用于抑制采用手术切除、放疗和化疗等常规疗法难治的晚期癌症和（或）复发肿瘤的进一步恶化。

对肿瘤疫苗的探索研究可追溯到 1891 年，美国年轻外科医师威廉 B. 科利（William B. Coley）博士，其首次证明经灭活的化脓性链球菌和黏质沙雷菌（科利毒素）对不能手术切除的肿瘤有效。科利毒素尤其是对骨肉瘤和软组织肉瘤效果显著，与科利毒素相似的还有卡介苗（BCG）。研究显示，浅表膀胱癌手术切除后采用膀胱内注射活 BCG 可延长患者的生存期。然而，部分研究仍对科利毒素的疗效有质疑，且这些质疑随着放射疗法和化学疗法的发展而使科利毒素逐渐淡出临床应用。几十年来尽管世界各国制药公司和生物技术公司在研究开发肿瘤疫苗方面都做出了很大的努力，但是肿瘤疫苗的开发研究提供更多的是希望而不是影响，将肿瘤疫苗开发为临床有效的治疗性疫苗一直是一个挑战。尽管如此，在预防性肿瘤疫苗开发方面，美国 FDA 已批准了以下 2 种类型的预防性肿瘤疫苗。

① 乙型肝炎病毒（HBV）疫苗：慢性 HBV 感染可导致肝癌。美国 FDA 现已批准了多个 HBV 疫苗，例如 1983 年批准的首支重组 HBV 疫苗 Recombivax HBR 和 1989 年批准的 HBV 疫苗 Engerix-B R，这 2 支疫苗仅预防 HBV 感染；还有预防 HBV 和甲型肝炎病毒（HAV）感染的 TwinrixW，预防 HBV、脊髓灰质炎病毒和百白破病毒感染的 PediarixR 等。

② 人乳头瘤病毒（HPV）疫苗：持续感染高危型 HPV 可导致宫颈癌、肛门

癌、口咽癌、阴道癌、外阴癌和阴茎癌。FDA 已批准 3 个预防 HPV 感染的疫苗，分别是重组 6、11、16、18 型 HPV 疫苗（gardasilR）、重组 HPV9 价疫苗（gardasil 9）和重组 16、18 型 HPV 疫苗（cervarixR）。GardasilR 和 gardasil9 被批准用于 9～26 岁女性预防 HPV 引起的宫颈癌、外阴癌、阴道癌和肛门癌等；还被批准用于男性预防 HPV 引起的肛门癌、癌前肛门病变等。CervarixB 被批准用于 9～25 岁女性预防 HPV 引起的宫颈癌。在治疗性肿瘤疫苗开发方面，迄今美国 FDA 仅于 2010 年批准 sipuleucel-T（provenge R）用于治疗转移性去势抵抗性前列腺癌。此前，部分国家还先后批准了 5 种治疗性肿瘤疫苗，它们是瑞士先后批准的 DCVaxR-Brain 和 M-VaxTM，巴西批准的 hybriCell，俄罗斯批准的 oncophage 和古巴与秘鲁先后批准的 CIMAVax EGFR。但是在这 5 种肿瘤疫苗中有 4 种（DCVaxR-Brain、M-Vax TM、HybriCell 和 CIMAVax EGFR）在批准时仅完成了 Ⅰ、Ⅱ 期临床试验，而 oncophage 的 Ⅲ 期临床试验的主要目标为无复发生存率（RFS），次要目标为总生存率（OS），而非疗效。因此，欧洲药品管理局（EMA）于 2009 年发布了关于 oncophage 的撤药评估报告。

对 23 项已完成或终止的 Ⅲ 期临床试验进行的回顾性分析结果表明，仅有 17%（4/23）的 Ⅲ 期临床试验成功达到了显著有效的临床试验主要目标，74%（17/23）的 Ⅲ 期临床试验未达到这一目标，还有 1 项因患者的安全性问题而未达到研究的主要目标，以及 1 项试验的主要目标没有对疫苗有效性或安全性的评价。由此可见，在成功开发治疗性肿瘤疫苗方面证明试验主要目标的显著有效性是关键障碍。

一、临床试验中治疗性肿瘤疫苗分类

关于肿瘤疫苗的分类，今尚无统一的标准。从广义方面分类，可分为预防性疫苗和治疗性疫苗。另有研究认为，肿瘤疫苗主要分为特异肿瘤疫苗（specific tumor vaccines）和通用肿瘤疫苗（universal tumor vaccines）2 大类。在目前正在开发的肿瘤疫苗中，多是特异性肿瘤疫苗。每一种类型的肿瘤疫苗的研发都是依据如下基本思路进行的：包含有肿瘤细胞或抗原的疫苗刺激肿瘤患者的免疫系统，使其产生杀伤肿瘤细胞并防止肿瘤复发的特异细胞。根据治疗性肿瘤疫苗的构成（内容）将其分为细胞（包括肿瘤或免疫细胞）疫苗、蛋白质（肽）疫苗和核酸（DNA、RNA 和病毒载体）疫苗 3 大类。英国癌症研究所将肿瘤疫苗分为抗原疫苗、全细胞疫苗、树突状细胞（DC）疫苗、DNA 疫苗和抗独特型疫苗 5 类；肿瘤疫苗也分为抗原疫苗（蛋白质疫苗、肽疫苗）、肿瘤细胞疫苗（自体肿瘤细胞疫苗、异体肿瘤细胞疫苗）、DC 疫苗、DNA 疫苗和病毒载体疫苗这几类[37]。

　　综合这些分类方法和根据本次统计的 105 种治疗性肿瘤疫苗的具体情况，笔者将这些疫苗分为以下 5 种类型：①抗原疫苗；②肿瘤细胞疫苗；③DC 疫苗；④核酸疫苗；⑤其他疫苗（表 5-1）。在这 105 种治疗性疫苗中，进入Ⅰ期临床试验的有 61 项，进入Ⅱ期临床试验的有 63 项，进入Ⅲ期临床试验的有 19 项。由于部分治疗性肿瘤疫苗，分别对黑色素瘤和卵巢癌患者正在进行Ⅱ/Ⅲ期和Ⅰ/Ⅱ期临床试验，在统计中计为 1 种疫苗共进行 4 项临床试验，故总共 143 项。在这 105 种治疗性疫苗中，数量最多的是抗原疫苗，有 36 种，共进行 45 项临床试验；进入Ⅲ期临床试验最多的是 DC 疫苗，共有 6 种，但其中美国免疫细胞治疗制剂公司开发的 ICT-107，因公司无力提供充足的后续研究经费而于 2017 年 6 月终止了该项试验，试验能否继续进行，则有待观察；进入Ⅲ期临床试验数量最少的为其他疫苗，仅有 2 种。

表 5-1　种苗疫苗类别

肿瘤疫苗类别	品种数	各阶段临床试验数/项		
		Ⅰ期	Ⅱ期	Ⅲ期
抗原（蛋白质、肽）疫苗	36	19	23	3
肿瘤细胞疫苗（自体、异体）	12	5	9	3
树突状细胞（DC）疫苗	18	9	12	6
核酸疫苗（DNA 疫苗、RNA 疫苗、病毒载体疫苗）	27	19	10	5
其他疫苗	12	9	9	2
合计	105	61	63	19

二、临床试验中各类治疗性肿瘤疫苗分析

（一）抗原疫苗

　　抗原疫苗主要由 1 个或数个抗原、蛋白质或肽组成，将抗原疫苗注射到患者的肿瘤部位，疫苗利用肿瘤特异性抗原（蛋白质或称作蛋白质片段的肽）刺激免疫系统，免疫系统会产生特异性抗体或细胞毒性 T 淋巴细胞（亦称杀伤性 T 细胞），以攻击携带该特异性抗原的肿瘤细胞。肿瘤疫苗中使用的抗原为不同于正常细胞分子中的优选抗原，以确保通过疫苗接种产生的免疫应答能够靶向携带该抗原的肿瘤细胞而非正常细胞。对进入Ⅲ期临床试验的 3 种抗原疫苗分别介绍如下。

1. Adagloxad simolenin

Adagloxad simolenin（OBI-822，OPT-822，Globo H-KLH）是我国台湾浩鼎生技股份有限公司（OBI Pharma, Inc.）从美国纪念斯隆-凯特琳癌症中心（MSKCC）获得独家授权的抗原疫苗。

该疫苗是一种包含与免疫刺激载体蛋白-钥孔血蓝蛋白（KLH）共价结合的肿瘤相关糖类抗原 Globo H 六糖 1（简称 Globo H）表位的合成糖蛋白。Gloho H 是一种常见于乳腺癌、前列腺癌、胃癌、肺癌、结肠癌、胰腺癌和卵巢癌等各种上皮癌细胞并在其表面高度表达的肿瘤相关抗原。KLH 能够提高抗原免疫识别和 T 细胞应答，将 Gloho H 与 KLH 载体蛋白共轭形成该疫苗，可增强 Gloho H 抗原的免疫原性。接种 OBI-822 后 Globo H 可刺激细胞毒性 T 细胞对抗表达 Globo H 的肿瘤细胞的应答，从而减少肿瘤细胞的增殖。MSKCC 用 OBI-822 疫苗对 27 例转移性乳癌患者进行的 Ⅰ 期临床试验结果表明，4 年无进展生存率（PFS）和总生存期（OS）分别为 41%（11/27）和 78%（21/27）。Huang 等[38]开展了在 349 例转移性乳腺癌患者中进行的 Ⅱ/Ⅲ 期临床试验，348 例患者接受 OBI-822 和安慰剂治疗（意向性治疗），168 例患者（48%）完成了 9 次接种。试验结果表明，在整个研究中患者的 PFS［风险比（HR）= 0.9，95% 置信区间（CI）为 0.74～1.25，$P = 0.77$］未能达到显著疗效的主要目标，其中总生存率（HR = 0.79，95%CI 0.51～1.22，$P = 0.29$）亦无显著差异。但是，试验组 50% 的患者对 OBI-822 产生了 Globo H 特异性 IgG 抗体（滴度≥1∶160），与对照组的 PFS（HR = 0.71，95% CI 0.52～0.97，$P = 0.029$）和 OS（HR = 0.57，95% CI 0.33～0.97，$P = 0.04$），以及无免疫应答患者的 PFS（HR = 0.52，95% CI 0.37～0.71，$P < 0.000\ 1$）和 OS（HR = 0.52，95%CI 0.29～0.92，$P = 0.025$）相比，对疫苗产生免疫应答患者的 PFS 和 OS 均有显著性差异；在一项时间依赖 Cox 模型分析中，与对照组相比，接受全部 9 次疫苗接种患者的 PFS 有所改善（HR = 0.66，95% CI 0.42～1.01，$P = 0.057$）。整体而言，OBI-822 的耐受性良好。

浩鼎生技股份有限公司于 2012 年 12 月 25 日向国家食品药品监督管理总局（CFDA）提交 OBI-822 进行人体临床试验申请（IND）。原 CFDA 药品审评中心（CDE）于 2017 年 1 月 16 日通过，并签发正式 IND 核准文件。

按照规定，须于批准日起 3 年内实施通过审批的临床试验。

浩鼎生技股份有限公司除了用该疫苗对转移性乳腺癌患者进行 Ⅲ 期临床试验外，还开展了将其用于输卵管癌、卵巢癌和腹膜癌患者的 Ⅱ 期临床试验。

2. Seviprotimut-L

Seviprotimut-L（POL-103A）是由我国香港长江生命科技集团有限公司设在

美国的子公司 Polynoma 免疫肿瘤学有限责任公司（Polynoma LLC.）开发的多价黑色素瘤疫苗。该疫苗是将 3 种人黑色素瘤细胞系（SF HM2、SF HM4、SF HM8）细胞表面产生的快速释放抗原（shed antigens）结合，用于刺激免疫系统破坏肿瘤细胞。其研制方法是将抗原从人黑色素瘤细胞系的细胞表面快速释放出来，然后经纯化并添加氢氧化铝佐剂。POL-103A 为同种异体抗原疫苗，可用于治疗广泛的黑色素瘤患者群体而无须进行个性化制备。随机对照的 Ⅱ 期临床试验结果显示，seviprotimut-L 能明显延长患者 RFS、OS，且具有良好的安全性。

3. 多克隆抗体刺激疫苗

多克隆抗体刺激疫苗（PAS，G17DT，InsegiaTM）是美国癌症疗法进展公司（CancerAdvances Inc.）于 2009 年从受体生物学制药公司（Receptor BioLogix，Inc）获得的由原 Aphton 生物制药公司（Aphton Corp）开发的多克隆抗体刺激疫苗。该疫苗是通过间隔肽将白喉毒素与胃泌素 17（G17）的氨基末端序列相连接而制成的肿瘤疫苗。该疫苗作为肌内注射疫苗，能诱导产生抗 G17 抗体，消除内源性 G17 和前体甘氨酸延伸 G17 抗体。G17 抗体是胰腺癌、胃癌和结直肠癌的生长因子和促胃酸分泌的刺激因子。因此，抗 G17 抗体能够抑制胰腺癌细胞增殖。对 30 例晚期胰腺癌患者进行的 Ⅱ 期临床试验显示，67%（20/30）患者对 G17DT 产生了免疫应答；$250\mu g$ 组中 82%（14/17）的患者产生了免疫应答，而 $100\mu g$ 组仅有 46%（6/13）的患者产生了免疫应答（$P=0.018$）。Rocha-Lima 等开展了将 G17DT＋伊立替康用于转移性大肠癌患者的多中心 Ⅱ 期临床试验，在接受 G17DT 治疗的 161 例患者中，有意向性治疗（ITT）的最佳总肿瘤应答情况为：完全应答 0 例（0%）、部分应答 3 例（3%）、疾病稳定 32 例（32%）及疾病进展 64 例（65%），中位生存期为 217 d；其中 94 例（62%）可评价抗体滴度的患者为抗 G17 应答者，与无应答者相比，出现抗 G17 应答者的生存期明显更长（9.0 vs 5.6 个月，$P<0.001$）；该研究认为，G17DT 与伊立替康合用能够产生可接受的抗 G17 免疫应答，这为伊立替康治疗难治性大肠癌患者带来了希望。

（二）肿瘤细胞疫苗

肿瘤细胞疫苗是由手术切除的肿瘤细胞制备的包含许多抗原的全肿瘤细胞疫苗。切除的肿瘤细胞通常在实验室经放射灭活，所以它们不会再形成更多的肿瘤细胞。在多数情况下，肿瘤细胞要通过添加化学成分或通过引入新的基因使其更具抗原性，然后把它们接种给患者。患者的免疫系统识别这些肿瘤细胞表面的抗原，然后特异性地靶向表达相同抗原的肿瘤细胞。肿瘤细胞疫苗基本分为 2 种，即自体肿瘤细胞疫苗和同种异体肿瘤细胞疫苗。自体肿瘤细胞疫苗是由从接受治疗的患者的肿瘤组织中提取肿瘤细胞，经灭活处理后使其丧失致瘤性，但仍保持免疫原性的肿瘤细胞制备而成。自体肿瘤细胞疫苗可在手术后很快接种到患者体内，也可培养或冷冻起来以备后用。同种异体肿瘤细胞疫苗则是采用一些患者的特定类型肿瘤细胞而非接受治疗患者的肿瘤细胞制备而成。这些同种异体肿瘤细胞疫苗更像是普通药品而非专门为某患者制备的疫苗。在本次统计的 105 种治疗性疫苗中，肿瘤细胞疫苗有 12 种，共进行 17 项临床试验；进入Ⅰ期临床试验的有 5 项，进入Ⅱ期临床试验的有 9 项，进入Ⅲ期临床试验的有 2 种 3 项。对进入Ⅲ期临床试验的 2 种疫苗介绍如下。

1. OncoVAX

OncoVAX 是由美国 Vaccinogen 生物技术公司（Vaccinogen，Inc. 公司于 2007 年收购 Intracel 生物制药公司的产品）采用患者自体大肠癌细胞开发的自体肿瘤细胞疫苗，用于在大肠癌切除后对患者进行辅助治疗。该疫苗是一种由经照射后无增殖和无致瘤性但具有代谢活性的自体肿瘤细胞与活减毒分枝杆菌——TICER BCG 结合而成的患者自体肿瘤细胞疫苗。该公司采用专利方法从切除的大肠癌组织中提取、纯化肿瘤细胞，再经放射处理，然后接种给患者，针对手术后可能仍存在于患者体内的残留癌细胞产生有效和个性化的免疫应答。杀灭残留癌细胞是预防肿瘤复发的关键。Vermorken 等[39]在随机Ⅲ期临床试验中考察了 OncoVAX 对 254 例Ⅱ、Ⅲ期结肠癌患者的效果，患者随机分入手术组（对照组，126 例）和手术＋疫苗组（治疗组，128 例），中位随访期为 5.3 年（8～107 个月）。在受试的患者中有 65 例患者复发，其中治疗组有 25 例，对照组有 40 例；治疗组患者的复发风险率降低（RR＝44%，95%CI 7%～66%，$P＝0.023$）。在患者分期分析中，OncoVAX 对Ⅲ期结肠癌患者无显著疗效，但可明显延长Ⅱ期结肠癌患者的无复发期（$P＝0.011$），并且总复发风险率降低（RR＝61%，95%CI 18%～81%），治疗组患者的无复发生存期明显延长［复发或死亡的风险率降低（RR＝42%，95%CI 0%～68%）（$P＝0.032$）］。用 OncoVAX 对Ⅲ期结肠癌患者进行了Ⅲ期临床试验，结果表明，在 5.8 年的中位随访期间，OncoVAX 明显延长了无复发间期（RFI）（相对风险降低 57.1%），提高了 5 年 OS 和无复发生存率等，所有这些试验目标都具有统计学意义。迄今，Vaccinogen 生物技术公司已完成了 5 项有关 OncoVAX 对Ⅱ期结肠癌的安全性和有效性的临床试验，包括一项最佳剂量和方案的Ⅲa 期临床试验；就 OncoVAX 与 FDA 已达成特殊评估协议（SPA）并被 FDA 授予快速通道资格。此外，OncoVAX 还对包括肾癌和黑色素瘤等在内的实体瘤具有临床疗效。

2. Gemogenovatucel-T

Gemogenovatucel-T（FANG，VigilTM）是美国 Gradalis 生物制药公司（Gradalis Inc.）开发的包含经质粒编码的粒细胞-巨噬细胞集落刺激因子（GM-CSF）和一种靶向弗林蛋白酶转化酶的新型双重功能短发夹 RNAi（bi-shRNAi）的全自体肿瘤细胞疫苗。通常情况下，抑制弗林蛋白酶转化酶通道可阻止在恶性组织过度表达的转化生长因子（TGF）-β1 和 TGF-β2 的活化；蛋白质的 TGF-β 家族成员能够抑制 T 细胞活性和 GM-CSF 诱导的树突状细胞突变，同时诱导和增殖天然杀伤细胞和淋巴因子活化的杀伤细胞，使其具有拮抗作用。Senzer 等[40]用 gemogenovatucel-T 对晚期肿瘤患者进行了 I 期临床试验，在长期随访（3 年）中证明了该疫苗的长期安全性和诱导循环活化体细胞抗击肿瘤细胞的作用。在用 gemogenovatucel-T 对晚期卵巢癌患者进行的 II 期临床试验中，与接种 gemogenovatucel-T 前采用干扰素-γ（IFN-γ）酶联免疫斑点检测法（ELISPOT）反应的基线［约 97%（30/31）阴性］相比，接种后患者的 IFN-γ ELISPOT 反应为 100%（31/31）阳性，且可见诱导抗击自体肿瘤细胞的循环活化 T 细胞群明显扩增。此外，对于与 ELISPOT 反应相关的 RFS，接种组患者的 RFS 平均为 826d，中位数 604d，而对照组 RFS 平均为 481d，中位数 377d（$P=0.033$）。

（三）树突状细胞疫苗

树突状细胞疫苗（DC 疫苗）代表着治疗晚期癌症的一种有希望的新免疫疗法。DC 是一种可帮助免疫系统识别肿瘤细胞的有效抗原提呈细胞，其作用是对免疫系统效应器臂的 T 细胞进行识别、加工和提呈外源性抗原。因此，它能够将肿瘤细胞分解为肽并将肽的抗原提呈给 T 细胞，这样可以很容易使免疫细胞识别并攻击肿瘤细胞。迄今，美国 FDA 仅批准了 1 种 DC 疫苗——用于治疗转移性去势抵抗性前列腺癌的 sipuleucel-T；瑞士和巴西分别各批准了 1 种 DC 疫苗——用于治疗脑肿瘤的 DCVax R-Brain 和用于治疗肾癌、黑色素瘤的 HybriCell。

DC 疫苗共有 18 种，共进行 27 项临床试验，其中进入 I 期临床试验的有 9 项，进入 II 期临床试验的有 12 项，进入 III 期临床试验的有 6 项，是本次统计中进入 III 期临床试验的各类治疗性疫苗中数量最多的一类。然而，美国免疫细胞治疗制剂公司开发的进入 III 期临床试验的 ICT-107，已于 2017 年 6 月终止了该项临床试验，因此，这里暂不对 ICT-107 进行介绍，仅对其余 4 种 DC 疫苗的开发研究进展介绍如下。

1. 大肠癌树突状细胞治疗性疫苗

大肠癌树突状细胞治疗性疫苗（APDC）是我国曹雪涛院士的研究团队研制

的 DC 疫苗。他们将大肠癌患者自身体内的单核细胞培养成树突状细胞，然后使这些细胞携带患者自身肿瘤抗原，再注入患者体内。人体内的 T 细胞一旦遇到携带患者自身肿瘤抗原的树突状细胞后，就会被激活，并去识别和杀伤体内的肿瘤细胞。对该疫苗完成的 Ⅰ/Ⅱ 期临床试验证实，采用 APDC 治疗大肠癌患者安全可行，并可以显著诱导患者产生特异性抗肿瘤免疫应答，提高转移性大肠癌治疗的有效率。

2. Stapuldencel-T

Stapuldencel-T（DCVAC/PCa）是捷克舒迪安生物技术公司（Sotio a. s.）利用前列腺癌患者在白细胞分离（leukapheresis）过程中获取的自体白细胞经体外培养成未成熟树突状细胞后，用高静水压将肿瘤细胞的免疫原性细胞杀死，并对未成熟的树突状细胞致敏，使其成熟，然后接种给前列腺癌患者。该公司还利用这一技术开发出用于治疗卵巢癌的治疗性疫苗 DCVAC/OvCa 和用于治疗肺癌的治疗性疫苗 DCVAC/LuCa。Podrazil 等在将 DCVAC/PCa 与多西他赛合用治疗 25 例转移性去势抵抗性前列腺癌患者的 Ⅰ/Ⅱ 期临床试验中，受试者的中位 OS 为 19 个月，明显长于分别采用 Halabi 列线图和 MSKCC 列线图预测的 11.8 和 13 个月的中位 OS，未见 DCVAC/PCa 相关的不良反应。Kaplan-Meier 生存分析表明，与 MSKCC 风险列线图（HR＝0.26，95％CI 0.13～0.51）和 Halabi 风险列线图（HR＝0.33，95％CI 0.17～0.63）预测值相比，患者的死亡风险降低，且患者的外周血调节性 T 细胞（Tregs）明显降低。长期接种 DCVAC/PCa 可诱导和维持前列腺特异性抗原（PSA）特异性 T 细胞生长。

3. DCVax-L

DCVax-L 是由美国西北生物治疗公司（Northwest Biotherapeutics，Inc.）利用其平台技术 DCVax-L 开发的用于治疗初诊多形性胶质母细胞瘤（GBM）的一种自体 DC 疫苗。该疫苗是利用白细胞分离技术将 GBM 患者血液中提取的前体细胞（单核细胞）分化为树突状细胞，使之成熟和活化，并装载入从患者肿瘤组织（在手术切除肿瘤时收集的）获取的生物标志物（抗原）。在对树突状细胞装载生物标志物时"教会"它们识别免疫系统需要攻击的目标，然后以非常高的纯度分离活化这些树突状细胞，并制备成 DCVax-L 疫苗。在用 DCVax-L 对 GBM 患者进行的 2 项 Ⅰ/Ⅱ 期临床试验中，共招募 39 例 GBM 患者，包括 20 例初诊 GBM 患者，19 例复发性 GBM 患者除了接受手术、放疗和化疗外还接种了 DCVax-L，试验结果显示，患者的 PFS 和 OS 分别为 24 和 36 个月；到 2011 年 7 月的长期数据分析表明，33％患者的中位生存期达到或超过 48 个月，并且有 27％的患者甚至达到或超过 72 个月，而仅接受手术、放疗和化疗的患者的中位生存期为 14.6 个月；到 2013 年，仍有 2 例患者生存，存活时间已超过 10 年。

该公司于 2015 年公布了有关最初欲进入Ⅲ期临床试验但因肿瘤复发而不能入组的 51 例 GBM 患者采用Ⅲ期临床试验的方法用 DCVax-L 治疗的结果。51 例 GBM 患者中有 20 例为快速进展，25 例患者为中度进展，1 例患者为假性进展。这 51 例 GBM 患者的中位 OS 为 18.3 个月，其中约 30%（15/51）的患者生存超过 2 年。20 例快速进展者的中位 OS 为 15.3 个月（有些存活达 37.1 个月），采用现有疗法治疗的患者的预期中位 OS 为 8.3～10.3 个月，这 20 例患者的 OS 比一般患者的预期生存期约延长了 50%。此外，35%（7/20）的患者生存超过 18 个月。25 例中度进展患者的中位 OS 达 21.5 个月（有些存活达 40.7 个月），而一般初诊 GBM 患者的中位 OS 为 14.6 个月，比预期生存时间延长了 50%，此外，36%（9/25）的患者生存超过 24 个月，24%（6/25）的患者超过 30 个月；16%（4/25）的患者达到 35～40 个月以上。1 例假性进展患者的 OS 为 30.1 个月，且仍存活着。另外 5 例无分类的 GBM 患者的中位 OS 为 9.1 个月。

该公司开展的将 DCVax-L 用于初诊 GBM 患者的Ⅲ期临床试验始于 2006 年，原计划招募 348 例受试者，从 2008 年 6 月开始招募患者，到 2015 年 11 月共招募 331 例患者，同时终止了原计划中剩余的 17 例患者的招募。2017 年 2 月 3 日，终止招募患者的方案得到 FDA 批准。该项试验的主要目标是 PFS，包括像复发和残留肿瘤增大等肿瘤进展的 PFS 事件最多达到 248 起；次要目标为 OS，包括像死亡等 OS 事件最多达到 233 起等。随着试验的进行，PFS 和 OS 事件仍在累积中。截至 2017 年 2 月 3 日，PFS 事件的数量已超过 248 起，但 OS 事件 233 起的目标数还未达到。当 OS 事件目标数达到并且对 PFS 和 OS 目标的质量控制检查完成后，该项试验将进入数据锁定阶段，然后外部统计人员和专家将对临床试验数据进行独立分析。

4. Rocapuldencel-T

Rocapuldencel-T（AGS-003）是美国 Argos 治疗公司（Argos Therapeutics, Inc.）利用其精准免疫疗法的 Arcelis 技术平台开发的用患者自体的扩增肿瘤 RNA 和合成的 CD40LRNA 进行电穿孔而制成的成熟单核细胞衍生树突状细胞疫苗。一项将 AGS-003 与舒尼替尼合用于 21 例晚期肾癌（RCC）患者的Ⅱ期临床试验，结果显示，13 例（62%）患者产生了临床效果（9 例产生应答，4 例病情稳定），但无产生 CR 的患者[41]。所有患者的中位 PFS 为 11.2 个月（95%CI 6.0～19.4），中位 OS 为 30.2 个月（95%CI 9.4～57.1）；7 例（33%）患者至少存活了 4.5 年，5 例（24%）存活了 5 年以上，包括 2 例在该报告完成时处于无疾病进展的持续应答期；患者对 AGS-003 的耐受性良好，仅在接种部位出现轻微的不良反应。根据Ⅱ期临床试验的结果，该公司于 2013 年初启动了将 AGS-003＋舒尼替尼用于 462 例晚期或转移性肾癌患者的Ⅲ期临床试验（ADAPT）。2017 年 9 月 11 日，ADAPT 临床试验的主要研究人员在 2017 年欧洲医学肿瘤学会（ESMO）大会上公布了 ADAPT 的试验结果。截至 2017 年 2 月 3 日的Ⅲ期临床试验中期试验结果显示，联合治疗组 42.7%（131/307）的患者产生了客观应答，而对照组为 39.4%（61/155）；联合治疗组的中位持续应答时间为 8.4 个月，而对照组为 6.3 个月。此外，联合治疗组中产生客观应答患者的持续应答时间达到 36 个月以上者占 16%，而对照组仅占 7%；在 117 例完成免疫应答分析的患者中，有 96 例（82%）符合预定的免疫应答标准。因此，该研究认为，AGS-003 对于绝大多数患者都具有刺激免疫应答的预期效果。

（四）核酸疫苗

核酸疫苗可细分为质粒 DNA 疫苗、RNA 疫苗和病毒载体疫苗，它们具有结合活减毒疫苗和重组病毒载体疫苗的优势，且无常见的与活减毒疫苗安全方面和制备相关的问题。尽管目前还没有获得批准用于临床的核酸疫苗，但其已被证明是安全可靠的并具有免疫原性；而 RNA 疫苗由于能够释放肿瘤衍生的大量特异性抗原并诱导体液和细胞免疫应答，提供共刺激信号，且具有良好的耐受性而无致癌潜能等，愈来愈受到重视。核酸疫苗的数量居第 2 位，有 27 种；共进行 34 项临床试验，进入Ⅰ期临床试验的有 19 项，进入Ⅱ期临床试验的有 10 项，进入Ⅲ期临床试验的有 5 项。这 5 项Ⅲ期临床试验包括 2 种 DNA 疫苗和 2 种病毒载体疫苗。重点对其中 3 种肿瘤疫苗介绍如下。

1. OSE-2101

OSE-2101（EP-2101，IDM 2101，Tedopi）是法国 OSE 免疫治疗公司（2016 年由 OSE Pharma S. A 与 Effimune SA 合并而成）从美国原 IDM 制药公司（IDM Pharma，Inc.）获得知识产权的候选 DNA 疫苗。该疫苗是采用 MemopiR 技术从 5 种肿瘤相关抗原（CEA、HER2/neu、p53、MAGE 2 和 MAGE 3）中选出免疫应答较强的 10 种表位（2 种天然表位，7 种经修饰或模拟表位和 1 种 PADRE 表位），并进行化学优化而组成的 DNA 肿瘤疫苗。IDM 制药公司开展了将 OSE-2101 用于 HLA-A2 阳性Ⅲb、Ⅳ期或复发性非小细胞肺癌（NSCLC）患者的Ⅱ期临床试验，其中期分析结果显示：接种 OSE-2101 疫苗患者（接种组 68 例）的 1 年存活率为 60%，中位存活期为 583d；而对照组 72 例 HLA-A2 阳性患者的 1 年存活率为 49%，中位存活期为 361d。另外，该研究显示，接种组 86%（54 例）患者疾病稳定期达 3 个月及以上；27%（17 例）患者继续治疗长达 1 年无疾病复发；22%（14 例）患者继续治疗长达 2 年无疾病复发。该疫苗可延长 NSCLC 患者生存时间，且其毒性轻微，主要是接种部位不良反应。这些数据为该疫苗进一步进行临床试验提供了支持。

2. VGX-3100

VGX-3100 是由美国 Inovio 制药公司（Inovio Pharmaceuticals，Inc.）开发的 DNA 疫苗。该疫苗含有 2 个靶向于 16、18 型 HPV 相关的 *E6* 和 *E7* 癌基因的 DNA 质粒，而 *E6* 和 *E7* 癌基因是负责将感染 HPV 的细胞转化为癌前病变或癌细胞的基因。因此，该疫苗被设计用于提高针对受 16、18 型 HPV 感染或转化细胞的 T 细胞免疫应答，且没有使患者丧失生殖功能的相关风险。Trimble 等[42] 于 2011 年 10 月—2013 年 7 月在 167 例与 16、18 型 HPV 相关的高度宫颈鳞状上皮内病变（HSIL）患者中开展了一项随机、双盲、安慰剂对照的 Ⅱb 期临床试验，将 125 例患者分入 VGX-3100 组，42 例分入安慰剂组。在这 125 例治疗组和 42 例安慰剂组患者中，分别有 11 例和 2 例无组织病理学结果；分别另有 7 例和 4 例因各种原因而排除试验统计之外。因此，在符合方案分析（PPA）中，107 例 VGX-3100 组患者中有 53 例（49.5%）和 36 例安慰剂组患者中有 11 例（30.6%）出现了组织病理学消退［两组的百分比差约为 19.0%（95%CI 1.4%～36.6%），$P=0.034$］；在修正的意向治疗分析中，114 例 VGX-3100 组患者中有 55 例（48.2%）和 40 例安慰剂组中有 12 例（30.0%）出现了组织病理学消退［两组的百分比差为 18.2%（95%CI 1.3%～34.4%），$P=0.034$］；治疗组患者的耐受性良好，最常见的不良反应为接种部位红斑，未见严重不良反应报道。

另外，Inovio 制药公司于 2018 年 1 月 2 日宣布，已与北京东方略生物医药科技股份有限公司（ApollobioCorp.）签署了一份修订协议，北京东方略生物医药科技股份有限公司获得了 VGX-3100 在中国的独家开发和商业经营权。

3. ProstAtak（AdV-tk＋valacyclovir）

ProstAtak 是美国 Advantagene 生物技术公司（Advantagene，Inc.）开发的用于预防和治疗前列腺癌复发的腺病毒载体肿瘤疫苗。与传统疫苗不同，ProstAtak 是用于预防肿瘤复发的疫苗；并且与美国 FDA 2010 年批准的首个用于治疗转移性去势抵抗性前列腺癌的自体 DC 疫苗 sipuleucel-T 不同，它是通过基因转移方法分 3 次直接将含有单纯疱疹病毒胸苷激酶基因（aglatimagenebesadenovec，AdV-tk）的疫苗注射入前列腺肿瘤内，然后连续服用伐昔洛韦。其原理是初始局部细胞毒性通过伐昔洛韦磷酸化产生的核苷类似物介导，快速启动免疫系统，检测和破坏残留和复发的癌细胞。ProstAtak 与放射疗法合用在 Ⅰ、Ⅱ 期临床试验中显示出协同疗效而不增加毒性，并且肿瘤复发率低于预期。

（五）其他疫苗

其他疫苗即本文统计的 105 种疫苗中不属于抗原疫苗、肿瘤细胞疫苗、DC 疫苗、核酸疫苗这 4 类的其他治疗性疫苗。从表 5-1 可见，其他疫苗有 12 种，共进行 20 项临床试验。进入 I 期和 II 期临床试验的各 9 项，进入 III 期临床试验的有 2 种。对进入 III 期临床试验的 2 种治疗性疫苗介绍如下。

1. AXAL

AXAL（axalimogene filolisbac，ADXS11-001）是美国 Advaxis 免疫治疗公司（Advaxis Immunotherapeutics Inc.）开发的一种用于治疗 HPV 相关肿瘤的活减毒、非致病性生物工程化单核细胞增生性李斯特菌——李斯特菌溶胞素（Lm-LLO）疫苗。该疫苗可诱导机体产生针对肿瘤抗原的抗肿瘤 T 细胞，同时消减肿瘤微环境为保护肿瘤免受免疫 T 细胞攻击所具有的天然保护能力，从而可对抗 HPV 相关肿瘤。2009 年首次单用 AXAL 对 15 例浸润性宫颈癌（ICC）患者进行安全性评价的 I 期临床试验结果显示，该疫苗的安全性是可接受的。在 13 例可评价的患者中，1 例出现部分抗肿瘤应答，肿瘤负荷减少 32％；7 例患者病情稳定，5 例患者出现疾病进展；所有患者均出现了流感样症状并得到了对症治疗；6 例（40％）患者出现了严重的（3 级）但无 4 级不良反应；在用最大剂量 AXAL 时，一些患者发生高热并出现剂量限制性低血压；2 例患者死亡，但被认为与接种疫苗无关。Basu 等[43]在印度开展了将 AXAL 或 AXAL＋顺铂用于 110 例曾接受过化疗和（或）放疗的复发性宫颈癌患者的随机 II 期临床试验，该项试验的主要目标是确定 AXAL 的疗效和安全性。患者随机分入 AXAL 组和 AXAL＋顺铂组，试验结果显示：AXAL 组和 AXAL＋顺铂组的生存率和应答率无差异；该研究总体应答率为 11％［110 例受试者中，CR 6 例，部分应答（PR）6 例］，平均应答持续时间为 10.5 个月；另有 35 例患者病情稳定超过 3 个月，疾病控制率为 43％（47/110）；36％（39/110）患者生存 12 个月，28％（31/110）患者生存 18 个月。可能与 AXAL 相关的严重不良事件（SAE）有 2 例（3 级）。结论是 AXAL 单用或与化疗药合用对晚期宫颈癌患者都是安全的，具有可预测和可控的安全性，且其耐受性良好。另外，36％的患者生存达 12 个月和 11％的应答率使人深受鼓舞，提示 AXAL 对于复发性宫颈癌具有显著的临床疗效。

2. 表皮生长因子

通道靶向疫苗（EGF-PTI）是英国 Bioven 生物制药（欧洲）有限公司 Bioven（Europe）Limited，马来西亚 Bioven 国际生物技术公司的子公司从古巴哈瓦那分子免疫学中心获得许可在欧洲、亚洲、澳大拉西亚和美国等地有经营权的治疗性肿瘤疫苗。该疫苗在古巴被称为 CIMAvax EGF，于 2008 年上市。该疫苗包含与脑膜炎奈瑟菌外膜蛋白 P64k 缀合的重组人表皮生长因子（EGF），靶向与肿瘤生长相关的 EGF/EGF 受体（EGFR）通道。该疫苗的作用机制是诱导靶向血液循环中 EGF 的抗 EGF 抗体的产生，通过增加抗 EGF 抗体，降低血液中 EGF 的浓度，以防止 EGF 与 EGFR 结合。因此，EGF-PTI 并不直接靶向癌细胞，而是通过阻断肿瘤所需要的生长刺激来抗击肿瘤。Rodriguez 等[44]开展了将 CIMAvax EGF 用于 405 例 ⅢB/Ⅳ 期 NSCLC 患者的 Ⅲ 期临床试验，所有患者在接受 4～6 个疗程的铂类双联化疗后病情稳定、出现部分或完全应答时按 2：1 的比例随机分入治疗组［CIMAvax EGF＋最佳支持护理（BSC）］和对照组（单用 BSC）。该项试验的主要目标是 OS，次要目标是评价血清 EGF 浓度、免疫原性和安全性。试验结果表明，治疗组的生存优势显著（HR＝0.77，P＝0.036），中位生存时间（MST）为 12.43 个月，而对照组为 9.43 个月。治疗组基础 EGF 水平高的患者的 MST 为 14.66 个月。接受 4 次疫苗治疗患者的 5 年生存率为 16.2%，对照组为 6.2%。按照标准的未加权对数秩检验，各组的生存差异具有显著性（HR＝0.77，95%CI 0.61～0.98，P＝0.036）。在本次研究中，即使是接受治疗时间较长（2 年以上）的患者，CIMAvax EGF 也非常安全，并且无累积毒性，最常见的不良反应为 1 级或 2 级接种部位疼痛、发热、呕吐和头痛。

迄今，对肿瘤疫苗的探索研究已进行了一个多世纪，但是将肿瘤疫苗开发为临床有效的治疗性疫苗却一直是个挑战。经过世界各国生物医药专家大量的努力，肿瘤疫苗的开发获得了一些进展，在预防性肿瘤疫苗开发方面，美国 FDA 批准了用于预防肝癌的乙型肝炎病毒疫苗和预防宫颈癌、肛门癌等癌症的 HPV 疫苗；在治疗性肿瘤疫苗开发方面，瑞士等国先后批准了 5 种肿瘤疫苗，美国 FDA 于 2010 年批准了 sipuleucel-TI6，这些进展推动了治疗性肿瘤疫苗开发与研究的不断深入。根据美国 PhRMA 2017 年 11 月 9 日发布的《2017 年疫苗研发报告（修订版）》和 NIH 的 "ClinicalTrial.gov" 数据库网站的数据，目前有 105 种治疗性肿瘤疫苗正在进行 143 项Ⅰ～Ⅲ期临床试验。根据相关分类法对这 105 种肿瘤疫苗分类，共分为抗原疫苗、肿瘤细胞疫苗、DC 疫苗、核酸疫苗和其他疫苗 5 大类。在这 5 大类疫苗中，共进行 19 项Ⅲ期临床试验。美国 FDA 于 2010 年批准的首个治疗性肿瘤疫苗即原美国 Dendreon 生物技术公司（现加拿大 Valeant 国际制药公司）开发的 sipuleucel-T 就是 DC 疫苗，说明在肿瘤疫苗的研发中，国际生物制药公司更重视该类肿瘤疫苗的开发。我国也已主导或参与了许多肿瘤疫苗的研发，例如曹雪涛院士研究团队研制的 APDC 疫苗，香港长江生命科技集团有限公司的子公司 Polynoma 免疫肿瘤学有限责任公司开发的多价黑色素瘤疫苗 seviprotimut-L 和台湾浩鼎生技股份有限公司开发的 OBI-822 等，以及北京东方略生物医药科技股份有限公司获得了美国 Inovio 制药公司的 VGX-3100 在中国的独家开发和商业经营权。这些进入Ⅲ期临床试验的肿瘤疫苗，有些在Ⅱ期或Ⅲ期临床试验的中期分析报告中，无论是在延长 RFS、OS 方面，还是在耐受性、安全性等方面，都显示出良好的开发前景。例如，美国癌症疗法进展公司开发的多克隆抗体刺激疫苗（PAS）在Ⅱ期临床试验中，与无应答者相比，出现抗 G17 应答者的存活期明显更长。再如，美国西北生物治疗公司开发的 DCVaxR-L 疫苗，在对因肿瘤复发而不能入组Ⅲ期临床试验的 51 例 GBM 患者进行的试验中，他们在试验中的中位 OS 为 18.3 个月，约 30% 的患者存活超过 2 年。随着纳武单抗（opdivo）、碘解磷定单抗（keytruda）等免疫检查点抑制剂的成功开发，许多生物技术公司也开始尝试将其在研的治疗性疫苗与免疫检查点抑制剂合用于肿瘤患者。随着人们对肿瘤生物学认识和理解的增强与深入，以及世界各国政府和研究机构对治疗性疫苗研发投入的增加，治疗性肿瘤疫苗的开发将展现出良好的前景。

第六节　双特异性抗体及纳米技术在肿瘤细胞免疫治疗中的应用

双特异性抗体是一种合成分子，将来自两个抗体的抗原识别位点结合成一个单一的结构，可以同时与不同的抗原或表位结合。双特异性抗体的生产主要通过化学异源结合、杂交瘤技术和 DNA 重组技术等实现，这些生物合成方法提高了双特异性抗体的稳定性并降低了免疫原性，具有诱人的临床应用前景。双特异性抗体在抗肿瘤治疗中的主要作用机制包括以下方面：①招募 T 细胞或自然杀伤细胞，并将它们重定向至肿瘤细胞，增强其对肿瘤细胞的杀伤力；②同时阻断发病进程中两个不同的信号转导通路而发挥独特或重叠的功能，影响肿瘤细胞的生长增殖及存活；③同时靶向细胞表面不同的抗原或表位，增强其与肿瘤细胞的特异性结合并直接杀伤肿瘤细胞。需要强调的是，双特异性抗体要实现有效治疗必须有合适的药代动力学参数，这些参数可通过对双特异性抗体进行有针对性的修饰和改造来获得。

纳米医学在克服和跨越生物障碍、有效递送疏水药物和生物制剂以及优先靶向抗原位点等方面展现出诸多优势，纳米材料的高效负载能力和丰富的表面修饰方法为改善药物的生物相容性和药代动力学以及药物的靶向性提供了多种可能性。此外，纳米药物递送平台可同时装载多种药物，将其用于联合用药方案的优化可提高药物疗效，减少耐药的发生。因此，纳米技术有望为双靶点抗体药物的研发提供有力的新工具。以下对近年来双特异性抗体及其与纳米技术相结合形成的递送系统在肿瘤免疫治疗中的应用进展做分类介绍和综合评述。

一、双特异性抗体的制备及分类

天然抗体都是单特异性的，尽管单特异性抗体在肿瘤免疫治疗中的应用较为广泛，但是它们并未在临床应用中获得预期的疗效。这是由于单特异性抗体的治疗策略还存在诸多弊端，比如大部分患者会产生较为严重的不良反应以及患者对该疗法产生耐药进而导致疾病复发等。鉴于上述原因，人工设计的双特异性抗体近年来受到越来越多的关注和开发，以期克服单特异性抗体治疗中出现的问题。制备重组抗体方法的发展可以使双特异性抗体具有明确的结构、组成成分、生化、功能和药理特性，在疾病诊断、成像、预防和治疗等方面有广阔的应用潜力，近年来有大量应用研究集中在肿瘤免疫治疗方面，如将包括 T 细胞在内的效应细胞重定向至肿瘤细胞。

双特异性抗体分子在自然界中并不存在，因此，需采用生物化学、合成生物学和基因工程等技术手段设计制备。常用的双特异性抗体制备方法包括：①将两个不同的抗体或抗体片段利用化学偶联剂进行连接；②将两个产生不同抗体的杂交瘤细胞融合成双杂交瘤细胞株，在同一个细胞内产生两个不同的重链和两个不同的轻链，组成双特异性抗体分子；③利用基因工程技术对传统抗体进行多种形式的改造。双特异性抗体存在多种形式，按其结构可划分为 IgG 样双特异性抗体和非 IgG 样双特异性抗体两大类，前者包含两个可结合不同抗原位点的 Fab 片段和一个 Fc 片段，保留了 Fc 片段介导的效应功能，如抗体依赖细胞介导的细胞毒作用（antibody dependent cell-mediated cytotoxicity，ADCC）、补体依赖的细胞毒作用（complement dependent cytotoxicity，CDC）和抗体依赖性细胞吞噬作用（antibody dependent cell phagocytosis，ADCP）；后者由于分子量较大且能够通过结合新生儿 Fc 受体（neonatal Fc receptor，FcRn）循环利用，在血清中具有较长的半衰期。IgG 样双特异性抗体的生产工艺较为成熟，其中的 Fc 片段也有助于增加抗体纯化的溶解度和稳定性。IgG 样双特异性抗体主要有三功能抗体（triomab）、"Knobs-into-holes" 杵臼结构、双可变结构域 Ig（dual-variable domains Ig，DVD-Ig）、IgG 单链抗体（IgG-single-chain Fv，SCFv）等形式。非 IgG 样双特异性抗体专门由 Fab 片段组成，不包含 Fc 片段。相比于 IgG 样双特异性抗体，它们的分子量较小，在体内展现出更快的清除和更好的组织穿透能力。虽然这些非 IgG 样双特异性抗体分子在结构上大致相似，都是两个或多个抗体 Fab 片段通过柔性肽连接，但每个分子都有独特的分子构型，这导致了双特异性抗体在物理化学性质、生物活性以及生产方法等方面的差异。非 IgG 样双特异性抗体主要有双亲和重定向蛋白（dual-affinity re-targeting，DART）、纳米抗体（nanobodies）、双价和双特异性抗体（diabody）和双特异性 T 细胞衔接器（bispecific T cell engager，BiTE）等形式。

二、双特异性抗体在恶性血液肿瘤免疫治疗中的应用

（一）急性髓细胞白血病

急性髓细胞白血病（acute myeloid leukaemia，AML）是一种恶性血液肿瘤，其特征是细胞的分化成熟过程受到阻滞，在骨髓和外周血中聚集了大量未分化的原始细胞。现行的 AML 化疗方案可使 $60\%\sim80\%$ 的患者获得完全缓解，但在完全缓解后 5 年内有超过 50% 的患者会复发且预后较差，因此迫切需要开发新的治疗方法。由于大多数白血病细胞与 CD123、CD33、CD96、CLL-1 等特异性抗原的阳性表达有关，而双特异性抗体可以同时靶向不同抗原，因此，基于抗体的靶向治疗方法有望增强 AML 的治疗效果并降低化疗所产生的毒副作用。

"三体"（triplebodies）是一类新的抗体融合蛋白，这些"三体"中的双抗体可以结合同一靶细胞上两种不同的肿瘤抗原，通过这种"双靶向"模式增强对肿瘤细胞的选择性，与此同时，"三体"中还包含一个激活效应细胞的触发分子，能够使双抗体定向到某种效应细胞。例如，"三体"（123×ds16×33）是一种单链多肽，由抗 AML 细胞上 CD123 和 CD33 的特异性单链抗体片段与抗 NK 和巨噬细胞上 CD16 的特异性单链抗体片段连接而成。与单靶向制剂［123×ds16×123］相比，双靶向"三体"［123×ds16×33］对 CD33 和 CD123 双阳性 AML 细胞的ADCC 作用显著增强；对从来自 7 名 AML 患者的外周血或骨髓中的原代白血病细胞的 ADCC 作用也较强。以此为基础对双靶向"三体"［123×ds16×33］进行优化，将鼠源的单链抗体片段替换为人源化且含有稳定二硫键的单链可变区抗体片段作为抗原结合位点，并加入了利于其临床应用的突变片段。结果显示，优化后的三体（SPM-2）在纳摩尔浓度下即可介导 NK 对来源于 29 例不同 AML 亚型患者的原代白血病细胞进行有效杀伤，而且表现出根除白血病干细胞的潜力。

脱靶效应造成的细胞毒性是导致 AML 免疫治疗药物研发缓慢的重要因素之一。目前，许多针对 AML 治疗的新型双特异性抗体在实验室阶段研究中展现出了良好的抗白血病效果，但在临床试验阶段的治疗效果尚未达到预期。若将双特异性抗体与其他形式的免疫治疗方法相结合，如靶向共刺激信号通路和免疫逃逸机制，或可进一步提高 AML 的疗效和临床效益。

（二）B 细胞恶性血液肿瘤

B 细胞恶性血液肿瘤通常起源于生发中心中的 B 细胞，这些细胞具有较高的增重速率，易发生染色体易位或染色体畸变（形成超二倍体或亚二倍体），可诱发白血病的形成。为改善患者经化疗后产生的明显毒性并降低疾病复发，激酶抑制剂和治疗性抗体已逐渐成为治疗 B 细胞恶性血液肿瘤的重点研究方向。

CD19 是一种在 B 细胞恶性血液肿瘤中广泛表达的表面标志物。研究人员设计了一种靶向 CD47 和 CD19 的全人源化的双特异性抗体 NI-1701，在体内、体外试验中均可显著杀伤 B 细胞恶性血液肿瘤细胞，同时抑制小鼠异种移植模型中肿瘤的生长。该研究表明，NI-1701 通过与淋巴瘤细胞上 CD47/CD19 的结合，诱导抗体依赖性细胞吞噬作用（antibody-dependent cell phagocytosis，ADCP），有效清除靶细胞。HD37×T5.16 是一种由四源杂交瘤细胞分泌得到的双特异性抗体，可同时靶向 CD19 和 CD5。研究结果显示，HD37×T5.16 能够增强细胞因子诱导的杀伤细胞（cytokine-inducedkiller cells，CIK）对 CD19$^+$ B 细胞淋巴瘤细胞系的杀伤。

MGD011，又名 Blinatumomab，是一种 CD19×CD3 CAR-T，旨在重定向 T 淋巴细胞，以消除 CD19$^+$ B 细胞淋巴瘤细胞。临床前研究结果表明，MGD011 可介导人或食蟹猴的外周血单个核细胞（peripheral blood mononuclear cell，PB-MCs），对人的 B 细胞淋巴瘤细胞有效杀伤；MGD011 对小鼠移植性淋巴瘤模型具有良好的抗肿瘤作用；食蟹猴对 MGD011 有良好的耐受性，没有出现化合物毒性作用及病理改变。2014 年 12 月，美国 FDA 批准将 MGD011 用于治疗复发/难治性急性 B 淋巴细胞白血病患者。在评估 MGD011 对 NHL 患者治疗效果的初步报告中，4 例患者获得完全缓解，7 例患者获得部分缓解。临床 I 期剂量递增试验（NCT02454270）结果表明，逐步增加给药剂量至患者的最大耐受剂量可让 NHL 患者获得更为持久的缓解；MGD011 对复发/难治性弥漫性大 B 细胞淋巴瘤（diffuse large B-cell lymphoma，DLBCL）患者疗效及安全性评估的临床 I / II 期研究结果也得到了相似的结果，即 MGD011 单独治疗复发/难治性 NHL 或 DLBCL 患者均表现出良好的抗淋巴瘤作用。由于 MGD011 在患者体内的半衰期（约 2h）较短，对 MGD011 进行优化，如 AFM11、AMG562 和 HLE-BiTEs 等，尽管未影响其疗效，但这些双特异性抗体会引起较强的神经毒性或细胞因子释放综合征，因此临床试验一再搁置。

靶向 CD20 的治疗策略对 CD20$^+$ 前体 B 细胞淋巴细胞白血病（precursor B-cell lymphoblasticleukemia，BCP-ALL）患者以及 CD19 抗原阴性复发患者的治疗

较有前景。几种靶向 CD20 和 CD3 的双特异性抗体（如 FBTA05、REGN1979、Mosunetuzumab 和 XmAb13676）正处于临床 I / II 期研究阶段。初步结果表明，这些 CD20×CD3 双特异性抗体单独或与免疫检查点抑制剂、化疗联合治疗 CD20$^+$ B 细胞恶性血液肿瘤患者具有令人满意的安全性和有效性。

信号调节蛋白 α（signal regulatory protein alpha，SIRPα）是一种在吞噬细胞（包括巨噬细胞和树突状细胞）上表达的蛋白。SIRPα 的配体为 CD47，在 B 细胞非霍奇金淋巴瘤（B cellnon-Hodgkin lymphoma，NHL）、AML 和多种实体瘤细胞上均过度表达。SIRPα 与 CD47 结合后可启动信号级联通路传递"不要吃我"的信号，使肿瘤细胞逃避吞噬细胞的吞噬。由于 CD47 在正常组织细胞上也普遍表达，抗 CD47 的单特异性抗体很难在体内精准靶向肿瘤细胞。解决这一问题的一种治疗策略是设计双特异性抗体，降低对 CD47 的亲和力并保留阻断 CD47-SIRPα 相互作用的能力，加入抗肿瘤其他抗原的抗体片段以实现对肿瘤细胞的高亲和力。CD20-CD47SL 是一种同时靶向 CD47 和 CD20 的双特异性抗体，具有双重可变结构域的免疫球蛋白（dual-variable-domain immunoglobulin，DVD-Ig）。体外试验结果表明，当淋巴瘤细胞与红细胞（CD47 高表达）共培养时，CD20-CD47SL 能选择性地结合 CD47$^+$、CD20$^+$ 淋巴瘤细胞；动物试验结果表明，CD20-CD47SL 能减轻小鼠的淋巴瘤负担，显著延长生存期。

综上，在实验室研究及临床试验阶段的初步结果表明，双特异性抗体或可成为治疗 B 细胞恶性血液肿瘤的一个较有前景的治疗策略。虽然观察到双特异性抗体具有一定的抗肿瘤作用，但其临床转化仍受到不良反应的限制，如脱靶效应、药理局限性等。因此，需要结合免疫学、药理学和合成生物学等专业知识来提高双特异性抗体在 B 细胞恶性血液肿瘤中的治疗效果。

三、双特异性抗体在实体瘤免疫治疗中的应用

（一）乳腺癌

乳腺癌是全球女性中最常见的肿瘤之一，在中国，乳腺癌的发病率和死亡率分别位列女性恶性肿瘤的第 1 位和第 4 位。人表皮生长因子受体 2 是一种跨膜蛋白，属于表皮生长因子受体酪氨酸激酶家族，在 15%～20% 的乳腺癌中过表达，是一个重要的治疗靶点。曲妥珠单抗（trastuzumab）、帕妥珠单抗（pertuzumab）和拉帕替尼（lapatinib）等已被广泛用于 HER2 阳性乳腺癌患者的治疗，但并不是所有患者均能从中获益，部分患者会复发和转移，最终导致死亡。因此，开发新的靶向治疗策略十分必要。

　　厄妥索单抗（ertumaxomab）是一种靶向 HER2 和 CD3 的三功能双特异性抗体，可优先结合并激活 FcγⅠ/Ⅲ型受体，在肿瘤细胞、T 细胞和辅助细胞之间形成三细胞复合体，在曲妥珠单抗耐药和 HER 2/neu 抗原密度低的细胞上表现出了抗肿瘤作用，其临床Ⅰ期研究结果表明，厄妥索单抗对转移性乳腺癌患者具有长期抗肿瘤免疫效应，M802 是通过盐桥和同二聚体"杵臼结构"（knobs-into-holes）技术设计的一种 HER 2/CD3 双特异性抗体，能重新定向 CD3$^+$ 免疫细胞，对 HER2 阳性、HER2 阴性和曲妥珠单抗耐药的细胞具有比曲妥珠单抗更强的杀伤作用。MM-111 由抗 HER2 和抗 HER3 单链抗体与经修饰的人血白蛋白相连接而成，可同时与 HER2 和 HER3 结合形成三聚体复合物，阻断 HER2 过表达的肿瘤细胞内 HER3 和 PI3K 信号通路的传导。MM-111 与曲妥珠单抗和拉帕替尼联合应用可有效抑制 HER2 阳性乳腺癌小鼠肿瘤的生长，比 AKT 和 MEK 抑制剂的联合治疗效果更为显著。

　　肝配蛋白受体 A10（ephrin receptor A10，EphA10）是一种跨膜受体，被鉴定为新的人乳腺癌生物标志物。靶向 EphA10 和 CD3 的双特异性抗体（EphA10/CD3 BsAb）能重新定向 T 细胞，有效裂解过表达 EphA10 的乳腺癌细胞。二聚体形式的 BsAb 比单体形式的 BsAb 对细胞的毒性更强，在小鼠异种移植模型中也表现出显著的抗肿瘤效应。基于抗 PD-L1 抗体阿替唑单抗（atezolizumab）和共有变异体 1（CV1）的可变区可构建针对 CD47 和 PD-L1 的双靶向融合蛋白 IAB，在体外诱导吞噬细胞吞噬肿瘤细胞、激活 T 细胞介导的 ADCC 作用。在免疫功能正常的 MC38 小鼠模型中，IAB 表现出较强的抗肿瘤活性。但抗 CD8 抗体或氯磷酸盐脂质体均可削弱 IAB 的抗肿瘤作用，说明该作用需要 CD8$^+$ T 细胞和巨噬细胞的参与。此项研究提示 IAB 对 CD47 和 PD-L1 的双重阻断可能成为一种同时激活天然免疫应答和获得性免疫应答的协同治疗方法。B7-H4（VTCN1）是一种负调控免疫应答的免疫检查点分子，在多种人类肿瘤中过表达。靶向 B7-H4 和 CD3 的双特异性抗体能够介导人 PBMCs 对乳腺癌细胞及其他 B7-H4$^+$ 细胞株的有效杀伤，在小鼠异种移植模型中展现出较强的抗肿瘤作用。催乳素受体（prolactinreceptor，PRLR）是一种Ⅰ型细胞因子受体，在正常乳腺组织中仅轻度表达，在肿瘤乳腺组织中高表达。通过分裂内含蛋白介导的蛋白质转导（split intein mediated protein transdution，BAPTS）系统技术研发的靶向 PRLR 和 CD3 的双特异性抗体 PRLR-DbsAb 能在体外招募并激活 T 细胞，促进 T 细胞分泌 IFN-γ 和 TNF-α 细胞因子对 PRLR$^+$ 乳腺癌细胞有效杀伤；相比于 PRLR 单抗治疗组，PRLR-DbsAb 能显著抑制肿瘤的生长，延长小鼠生存期。

（二）卵巢癌

卵巢癌是一种常见的妇科恶性肿瘤，死亡率在妇科肿瘤中居首位。外科手术治疗与含铂类异种移植模型中展现出良好的抗肿瘤效果。靶向叶酸受体1（Folate receptor alpha 1，FOLR1）和死亡受体5（death receptor 5，DR5）的双特异性细胞毒性激活剂抗体BaCa能选择性地与FOLR$^+$卵巢癌细胞结合并锚定在细胞上，维持高水平的肿瘤特异性细胞凋亡并在小鼠异种移植模型中展现出良好的抗肿瘤作用[45]。由人/鼠嵌合的抗Ⅰ型胰岛素样生长因子受体（type l insulin-likegrowth factor receptor，IGF-1R）的单克隆抗体m590和抗HER2的曲妥珠单抗组成的双特异性抗体Bi-Ab可通过阻断PI3K/AKT和促分裂原活化蛋白激酶信号通路的磷酸化而显著抑制HER 2'IGF-1R$^+$卵巢癌细胞SKOV-3的增殖。相比于m590、曲妥珠单抗单独或两种抗体联合的治疗，Bi-Ab在小鼠异种移植模型中展现出更好的抗肿瘤效果。

（三）肺癌和头颈癌

表皮生长因子受体（EGFR）的过度表达与头颈癌、肺癌、乳腺癌、结肠癌和前列腺癌患者的预后不良相关。血管内皮细胞生长因子（VEGF）和EGFR通过相互作用，促进肿瘤生长及血管生成，因此，同时靶向EGFR和VEGF的治疗性抗体可能比单特异性抗体的抗肿瘤效果更好。例如，抗EGFR和VEGF的双特异性抗体DT-IgG6可显著抑制非小细胞肺癌（non-small cell lung cancer，NSCLC）细胞A549和头颈部鳞状细胞癌（head and neck squamous cell carcinoma，HNSCC）细胞Tu212的生长，诱导细胞凋亡的能力与西妥昔单抗（抗EGFR单克隆抗体）相似；尽管DT-IgGs在血清中的半衰期较短，但在肺癌和头颈癌的小鼠异种移植模型中表现出与贝伐单抗相当的疗效。MEHD7945A（duligotuzumab）是一种人源化EGFR/HER3双特异性IgG1抗体，其中两个抗原结合片段均能与EGFR和HER3具有较高的亲和力，在抑制EGFR/HER3信号转导通路、肿瘤生长和细胞周期方面比西妥昔单抗和抗HER3抗体联合治疗的效果更显著；还能通过调节细胞周期进程和控制凋亡细胞死亡的修复过程，限制EGFR抑制剂耐药细胞对辐射的交叉耐药。

MEHD7945A联合放疗对肺癌和头颈癌细胞系及小鼠异种移植模型均具有良好的抗肿瘤作用。与抗HER3单特异性抗体相比，MEHD7945A在多种肿瘤模型中均表现出抗肿瘤效应，体现了双靶向抑制EGFR和HER3的重要性。目前，MEHD7945A正在一项用于上皮性实体肿瘤的临床研究中，临床Ⅰ期研究结果表明，MEHD7945A 与顺铂/5-氟尿嘧啶或卡铂/紫杉醇联合治疗复发/转移性 HNSCC 患者展现出良好的抗肿瘤作用，但同时也增加了对患者的不良反应；另一项多中心、随机、开放性临床Ⅱ期研究表明，在针对复发/转移性 HNSCC 患者的治疗中，MEHD7945A 与西妥昔单抗的疗效并无明显差异。同时靶向 IGF-1R 和 EGFR 的双特异性抗体能够阻断 IGF-1R 和 EGFR 信号通路介导的 ADCC 作用，有效抑制 H322M 和 H460M2 肿瘤细胞的增殖；在 BxPC3 和 H322M 小鼠皮下移植模型中，IGF-1R-EGFR 双特异性抗体比抗 IGF-1R 和 EGFR 单特异性抗体联合应用的抗肿瘤效果更强。

神经毡蛋白 1（neuropilin-1，NRP1）是一种非酪氨酸激酶受体，作为其他细胞表面受体（如整合素）的辅助受体，在多种实体瘤中过表达，并在肿瘤的发生发展、转移和血管生成中起关键作用。此外，NRP1 的过表达与 NSCLC 的不良预后相关。Ctx-TPP11 是一种由 NRP1 靶向肽 TRR11 与西妥昔单抗重链的 C 末端融合而成的双特异性抗体，通过与 NRP1 结合而被细胞内化，抑制与 NSCLC 耐药相关信号通路 PI3K-Akt 和 RalB-TBK1 的传导，有效逆转了西妥昔单抗在 NSCLCKRAS 突变型肿瘤细胞中的耐药。RANK（TNFRSF11a）和 RANKL（TNFSF11）分别是肿瘤坏死因子受体和配体超家族的成员，与 CD40 和 CD40L 同源性最高。研究表明，在不同的小鼠肿瘤模型（如肺癌、黑色素瘤、前列腺癌、结肠癌等）中，抗 RANKL 单克隆抗体与免疫检查点抑制剂（如抗 PD-1、CTLA-4 或 PD-L1 的单克隆抗体）联合治疗可有效抑制肿瘤的生长和转移；在肿瘤耐药微环境中，靶向 RANKL 和 PD-1 的双特异性抗体比单特异性抗体联合治疗的抗肿瘤效果更为显著。

（四）双特异性抗体在其他肿瘤免疫治疗中的应用

常规化疗对晚期结直肠癌（colorectal cancer，CRC）患者的生存率没有明显改善。由嵌合的抗 CD133 单克隆抗体 AC133 和人源化 OKT3 单链组成的非对称双特异性抗体 MS133 对 CD133 和 CD3 具有双重抗原结合特异性。MS133 对高表达 CD133 的 CRC 细胞具有明显的细胞毒作用，对低表达 CD133 的 CRC 细胞无明显杀伤作用；在非肥胖型糖尿病/重症联合免疫缺陷（NOD/SCID）小鼠模型中，MS133 能有效抑制肿瘤的生长，延缓发病进程，且无明显的毒副作用。靶向 EGFR 和 IGF-1R 的双特异性 IgG 样抗体 EI-04 能够有效抑制肿瘤细胞 EGFR 和 IGF-1R 的磷酸化，阻断 AKT 和 ERK 下游通路的激活，进而抑制肿瘤细胞的生长增殖、阻滞细胞周期进程。在人胰腺癌 BxPC3 细胞株的小鼠异种移植模型中，EI-04 表现出比抗 EGFR 或抗 IGF-1R 单克隆抗体以及两种单克隆抗体联合治疗更强的抗肿瘤作用。MM-141（istiratumab）是一种靶向 IGF-1R 和 HER3 的双特异性抗体，通过抑制 AKT 的磷酸化而促进 IGF-1R 和 HER3 蛋白的降解，增强胰腺癌细胞对化疗药的敏感性。一项多中心、随机双盲、安慰剂对照Ⅱ期临床试验研究表明，相比于白蛋白结合型紫杉醇和吉西他滨的标准治疗方案，MM-141 与标准化疗方案联合对转移性胰腺癌患者的治疗效果并未有明显改善。

目前，大多数针对实体瘤治疗的双特异性抗体在临床前研究阶段已取得良好的抗肿瘤效果，但在临床试验阶段的治疗效果尚未达到预期。简化双特异性抗体的结构和制备流程，利用合成生物学等方法对双特异性抗体的结构进行调整和改进，建立一个强大的双特异性抗体设计及生产制作平台，或可成为增强双特异性抗体在肿瘤免疫治疗中的疗效，以及改善药物对患者的不良反应的关键。

四、基于纳米技术设计的双特异性抗体在肿瘤免疫治疗中的应用

近年来，纳米技术在肿瘤免疫治疗中的应用受到越来越多的关注。纳米治疗技术可将特异性单克隆抗体、治疗性药物或显影剂物理包埋或化学偶联到纳米载体上，形成功能化的纳米颗粒，其优势在于：①纳米颗粒具有较长的循环能力，将蛋白质的小分子片段连接到纳米颗粒表面可以延长其在体内的循环时间，减少给药频率；②纳米颗粒具有柔性的表面修饰能力，为表面偶联多价抗体或多型抗体提供了平台；③载有治疗性药物的纳米颗粒可以增强杀伤细胞的能力，展现出较强的抗肿瘤作用[46]。因此，在肿瘤免疫治疗中应用纳米技术具有重要的意义。

目前，甲氧基聚乙二醇化纳米颗粒（methoxyPEGylated nanoparticles，mPEG-NPs）越来越多地应用于肿瘤成像和治疗。动物实验结果显示，BsAbs 修饰的 mPEG-NPs 在小鼠肿瘤中的积累量明显增加，也显著提高了载药 NPs 对 EGFR$^+$ 的小鼠异种移植模型的抗肿瘤活性。在此基础上研发的一种人源化双特异性抗 HER2 抗体（mPEGXHER 2）可用于修饰脂质体多柔比星（PEGylated liposomal doxorubicin，PLD），组成 HER2 靶向脂质体 αHER2/PLD，增强 PLD 对过表达 HER2 的乳腺癌细胞的特异性、细胞内化和抗肿瘤活性。结果显示，αHER2/PLD 对乳腺癌耐药细胞株有显著的细胞毒作用；在荷瘤小鼠中，与无靶向 PLD 相比，αHER2/PLD 在小鼠体内的肿瘤细胞核中有效积累多柔比星，展现出良好的抗肿瘤作用。该团队还利用 mPEG＞HER2 双特异性抗体修饰多种纳米探针（如超顺磁性氧化铁纳米颗粒、量子点和胶体金纳米粒子等），用于增强 HER2$^+$ 肿瘤多模成像的灵敏度和对比度强度。对 HER2$^+$ 乳腺癌小鼠模型的成像结果表明，相比于无靶向的纳米探针，经双特异性抗体修饰后的脂质体纳米探针（αHER2/Lipo-DiR）和超顺磁性氧化铁纳米颗粒（αHER2/SPIO）能有效靶向

HER^+ 肿瘤，并增加纳米探针在肿瘤中的积累。

众所周知，所有 IgG 抗体中 Fc 段的结构高度一致，且抗 IgG（Fc 段特异性）抗体［anti-IgG（Fc specific）antibody，αFc］能够通过非共价相互作用特异性识别并结合任何包含 Fc 段的单克隆抗体。将生物素标记的抗 CD20 和抗 CD3 单克隆抗体偶联到链霉亲和素修饰的超小 Fe_3O_4 纳米颗粒表面，可构建一种水合动力学尺寸为 30nm 的双特异性纳米平台（bi-specific nanoplatform，BSNP）。研究表明，相比于临床应用的钆（Gd）对比剂，所合成的 BSNP 具有更好的磁共振成像能力。在细胞水平上，BSNP 可以靶向 $CD20^+$ 的人伯基特淋巴瘤细胞 Raji，同时招募并重定向 T 细胞，增强 T 细胞介导的体外细胞杀伤作用；在动物水平上，BSNP 能明显抑制肿瘤的生长，延长 NHL 小鼠异种移植瘤模型的生存期。模块化设计的 BSNP 提供了一种潜在、有效的肿瘤免疫治疗策略，后续可通过结合不同的单克隆抗体构建多种双/多特异性纳米平台，以期增强肿瘤治疗效果。Ding 等[48]设计了一种靶向 EGFR1 和 HER2 的双功能抗体 MaAbNA。研究结果显示，MaAbNA 可显著抑制过表达 EGFR1 和 HER2 的乳腺癌细胞增殖，且对低表达 EGFR1 和 HER2 的细胞具有较弱的毒性。为了增强 MaAbNA 的抗肿瘤作用，该团队利用聚乙二醇接枝共聚物（PEG2000）将 MaAbNA 和多柔比星（阿霉素，adriamycin，ADM）偶联形成复合抗癌药物 MaAbNA-PEG2000-ADM，该复合药物具有比单独 ADM 或 MaAbNA 以及西妥昔单抗或曲妥珠单抗更强的抗肿瘤效果。MaAbNA 及其衍生物 MaAbNA-PEG2000-ADM 的抗肿瘤效果在动物试验中也得到了验证。以 PEG 化的中空介孔钌纳米颗粒（hollow mesoporousruthenium nanoparticles，HMRu NPs）为载体，负载抗肿瘤荧光复合物［Ru（bpy）2（tip）3，RBT］以及抗 CD16 和抗癌胚抗原（carcinoembryonic antigen，CEA）的双特异性抗体 SS-Fc 形成偶联物 HMRu@RBT-SS-Fc。HMRu@RBT-SS-Fc 能有效靶向并杀伤过表达的癌胚抗原的结直肠癌细胞；在 CT26-CEA 结直肠癌小鼠皮下移植瘤模型中，HMRu@RBT-SS-Fc 通过在肿瘤部位的大量积累和重定向免疫效应细胞对肿瘤细胞有效杀伤。

基于纳米颗粒的双特异性 T 细胞衔接器（nanoparticle-based bispecific T-cell engagers，nanoBiTEs），即在脂质体上偶联靶向 T 细胞的抗 CD3 单克隆抗体和靶向肿瘤抗原（如 CD20、BSMA、CS1 和 CD38）的单克隆抗体[47]。研究人员还开发了一种基于纳米颗粒的多特异性 T 细胞衔接器（CD3/BCMA/CS1/CD38 nano-MuTEs），即在脂质体上同时偶联靶向 T 细胞的抗 CD3 单克隆抗体和靶向不同肿瘤抗原的多种单克隆抗体。研究结果表明，nanoBiTEs 和 nanoMuTEs 的半衰期均在 60h 左右，因此不需要连续注射，1 周注射 1 次即可在体内外维持较好的治疗效果；而且相比于 nanoBiTEs，靶向多种肿瘤抗原的 nanoMuTEs 在细胞和动物水平中对骨髓瘤细胞的杀伤效果更为显著，其优势在于 nanoMuTEs 不会导致单个肿瘤抗原的下调（或丢失），能有效防止因抗原丢失的肿瘤逃逸过程。细胞核蛋白 Ki-67 在快速增殖的细胞中过表达，它也是在肿瘤患者的活组织检查中一种确定的可评估细胞增殖活性的预后指标。利用纳米技术对细胞内的分子过程进行光学控制，具有较高的空间和时间精度，也能同时结合靶向和有效杀伤细胞的机制，有望为肿瘤靶向治疗提供新的思路和方法。一种针对细胞表面蛋白 EGFR 和细胞核蛋白 Ki-67 的双重靶向策略，能选择性地靶向过表达 EGFR 和 Ki-67 的肿瘤细胞并利用光控有效杀伤细胞。抗 EGFR 抗体西妥昔单抗与经聚乙二醇修饰后的脂质体通过共价键结合形成靶向 EGFR 的免疫脂质体，在 690nm 光照下，与细胞共孵育的光敏剂卟啉衍生物（benzoporphyrin derivative，BPD）能触发免疫脂质体和细胞核内体膜的破坏，即免疫脂质体能被 EGFR$^+$ 细胞有效摄取，释放异硫氰酸荧光素（fluorescein isothiocyanate，FITC）标记的抗 Ki-67 抗体 TuBB-9；之后在 490nm 光照下，激活 FITC 标记的 TuBB-9，导致 Ki-67 蛋白失活，诱导细胞凋亡。结果显示，该双重靶向策略对过表达 EGFR 和 Ki-67 的肿瘤细胞（人宫颈癌细胞 HeLa 和人卵巢癌细胞 OVCAR-5）具有高度选择性，能有效杀伤肿瘤细胞，且对正常人成纤维细胞没有选择特异性[48]。间皮素（mesothelin，MSLN）是一种糖基磷脂酰肌醇锚定蛋白，在正常细胞上弱表达，在三阴性乳腺癌中高表达，因此成为一个有吸引力的靶点。研究人员设计了一种抗 MSLN 的纳米抗体（nanobody）和抗 CD16 的纳米抗体组成的与 Fab 段结构相似的双特异性抗体 MesobsFab。体外试验结果表明，MesobsFab 能有效招募 NK 细胞定向到 MSLN$^+$ 三阴性乳腺癌细胞系中，介导 ADCC 作用有效杀伤细胞并降低细胞的侵袭性。在三阴性乳腺癌小鼠异种移植模型中，MesobsFab 能显著抑制肿瘤的生长。

综上，基于纳米颗粒的双特异性抗体制剂可以更灵活地构建多价或多臂结构，在维持良好的抗肿瘤作用的同时有效延长循环时间。因此，纳米技术在提高疗效、增加转化潜能甚至在现有肿瘤免疫治疗的基础上开发新的治疗策略等方面均发挥着独特的作用。

五、双特异性抗体及纳米技术应用于肿瘤免疫治疗的展望

临床中虽然可以根据疾病的发病部位将患者统一归类，但在患有同一类型肿瘤者的体内所检测到的肿瘤特异性标志物的表达可能存在较大差异，因此，设计个性化/精准医学治疗方案是解决肿瘤异质性的有效方法。近年来，肿瘤免疫治疗

已经成为一个快速发展的领域，成为许多实体肿瘤和恶性血液肿瘤的标准治疗手段。双特异性抗体作为新一代的肿瘤治疗策略，因其独特的作用机制而备受关注。一般来说，双特异性抗体比单特异性抗体联合的治疗效果更好，主要是因为双特异性抗体在与肿瘤细胞高度结合的同时能够招募并重新定向免疫效应细胞，选择性攻击并裂解肿瘤细胞。经人工设计的双特异性抗体对肿瘤细胞的靶向更为精准，有望降低与治疗相关的不良反应。

　　虽然目前仅有少数双特异性抗体获得了上市批准，但有若干新的双特异性抗体已进入临床试验阶段，并取得了令人鼓舞的初步结果，它们不仅应用于肿瘤免疫治疗，而且还可用于治疗其他疾病。双特异性抗体的设计具有多种形式，如BiTEs、DART、同二聚体"杵臼结构"抗体和三功能性双特异性抗体等。未来对双特异性抗体的设计和形式可能会整合多种功能，以靶向两个或更多的肿瘤抗原，同时连接 T 细胞和辅助细胞形成人工免疫突触。然而，在双特异性抗体设计及构建中仍存在诸多挑战，比如提高特异性、敏感性和稳定性、增加其半衰期以及选择合适的靶抗原以限制肿瘤外毒性等。尽管利用杂交瘤细胞技术在制备重组的双特异性抗体方面已进行了较大优化，但在双特异性抗体制备的过程中想要同时实现高产和低成本的目标仍需更多努力。为了解决上述问题，研究人员可综合多种方法（如药物化学、蛋白质组学、合成生物学、生物化学和计算化学等）来探索复杂的、相互关联的分子信号通路，这将有助于设计双特异性抗体，从而有效阻断致癌途径。同时，将系统生物学和在全基因组范围内研究药物作用的系统药理学结合使用，能够促进更多新型双特异性抗体的研发。

　　此外，纳米技术介导的靶向治疗策略在肿瘤治疗中的应用也已经成为一大研究热点，将多种形式的双特异性抗体与纳米载体通过简单的混合即可形成功能化的纳米颗粒，可以在一定程度上克服传统的单克隆抗体与纳米药物偶联物的不稳定性及非特异性结合，改善疗效并延长循环时间等。

　　综上所述，双/多特异性抗体可能在不久的将来成为一类有效且广泛应用于多种疾病的治疗性药物，也可以进一步地与免疫检查点抑制剂、IDO 通路抑制剂或疫苗等其他疗法联合应用[49]。

参考文献

[1] Sheng S Y, Gu Y, Lu C G, et al. The Characteristics of Naive-like T Cells in Tumor-infiltrating Lymphocytes From Human Lung Cancer. J Immunother, 2017, 40 (1): 1-10.

[2] Sheng S Y, Lu C G, Guo J H, et al., Immune Effect of T Lymphocytes Infiltrated by Tumors on

Non-Small-Cell Lung Cancer. J Oncol，2022：4662874.

［3］Zhang Y，Joe G，Hexner E，et al.，Host-reactive CD8$^+$ memory stem cells in graft-versus-host disease. Nat Med，2005，11（12）：1299-1305.

［4］Gattinoni L Y，Ji N P. Restifo，Wnt/beta-catenin signaling in T-cell immunity and cancer immunotherapy. Clin Cancer Res，2010，16（19）：p. 4695-4701.

［5］Gattinoni L，et al. A human memory T cell subset with stem cell-like properties. Nat Med，2011，17（10）：p. 1290-1297.

［6］Wang F，Cheng F，Zheng F. Stem cell like memory T cells：A new paradigm in cancer immunotherapy. Clin Immunol，2022，241：109078.

［7］Hong H，Gu Y，Sheng S Y，et al. The Distribution of Human Stem Cell-like Memory T Cell in Lung Cancer. J Immunother，2016，39（6）：233-240.

［8］Sheng SY，Gu Y，Lu CG，et al. The distribution and function of human memory T cell subsets in lung cancer. Immunol Res，2017，65（3）：639-650.

［9］Tang Y Y，Sheng S Y，Lu C G，et al. Effects of Glycogen Synthase Kinase-3β Inhibitor TWS119 on Proliferation and Cytokine Production of TILs From Human Lung Cancer. J Immunother，2018，41（7）：319-328.

［10］任秀宝．T 细胞过继免疫治疗技术的研究进展［J］.中国肿瘤临床，2012，39（9）：481-485.

［11］王锋．原位基因修饰联合过继性 T 细胞在治疗黑色素瘤治疗中的机制及抗肿瘤作用［D］.苏州：苏州大学，2018.

［12］蔡良良，钱莉．肺癌 T 细胞过继免疫治疗和新抗原研究进展［J］.江苏大学学报（医学版），2020，30（5）：386-389.

［13］李闯，李扬秋．T 细胞受体基因转导的研究和应用［J］.国际免疫学杂志，2007，30（3）：139-143.

［14］钱磊，崔久嵬．嵌合型抗原受体基因修饰的 T 细胞研究进展［J］.中国免疫学杂志，2014（6）：850-853，857.

［15］程艳，王斌全，张春明，等．黑色素瘤抗原-A1-A3 的表达与喉癌临床特征相关性的研究［J］.中国药物与临床，2015（10）：1381-1384.

［16］张青青，许莲蓉．肿瘤过继性细胞免疫治疗中 CAR-T 及 TCR-T 疗法研究进展［J］.新医学，2021，52（3）：163-169.

［17］周祺祺，孙倩，王先火，等．嵌合抗原受体 T 细胞制备及临床应用的影响因素研究进展［J］.山东医药，2019，59（36）：104-107.

［18］陈锦，张彩．嵌合抗原受体修饰的免疫细胞及其在肿瘤免疫治疗中的应用［J］.中国肿瘤生物治疗杂志，2021，28（6）：549-557.

［19］项健．新型肿瘤免疫治疗策略及肿瘤治疗新靶点探索的研究［D］.苏州：苏州大学，2018.

［20］常媛媛，颜波，李榕．T 细胞耗竭发生机制及其免疫治疗中的研究进展［J］.现代免疫学，2022，42（02）：170-174.

［21］张月．基于全基因组 CRISPR/Cas9 系统筛选小鼠胚胎干细胞自我更新关键基因的实验研究［D］.重庆：中国人民解放军陆军军医大学，2022.

［22］徐广贤．CAR-T 细胞免疫疗法在肿瘤治疗中的研究进展［J］.广东医科大学学报，2011，4（2）：121-131.

［23］彭灿灿，王惠明 . CAR-T 细胞治疗实体瘤的脱靶效应及优化方略［J］. 中国免疫学杂志，2021，37
（22）：2754-2758.

［24］于肖肖，沈永明 . CAR-T 细胞疗法中细胞因子释放综合征的研究进展［J］. 医学信息，2022，35
（21）：167-170.

［25］应志涛，宋玉琴，王小沛，等 . 抗 CD19 嵌合抗原受体 T 细胞 IM19 的临床前及临床安全性研究［J］.
中国新药杂志，2019，28（06）：697-702.

［26］孟淑芳，王佑春，吴雪伶，等 . CAR-T 细胞治疗产品质量控制检测研究及非临床研究考虑要点［J］.
中国药事，2018，32（06）：831-852.

［27］张砚君，张秀丽，彭洪薇 . CD19CD20 双靶点联合治疗多发性骨髓瘤的应用探索［C］/2011 医学科学
前沿论坛第十二届全国肿瘤药理与化疗学术会议论文集，2011：77.

［28］赵欣，陈喜林，张铁，等 . CD20 和 CD19 双靶点 CAR-T 细胞对 B 淋巴细胞肿瘤的杀伤作用［J］. 中国
肿瘤生物治疗杂志，2020，27（03）：235-241.

［29］Hu Y, Zhou Y, Zhang M, et al. CRISPR/Cas9-Engineered Universal CD19/CD22 Dual-Targeted CAR-T
Cell Therapy for Relapsed/Refractory B-cell Acute Lymphoblastic Leukemia［J］. Clin Cancer Res,
2021, 27（10）: 2764-2772.

［30］陈寿兵 . 多能干细胞来源的 CAR-T 细胞体外抗肿瘤研究［D］. 中国科学技术大学，2021.

［31］靳策 . PD-1/PD-L1 抗体在肿瘤免疫治疗中的相关进展［D］. 石家庄：河北医科大学，2018.

［32］于长春，岳晓彤，张小雷，等 . PD-1/PD-L1 在肿瘤免疫治疗中的应用研究进展［J］. 吉林师范大学学
报（自然科学版），2022，43（03）：112-118.

［33］马宝镇 . 抗 PD-1 抗体联合 RCAT 治疗晚期恶性肿瘤的临床研究［D］. 郑州大学，2019.

［34］Hellmann M D, Paz-Ares L, Bernabe C R, et al. Nivolumab plus Ipilimumab in Advanced Non-
Small-Cell Lung Cancer［J］. N Engl J Med, 2019, 381（21）: 2020-2031.

［35］Gu Y, Sheng SY, Tang YY, et al. PD-1 Expression and Function of T-Cell Subsets in TILs From Hu-
man Lung Cancer［J］. J Immunother, 2019, 42（8）: 297-308.

［36］宋媛媛，唐凌，夏琳，等 . 抗肿瘤双特异性抗体研究进展与临床研发关注要点［J］. 中国肺癌杂志，
2022，25（09）：684-688.

［37］Brisse M, Vrba S M, Kirk N, et al. Emerging concepts and technologies in vaccine development［J］.
Frontiers in immunology, 2020, 11: 583077.

［38］Huang C S, Yu A L, Tseng L M, et al. Globo H-KLH vaccine adagloxad simolenin（OBI-822）/OBI-821
in patients with metastatic breast cancer: phase II randomized, placebo-controlled study［J］. J Immu-
nother Cancer, 2020, 8（2）: e000342.

［39］Vermorken J B, Claessen A M, van Tinteren H, et al. Active specific immunotherapy for stage II and
stage III human colon cancer: a randomised trial［J］. Lancet, 1999, 353（9150）: 345-350.

［40］Senzer N, Coleman R L, Nemunaitis J, et al. Gemogenovatucel-T（Vigil）immunotherapy demonstrates
clinical benefit in homologous recombination proficient（HRP）ovarian cancer［J］. Gynecol Oncol, 2021,
161（3）: 676-680.

［41］Figlin R A, Tannir N M, Uzzo R G, et al. Results of the ADAPT Phase 3 Study of Rocapuldencel-T in
Combination with Sunitinib as First-Line Therapy in Patients with Metastatic Renal Cell Carcinoma［J］.
Clin Cancer Res, 2020, 26（10）: 2327-2336.

［42］Trimble C L，Morrow M P，Kraynyak K A，et al. Safety，efficacy，and immunogenicity of VGX-3100，a therapeutic synthetic DNA vaccine targeting human papillomavirus 16 and 18 E6 and E7 proteins for cervical intraepithelial neoplasia 2/3：a randomised，double-blind，placebo-controlled phase 2b trial ［J］. Lancet，2015，386（10008）：2078-2088.

［43］Basu P，Mehta A，Jain M，et al. A Randomized Phase 2 Study of ADXS11-001 Listeria monocytogenes-Listeriolysin O Immunotherapy With or Without Cisplatin in Treatment of Advanced Cervical Cancer ［J］. Int J Gynecol Cancer，2018，28（4）：764-772.

［44］Rodriguez PC，Popa X，Martínez O，et al. A Phase III Clinical Trial of the Epidermal Growth Factor Vaccine CIMAvax-EGF as Switch Maintenance Therapy in Advanced Non-Small Cell Lung Cancer Patients ［J］. Clin Cancer Res，2016，22（15）：3782-3790.

［45］甄千玮，张友忠. 妇科肿瘤相关双特异性抗体药物 ［J］. 肿瘤药学，2022，12（04）：433-440.

［46］林文静，张嘉敏，刘鉴峰. 纳米材料在肿瘤免疫治疗中的应用 ［J］. 中国肿瘤生物治疗杂志，2021，28（5）：518-525.

［47］许仕琳，许海燕. 双特异性抗体及纳米技术在肿瘤免疫治疗中的应用进展 ［J］. 合成生物学，2022，3（02）：352-368.

［48］许伟喆，王芳，褚洪迁. 光激活纳米材料用于肿瘤免疫治疗的研究进展 ［J］. 癌变·畸变·突变，2022，34（6）：471-475.

［49］刘伊彤，周霞，山广志. IDO1 抑制剂临床研究进展 ［J］. 中国医药生物技术，2022，17（01）：35-41.

第六章　肿瘤免疫治疗的不良反应及处理

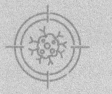

<h2>第一节　细胞因子的毒性</h2>

<h3>一、重组人干扰素</h3>

重组人干扰素 α（IFN-α）用于毛细胞白血病（hairy cell leukemia）的治疗，以及高危黑色素瘤手术后的辅助治疗，分别在 1992 年和 1998 年被 FDA 批准。然而，这些药物频繁发生的严重不良事件限制了其广泛使用。

IFN-α 最常见的不良反应是发热和疲劳（超过 80%），其次是头痛和肌肉痛，可以用非类固醇类消炎药控制，而重度疲劳往往需要减少药物剂量。高达 1/3 的患者在使用 IFN 后发生腹泻，2/3 的患者出现恶心厌食的不良反应。在高风险黑色素瘤患者干扰素辅助治疗的初步研究中，肝毒性导致两例患者死亡。3 级肝毒性患者应该暂停使用 IFN，直到转氨酶水平恢复到 1 级，然后减量 33%～50% 重新使用。10% 的接受 IFN 治疗患者会发生血小板和白细胞减少，可通过暂停和减少剂量缓解。血栓性血小板减少性紫癜和溶血性贫血罕见，IFN 则需要永久停药。10%～15% 的 IFN 治疗患者会发生甲状腺功能亢进症（甲亢）或甲状腺功能减退症（甲减）。甲亢之后通常继发长时间的甲减。结节病罕见，尤其在黑色素瘤或淋巴瘤患者中可造成诊断困难，表现为类似皮下转移的皮肤损害，或类似正电子发射断层成像中浓聚的纵隔淋巴结。在干扰素治疗期间，对新发纵隔淋巴结肿大的患者应进行诊断评估，而不仅仅考虑疾病进展。这些现象也出现在 IFN 治疗白癜风、红斑狼疮、类风湿关节炎、风湿性多肌痛、银屑病的过程中。有基础自身免疫性疾病的患者应慎用干扰素，因其可加重上述疾病。一些研究者已经报道，自身免疫事件的出现可能与疗效良好相关。

神经精神症状不常见，但后果严重。多达 10% 的患者会发生思维混乱，小于 1% 的患者发生精神错乱。多达 45% 的患者发生抑郁，少见自杀。预防性使用抗抑郁药可减少发生抑郁症的风险，有严重抑郁症病史的患者禁止使用干扰素。

<h3>二、白介素-2</h3>

高剂量的 IL-2，可在晚期肾细胞癌和黑色素瘤患者体内产生持久的抗肿瘤效应，1998 年被美国 FDA 批准。高剂量 IL-2 可引起发热、寒战、疲劳，应住院使用。胃肠道反应如恶心、呕吐、厌食、腹泻，转氨酶升高、胆汁淤积和高胆红素血症也很常见。IL-2 导致血管通透性增加，体液潴留，进而出现胸腔积液，偶发肺水肿以及低血压和肾前性氮质血症。低血压往往与剂量有关，升压药大多可控制。

血小板减少、贫血、凝血功能异常，以及中性粒细胞趋化障碍，导致导管感染的发生率增加。预防性应用抗生素大大降低了导管感染的发生率。几乎所有与IL-2 有关的不良反应（adverse events，AE）在暂停或停药后均可得到控制。

IL-2 停药后，自身免疫反应、神经毒性和心肌炎会恶化或持续一段时间。自身免疫性疾病如甲状腺功能减退症，可能需要 6～10 个月的时间恢复；而白癜风可能进一步恶化。IL-2 的神经毒性可以是轻微的嗜睡和烦躁，也可以表现为发作性的精神病。神经毒性在最后一次给药后 24 h 达到高峰，需要警惕并早期识别。很少有患者发生心肌炎，最常见于治疗第一周的第 6 天，与心肌酶上升有关。虽然没有后遗症，但心肌炎有时可致可逆性心功能不全和室性异位心律，因此，在心肌酶正常之前患者应进行心电监测，并且在后续的 IL-2 治疗中随时监测。虽然已经开发了多种减少毒性的药物，然而，没有一种 IL-2 的毒性抑制剂能在不影响IL-2 抗肿瘤活性的情况下降低毒性，因而没有被广泛应用[1]。

第二节　肿瘤疫苗的毒性

由于目标抗原多种多样，药物配方各不相同，使用佐剂及与免疫调节剂联合进而诱导自身免疫反应，导致评估肿瘤疫苗的毒性十分复杂。使用黑色素瘤疫苗后可能会发生白癜风，发生率与疗效正相关。肿瘤疫苗与其他形式的免疫治疗联合应用会产生更复杂的情况。

肿瘤疫苗通常只产生很小的毒性。在 1990—2011 年间进行的 239 个Ⅰ期和Ⅱ期研究，近 5000 例接受肿瘤疫苗的患者，仅有 162 例患者出现 3 级 AE，5 例患者出现 4 级的 AE。注射部位局部反应以及全身症状，如肌痛和流感样症状最常见。肿瘤疫苗低毒性的原因可能是肿瘤相关抗原蛋白在肿瘤细胞中显著高表达，但在正常细胞中低表达或不表达。

目前批准的肿瘤疫苗普列威，毒性作用很轻，注射 24 h 之内常见短暂寒战、疲劳和发热，3 或 4 级不良事件的发生率小于 4%。背痛和畏寒是最常见的 3 或 4级不良事件，见于 2% 的患者。虽然肿瘤疫苗的毒性作用轻、免疫活性低下，但联合使用抗原特异性肿瘤疫苗和检查点抑制剂似乎并不导致毒性增强。由黑色素瘤溶瘤病毒疫苗 T-VEC 诱导的不良事件主要是炎症反应。对溶瘤病毒治疗的担心是，理论上可能病毒发生变异并恢复致病性，但过去几十年的 T-VEC 或其他溶瘤病毒的各种临床试验中，并没有发现这种情况。在Ⅱ期临床试验中，85% 的患者出现药物相关不良事件，即Ⅰ～Ⅱ级流感样综合征。患者出现发热（52%）、发冷（48%）、疲劳/不适（32%）、恶心（30%）、局部疼痛（24%）和头痛（20%）。3

例有反应的患者出现白癜风，大于 2% 的患者出现 3 级以上的不良反应，如结肠炎。随后的Ⅲ期随机临床试验的不良反应与上述的相似。与伊匹单抗联合使用，没有发现影响毒性、限制毒性。在 19 例患者中，26%（$n=5$）出现 3 级不良反应，包括发热、垂体炎、流感样疾病和肾上腺功能不全。1 例患者也发生 4 级伊匹单抗导致的淀粉酶和脂肪酶升高[1]。

第三节　免疫检查抑制剂（ICI）相关不良反应及处理

针对免疫检查位点，包括 CTLA-4、PD-1、PD-L1 为靶点的单克隆抗体（抗CTLA-4、抗 PD-1/PD-L1）已被批准用于多种癌症的治疗。这类抗体通过影响肿瘤细胞长期选择形成的免疫原性和免疫抑制机制之间的平衡，促进免疫细胞激活，诱导抗肿瘤免疫反应，因此也产生一系列由于异常免疫激活所致的不良反应，累及全身多器官组织，包括皮肤、肠道、内分泌腺、肝脏、肺等，称为免疫相关不良反应（irAE）。

irAE 非常常见，超过 90% 抗 CTLA-4 治疗的患者及 70% 抗 PD-1/PD-L1 的患者中，均发生不同程度的 irAE。比较不同组织器官直接的发生情况，1～2 级［常见不良反应事件评价标准（CTCAE V）4.0］免疫相关不良反应主要累及皮肤及肠道，3～4 级免疫相关不良反应主要局限于消化道。绝大多数免疫相关不良反应在治疗后 3～6 个月发生，抗 CTLA-4 治疗相关不良反应的发生风险具有剂量依赖性，然而抗 PD-1/PD-L1 治疗相关不良反应的发生风险与剂量关系并不密切。迟发的免疫相关不良反应也不能忽视，有时甚至发生于治疗 1 年以后，因此在随访的时候应特别关注迟发性免疫相关不良反应[2]。

与 ICI 相关的致命毒性不常见，发生率为 0.3%～1.3%，但需要深刻认识和及早治疗，以避免患者因延迟治疗而导致的不良后果。另一个关键挑战是，由于受 irAE 影响的器官系统范围是广泛的，其处理经常需要肿瘤学以外的专业知识。在临床免疫学和免疫抑制治疗领域的大量知识，超出了当前肿瘤学指南的范围，因此，优化处理需要经验丰富的多学科团队。关于 irAE 处理的高质量指南，由欧洲肿瘤医学会、国家综合癌症网络和癌症免疫治疗毒性管理工作组协会发布。虽然这些组织提供最全面的治疗策略，处理各种常见的 irAE 的详细建议，即根据irAE 严重性和持续时间使用免疫抑制药物，但是，上述指导原则没有临床医师经常需要面对的，有关严重性 irAE 处理的具体信息。

致死的 irAE 类型在不同治疗方案之间存在显著差异，抗 CTLA-4 治疗似乎导致比抗 PD-1 和抗 PD-L1 治疗更严重。irAE 通常累及多个器官系统，而且更常见于治疗有效的患者中。联合治疗的死亡最常见于结肠炎（37％）、心肌炎（25％）、肝炎（22％）、肺炎（14％）和肌炎（13％）。经常共同发生肌炎和心肌炎。神经系统毒性最常见的是脑炎和重症肌无力。极少数死亡由于皮肤（如严重的表皮坏死松解症，1.5％）、血液学（噬血细胞综合征、溶血性贫血和特发性血小板减少症紫癜，3％）和内分泌毒性（垂体炎和肾上腺皮质功能不全，5.5％）导致。随着时间的推移，有关致命毒性影响的报告增加，但除了心肌炎的发生增加，致命毒性的类型基本是稳定的。

不同 irAE 类型与疾病相关的死亡风险不同，心肌炎似乎死亡风险最高，死亡率为 39.7％；依次是肺炎、肝炎、肌炎、肾炎、神经系统和血液系统，一般 10％～17％的死亡率；垂体炎、肾上腺皮质功能不全和结肠炎报告的死亡率最低（一般不超过 5％）。

一、irAE 的可能机制

ICI 诱导器官功能障碍的机制尚不完全清楚，但被认为与免疫检查点在维持免疫稳态中的作用有关。可能的 4 种机制包括 ICI 与非淋巴细胞上的免疫检查点分子直接结合，诱导补体激活；肿瘤抗原与靶外组织存在交叉反应；自身抗体的产生和促炎细胞因子增加。但是，irAE 所涉及器官的类型到损伤的严重程度均具有明显的变异性，提示上述机制不太可能解释所有 irAE 的病理生理学基础。

1. 通过补体调节的抗免疫检查点反应

6 例 CTLA-4 抑制剂伊匹单抗或 tremelimumab 治疗后死亡的患者中，尸检发现具有不同程度的垂体炎，包括 CD4$^+$ T 细胞的弥漫性浸润。进一步的组织学分析证明，所有患者中垂体内分泌细胞均表达不同水平的 CTLA-4 抗原，有严重临床垂体炎和病理证据的患者水平最高。高垂体 CTLA-4 表达与 T 细胞浸润和 IgG 依赖性补体固定和吞噬作用相关，免疫反应诱导腺垂体结构广泛破坏。研究还提示，对垂体中表达高水平 CTLA-4 抗原的患者，CTLA-4 可作为新抗原，一旦使用 CTLA-4 阻断抗体可通过Ⅳ型（T 细胞依赖性）和Ⅰ型（IgG 依赖性）的补体激活免疫机制，导致侵袭性（坏死性）的垂体炎。但目前数据仅限于病例的发现，并且无法描述垂体浸润性 T 淋巴细胞的抗原特异性。

2. 存在同源抗原

T 细胞交叉反应存在 2 种可能性，一种是不同组织类型中存在相同的抗原，被 TCR 识别；另一个可能性是抗原可能不同，但具有足够的表位同源性。ICI 可能解除了免疫检查点分子对 T 细胞的抑制状态，特异性 T 细胞一旦识别不同器官存在的同源抗原，就可能导致毒性。在一份报告中，2 例致命性心肌炎死者的心肌、骨骼和肿瘤组织的浸润淋巴细胞表达的 TCR 测序显示，肿瘤和心肌组织中均存在高度克隆扩增，提示 ICI 治疗的情况下，T 细胞识别肿瘤和靶外正常组织中的同源抗原，后者可能是 irAE 的原因。同样，免疫治疗的黑色素瘤患者，也由于正常组织和肿瘤中的抗原共享，导致自身免疫攻击引起色素沉着异常出现白癜风。对同源抗原进行深入研究，对于理解 ICI 治疗中毒性反应是至关重要的，但由于肿瘤以及非靶组织表达的抗原数目巨大，研究将存在明显困难。

3. 细胞因子的产生

细胞因子可能参与免疫相关不良事件的病理生理学。一项研究发现，伊匹单抗诱发的 3 级或更高级别腹泻的结肠炎患者中，IL-17 水平升高，证明血液 IL-17 与伊匹单抗诱导的结肠炎相关。值得注意的是，在各种免疫调节的肾脏疾病模型中，IL-17 被认为是组织损伤的调节分子。一项研究报告了 ICI 相关心肌炎患者的肿瘤以及心脏和骨骼肌中，几种编码炎症细胞因子的基因转录物的表达上调，包括 CXCL10，但是对心脏 irAE 患者的循环细胞因子的分析很少。另一份报告描述了接受伊匹单抗和纳武利尤单抗联合治疗发生急性肾损伤的患者，出现了促炎细胞因子血清水平升高，包括 IL-1Rα、CXCL10 和肿瘤坏死因子（TNF）。

4. 自身抗体

除了针对 T 细胞的免疫调节，抗 PD-1 或 PD-L1 治疗还调节体液免疫，提升已有的抗甲状腺抗体水平。接受抗 PD-1 治疗的甲状腺疾病，可能发生于存在抗甲状腺抗体的患者中，不论治疗前还是治疗开始后。一项单中心研究显示，接受帕博利珠单抗并出现临床甲状腺功能异常的患者中，80％具有抗甲状腺抗体。在 PD-1 敲除的心肌炎小鼠模型中，发现了抗肌钙蛋白 I 的抗体形成，但对 ICI 诱导的心肌炎患者的研究，受影响的心肌组织中未检测到 IgG 自身抗体。一例与伊匹单抗治疗相关的狼疮样肾小球肾炎患者中，发现了针对双链 DNA 和核抗原的抗体，停止治疗后该抗体消失。虽然数据有限，但提示自身抗体的形成在 ICI 治疗的副作用发展中起作用。自身抗体与自身反应性 T 细胞参与免疫相关不良事件的相对严重程度可能不同，但仍然需要研究。

二、不同器官毒性的处理

（一）皮肤毒性及处理

皮肤毒性是最常见的免疫相关不良反应，40％～50％CTLA-4 单抗及超过 11％ PD-1/PD-L1 单抗治疗后均发生一定程度的皮肤毒性反应。晚期黑色素瘤患者中，皮肤毒性反应发生率较其他恶性肿瘤更高。皮肤毒性反应通常于免疫治疗后 3～6 周发生，主要表现为轻度皮疹，伴或不伴瘙痒，部分表现为白癜风，少数严重病例出现危及生命的皮肤毒性反应症状，包括 Stevens-Johnson 综合征以及中毒性表皮坏死松解症。3～4 级皮肤毒性反应发生率低，发生于 1%～2% 抗 CTLA-4 或抗 PD-1/PD-L1 治疗的患者。如果临床出现相应的皮肤反应，应当排除皮肤感染，相应的检查包括皮肤试纸显微镜检测、细菌培养和敏感性测定，真菌诊刮试验以及病毒聚合酶连锁反应。

1～2 级皮肤毒性反应，可局部外用糖皮质激素，同时口服抗组胺药物对症处理。3～4 级皮肤毒性反应则需要高剂量的类固醇激素口服或者静脉用药。完整的处理对策还应包括使用温和的润肤剂，避免刺激性化学制品接触，避免日晒等。免疫相关皮肤毒性反应需与皮炎、病毒性皮疹、血管炎等疾病鉴别，因此对于难以判断或重度的皮肤毒性反应，应在皮肤科医师指导意见下行相应处理，必要时需行皮肤组织病理检查明确诊断。

（二）胃肠道反应（腹泻及肠炎）及处理

腹泻及肠炎是另一类常见的免疫相关不良反应，在抗 CTLA-4 治疗中的发生率明显高于抗 PD-1/PD-L1。临床研究数据表明，伊匹单抗（抗 CTLA-4 单克隆抗体）治疗后，腹泻的发生率为 23%～33%，帕博利珠单抗治疗后，腹泻的发生率为 8%～19%，联合使用伊匹单抗及纳武利尤单抗治疗后腹泻发生率为 44%。3～4 级腹泻主要发生于 CTLA-4 单抗联合 PD-1 单抗治疗的患者，其发生率接近 9%。

腹泻同时伴随腹痛、出血、黏液便症状者称为肠炎，其在肠镜及组织病理学上的表现类似于特发性炎症性肠病，伴随中性粒细胞、CD4 淋巴细胞等炎性浸润，CT 等影像学表现为肠黏膜充血水肿及肠壁增厚。接受 CTLA-4 单抗治疗的患者，重度肠炎的发生率为 7%，接受 PD-1 单抗治疗的患者，重度肠炎的发生率不到 2%。不同抑制剂，腹泻发生时间不同，伊匹单抗及纳武利尤单抗治疗后腹泻约于 7 周发生，而帕博利珠单抗则在治疗后半年左右发生。严重的肠炎可导致肠穿孔，约 1% 伊匹单抗（10mg/kg）治疗的患者死于肠穿孔。因此对于接受免疫检查点抑制剂治疗后出现腹泻的患者，应进行严密的监测及跟踪随访。

免疫治疗后腹泻及肠炎，需根据症状及严重程度制订合适治疗对策。轻度腹泻，可予以适当补液及止泻（如洛哌丁胺）处理。若腹泻次数每日超过 6 次或伴随腹痛，则需联合使用类固醇激素治疗。结肠镜证实的肠炎患者，若治疗后 48～72h 症状仍未改善，可使用英夫利昔单抗（TNF 拮抗剂）治疗。

所有出现腹泻患者均需进行大便培养、电解质测定、腹部 X 线片或 CT 检查。眼科常规检查也是推荐的项目之一。若治疗后腹泻及肠炎反复发生，需终止当前免疫检查点抑制剂的使用，并与患者充分沟通，交代利弊。对类固醇激素及英夫利昔单抗耐药的患者，可选用其他免疫抑制剂包括他克莫司、吗替麦考酚酯。部分病例可进行结肠切除术，并应尽早进行。

（三）内分泌系统相关疾病及处理

5%～10%的患者接受CTLA-4单抗及PD-1/PD-L1单抗治疗后出现内分泌相关不良反应。内分泌相关不良反应的症状表现多种多样，可能仅表现为甲状腺功能不全所致乏力，亦可能为危及生命的肾上腺危象。内分泌相关不良反应一般于治疗后7～10周开始出现。

甲状腺功能不全包括甲状腺功能减退及甲状腺功能亢进。与甲状腺功能亢进相比，免疫检查点抑制剂治疗后，甲状腺功能减退的发生率更高。抗PD-1/PD-L1或抗CTLA-4治疗后，甲状腺功能减退症发生率分别为4%～10%以及2%～4%。甲状腺功能减退症患者在接受抗PD-1/PD-L1治疗后发生率更高，并且相对而言更严重。甲状腺功能亢进症发生率（1%～7%）较低，并且绝大多数出现甲状腺功能亢进症的患者由暂时性的甲状腺炎，如桥本甲状腺炎引起。

甲状腺功能减退的治疗以左甲状腺素替代治疗为主，左甲状腺素按1～1.5μg/kg剂量口服用药，并且一般不需要停用免疫治疗药物。甲状腺功能亢进的治疗则应根据患者出现的症状决定用药。若患者症状以心动过速为主，则予以β受体阻滞剂治疗；对于症状严重的患者，可酌情使用类固醇激素治疗；若出现类似格雷夫斯病的症状，应使用甲状腺抑制药物，如卡比马唑。所有患者需进行血清促甲状腺激素（TSH）、游离三碘甲状腺原氨酸（FT_3）、游离甲状腺素（FT_4）的测定。

（四）下垂体炎及处理

下垂体炎主要发生于抗CTLA-4治疗后的患者。研究结果显示，伊匹单抗以3mg/kg或10mg/kg不同剂量用药时，下垂体炎发生率分别为4%、13%。然而，抗PD-1/PD-L1治疗后，下垂体炎发生率不足1%。联合使用伊匹单抗及纳武利尤单抗治疗，下垂体炎发生率为8%。下垂体炎通常发生于治疗后6～13周。下垂体炎影响腺垂体激素，包括促肾上腺皮质激素（ACTH）、TSH、卵泡刺激素（FSH）、黄体生成素（LH）、生长激素、催乳素等的分泌，并产生相应的激素缺乏症状，包括乏力、关节疼痛、行为改变、性欲减退、肌无力、头痛、眩晕、恶心等。由于缺乏特异性症状表现，下垂体炎经常被漏诊。与临床症状相比，血清TSH值能更早地提示不良反应的发生，因此需定期评估甲状腺功能。同时，对于任何疑似病例，均应进行垂体激素轴测定。垂体 MRI 的检查有助于治疗后下垂体炎的诊断，MRI 典型表现为垂体增大，可见结节形成。

下垂体炎通常为不可逆的毒副作用，因此对于确诊下垂体炎患者，应长期使用激素替代治疗，例如左甲状腺素等。有症状的下垂体炎，首选类固醇激素治疗［泼尼松龙，1～2mg/（kg·d），口服或等效剂量静注］，若出现血流动力学异常，应选择静脉注射。所有考虑下垂体炎患者，均应行垂体 MRI 检查。

CTLA-4 单抗及 PD-1/PD-L1 单抗治疗后，极少部分病例出现糖尿病及糖尿病酮症酸中毒。对于免疫相关血糖增高，胰岛素替代治疗是关键，不推荐使用类固醇激素，因其可加重糖代谢紊乱。原发性肾上腺功能不全的副作用也有，激素的测定（肾上腺皮质激素降低、ACTH 增高）是原发性肾上腺功能不全与下垂体炎进行鉴别的关键。急性肾上腺功能不全（肾上腺危象）是最危急的症状之一，表现为脱水、低血压、电解质紊乱。肾上腺危象需急诊住院治疗并尽快静脉使用类固醇激素治疗（泼尼松龙）。

对于临床暂无案例报道，但存在理论上可能的不良反应，包括原发性卵巢衰竭及睾丸附睾炎等，需特别告知患者，尤其是年轻的患者，因其潜在可导致性功能障碍、不孕等。

（五）免疫相关肝炎及处理

免疫相关肝炎是指 CTLA-4 单抗及 PD-1/PD-L1 单抗治疗后，出现无法解释的血清谷丙转氨酶（ALT）或者谷草转氨酶（AST）增高，伴随或不伴随血清胆红素增高，通常于免疫治疗后 6～14 周发生。抗 CTLA-4 治疗或抗 PD-1/PD-L1 治疗后，免疫相关肝炎的发生率分别为 1%～7% 以及 1%～6%。然而，两者联合使用，肝炎的发生率高达 30%。3 级以上肝炎发生率低，为 1%～2%。免疫相关肝炎通常没有任何症状，仅表现为血液学的异常改变。部分病例可出现轻度肝大、门静脉高压及淋巴结肿大等。少部分病例出现急性重型肝炎，表现为急性肝衰竭及黄疸。

免疫相关肝炎的诊断需排除其他可能导致肝损伤的因素，包括药物性肝损伤、酒精性肝损伤、病毒性肝炎。影像学检查仍需排除肝转移、胆石症等疾病所致肝功能异常。需进行白蛋白及凝血功能测定以评估肝脏合成功能。肝穿刺组织活检是诊断免疫相关肝炎的金标准，肝小叶内见弥漫 T 细胞浸润以及内皮炎所致的中央脉管坏死。

类固醇激素仍然是治疗免疫相关肝炎最重要的药物之一，对于 ALT 和（或）AST 升高并超过正常值上限 3 倍的患者，应开始使用类固醇激素治疗。若类固醇激素治疗无效,可考虑吗替麦考酚酯(500～1000mg,口服,2次/d)治疗。对类固醇耐药的严重的免疫相关肝炎患者应在肝病专科医师指导意见下行相应处理。

(六)免疫相关肺炎及处理

免疫相关肺炎,包括结节病、组织炎症性肺炎,发生于约1%抗CTLA-4单抗及抗PD-1/PD-L1单抗治疗后的患者,是较严重的免疫治疗相关不良反应,严重者甚至可能危及生命,因此需要经治医师特别注意呼吸系统相关症状。需要警惕的症状包括干咳、呼吸短促及湿性啰音。对于疑似肺炎的患者,应进行常规肺部CT影像检查及呼吸功能测定。免疫相关肺炎典型的CT表现常为磨玻璃样病灶和(或)弥散性结节状浸润,好发于双肺下叶。

免疫相关肺炎的诊断应排除心血管等疾病,如心力衰竭等。同时,患者应进行支气管镜、支气管肺泡灌洗检查,以鉴别肺孢子虫病、呼吸道病毒、军团菌、支原体、衣原体等病原所致感染。对于无症状的免疫相关肺炎可定期观察并继续免疫治疗,对于有症状者,全身类固醇激素仍然是首选治疗措施,若类固醇激素治疗后症状无明显改善,可考虑联合使用英夫利昔单抗治疗。

(七)多发性关节炎及处理

多发性关节炎或关节痛是较常见的免疫相关不良反应,发生率约为5%,尤其好发于抗PD-1/PD-L1治疗后,3级以上不良反应并不常见,发生率不足1%。部分患者使用抗CTLA-4或抗PD-1/PD-L1治疗后,出现红斑狼疮、肌痛症、动脉炎,以及一系列风湿病学常见症状,包括晨僵、滑膜炎、近端肌无力等。对于轻度多发性关节炎、关节痛患者,建议使用对乙酰氨基酚或其他非甾体抗炎药镇痛。中度多发性关节炎、关节痛患者,需使用低剂量类固醇激素(泼尼松,10～20mg/d)治疗。重度多发性关节炎、关节痛患者,建议使用高剂量类固醇激素[泼尼松,1mg/(kg·d)]治疗,并尽早咨询风湿病专科,根据专科意见处理。

(八)中枢神经系统相关疾病及处理

中枢神经系统相关毒性,包括重症肌无力、吉兰-巴雷综合征无论在伊匹单抗、纳武利尤单抗、帕博利珠单抗治疗后均有报道。其他治疗后神经系统疾病主要还包括脑白质病、神经根病、面神经麻痹症、无菌性脑膜炎、多发性神经病、展神经麻痹、髓鞘脱失等。中枢神经系统相关疾病并不是抗CTLA-4及抗PD-1/PD-L1治疗后常见的不良反应,临床研究结果表明,伊匹单抗(10mg/kg)治疗后,中枢神经相关不良反应的发生率不超过3%,而在其他研究中,其发病率不超过 1%。尽管中枢神经系统疾病发生率低，但是需要及时地诊断及治疗，避免不良反应导致的不可逆损害或死亡。在伊匹单抗治疗临床研究中，出现中枢神经不良反应的中位时间为治疗后 13 周。

对于所有免疫治疗后出现的轻度（1 级）神经系统症状，应在神经相关不良反应事件明确后采取对应治疗，建议尽早由神经系统专科协助明确诊断。高剂量类固醇激素［泼尼松，1mg/（kg·d）］治疗应在诊断明确后尽早进行。MRI、神经传导功能检查、诊断性腰椎穿刺有助于诊断。对类固醇激素无效的重症肌无力或吉兰-巴雷综合征患者，需要进一步采取血浆置换、静脉注射免疫球蛋白等治疗。

副肿瘤性神经系统综合征（PNS）是一组可以影响癌症患者神经系统任何部分的疾病，经常由癌细胞中神经元蛋白的异位表达引发的自身免疫反应导致。与传统抗癌治疗相比，免疫作用的免疫毒性发生率显著增加，包括神经免疫相关不良反应（nirAE），如表现为 PNS。从理论上讲，使用免疫检查点抑制剂可能会增加 PNS 的风险，尤其是与这些疾病最相关的常见癌症类型患者（如小细胞肺癌），强调及时诊断和治疗的重要性，防止逆转的神经功能缺损。PNS 可以影响神经系统中枢或外周的任何部分，可以表现为局灶性神经系统疾病（例如，边缘脑炎和脑膜炎，小脑变性）或一般神经系统累及（如脑脊髓炎）。大多数 PNS 具有几个常见特征。第一，在出现癌症之前，70% 的 PNS 患者出现神经症状；特别是全身 PET-CT 显示，高达 95% 的 PNS 患者，首次评估可以发现肿瘤。而且，患者以前有过癌症病史，PNS 的发展常常预示着肿瘤复发。第二，PNS 的发病通常是亚急性的，症状数天或数周逐渐发展，几个月之内导致严重残疾。第三，辅助临床检查有助于发现神经系统综合征，但检测到自身抗体或针对神经元细胞的表面抗原，可以高度预测可能存在的癌症。第四，在没有癌症的情况下，各种神经元自身抗体可用于指导筛查潜在的肿瘤类型。如当边缘脑炎是副肿瘤性病变时，患者通常具有自身抗体，针对细胞内的神经抗原，如 Hu 和 Ma2，或神经元细胞表面蛋白质，如 GABA B 型受体（GABABR）或 α-氨基-3-羟基-5-甲基-4-异恶唑丙酸受体（AMPAR）。

1. 与免疫治疗相关的 PNS 的诊断

PNS 的诊断基于综合征的经典或非经典类型。是否存在癌-神经自身抗体，确认一个肿瘤；并合理排除其他疾病的诊断。发现如下的情况，可以明确诊断为 PNS：第一，存在经典的综合征和肿瘤，无论是否存在癌-神经自身抗体；第二，如果是非经典综合征，存在与癌症有关的癌-神经自身抗体；第三，当进行癌症治疗，没有同时进行免疫抑制治疗后，一个非经典综合征消退或显著改善。

当癌症患者 ICI 治疗后，出现 nirAE 症状时，应该采取相关检查，确定该综合征是否符合一个 PNS 标准。应该考虑四种临床情况：第一，nirAE 的症状与经典 PNS 的相似，不管是否检测到癌-神经或神经元自身抗体；第二，任何 nirAE 症状，存在癌-神经自身抗体；第三，nirAE 的症状与突触受体的自身抗体或其他神经元细胞表面蛋白相关；第四，nirAE 症状的不同于经典 PNS 患者，没有检测到癌-神经或神经元自身抗体。

在前三种情况中，nirAE 符合标准 PNS；但在一些患者中，最终的诊断仍然依赖于排除其他可能的原因。一个例子是 SCLC 的患者，进行基于顺铂化疗和帕博利珠单抗的临床试验，出现快速进展的感觉神经病变并且可检测到 Hu 自身抗体。根据以上标准，应该强烈考虑 PNS 的诊断（不仅是 nirAE 与经典 PNS 相同，而且存在癌-神经自身抗体）。然而，鉴于没有 PNS 的 SCLC 患者 Hu 自身抗体发生率为 16%，而且顺铂可引起感觉神经病变，顺铂相关神经病是一种潜在的替代诊断。因此上述病例，通过电生理学研究进行鉴别诊断很重要，因为帕博利珠单抗治疗可以继续（如果确认顺铂相关的神经病变）或停止（如果最终诊断是感觉神经元病变，由于副肿瘤性的背根神经节参与导致的）。

在第四种情况下，非典型神经病学表型，并且没有与疾病相关的特定神经元或肿瘤抗原的生物标志物，提示神经系统综合征可能有不同的 PNS 病因。例如，nirAE 可以诱导先前存在的自身免疫神经系统疾病（与癌症无关的重症肌无力）复发，或 irAE 导致全身器官功能障碍，反过来这会导致神经系统症状（如代谢性脑病）。

2. nirAE 相关 PNS 的发病率

在用免疫治疗的患者中，总体频率为中度至重度（3～4 级）nirAE，包括脑炎、无菌性脑膜炎、吉兰-巴雷综合征和其他多发性神经病、重症肌无力和炎症伴或不伴有坏死变化的肌病（<1.0%）。然而，考虑到存在确诊困难，由于转移导致新发神经病学症状的患者，一些 nirAE 可能没有报告（或被归因转移的影响），从而真实的 nirAE 频率可能更高。目前大多数免疫治疗有关 nirAE 频率和类型的信息，来自转移性黑色素瘤和其他癌症患者的临床试验，这些肿瘤本身很少发生 PNS。尽管如此，当更常见出现 PNS 的肿瘤，如 NSCLC 或卵巢癌时，nirAE 的频率没有显著差异。有关在 SCLC 的患者中使用免疫治疗的 PNS 风险最高的数据更有限。在Ⅲ期试验中，伊匹单抗或安慰剂与基于顺铂的化疗联合治疗广泛期的 SCLC，接受伊匹单抗治疗的 478 例患者没有报道 nirAE。在开放标签Ⅰ/Ⅱ期试验中，216 例复发性 SCLC 患者进行纳武利尤单抗单独或纳武利尤单抗加伊匹单抗治疗。纳武利尤单抗组中的 1 例患者（1%）除了脑炎，3 例患者（2.6%）合并手

臂的重症肌无力、外周神经病或无菌性脑膜炎。上述初步数据表明，SCLC 患者与其他癌症类型的患者相比，严重的 nirAE 风险并没有增加，而且这些并发症通常不同于经典的 PNS。

大多数临床试验报告中，缺乏对 nirAE 的良好临床描述，难以确定是否有一些观察到的 nirAE 实际上就是 PNS。相比之下，nirAE 的案例报告通常包含详细信息，但可能受选择偏倚，并且可能无法反映典型 nirAE 与免疫治疗之间的关系。神经元抗体检测，是 PNS 诊断至关重要的，在 nirAE 患者不是常规进行。因此需要收集大量 nirAE 患者报告的可用信息，以确定哪种 nirAE 可以被认为是 PNS。

3. 免疫治疗相关 PNS 的处理

早期诊断和治疗对管理 PNS 至关重要，因为大多数综合征是 T 细胞调节，并因此导致不可逆的神经元损伤和神经功能缺陷。的确，对于边缘脑炎的患者，通常头颅 MRI 检查有可确诊的明显的特征性病变。然而，在其他 PNS 的患者中，头颅 MRI 诊断通常是正常的或非特异性的，并且诊断很大程度上取决于检测特征性神经元自身抗体。

在免疫治疗中发生 PNS 的患者，根据 ASCO 指南进行处理，不过还有一些额外的建议。任何可疑的 PNS 都应被视为等级 3～4 irAE，因为几乎总是导致严重的神经功能障碍，应采用皮质类固醇治疗和停止免疫治疗。与针对神经细胞表面蛋白的自身抗体相关的 PNS，由自身抗体直接调节，通常对抗肿瘤治疗和免疫抑制治疗具有反应，而那些靶向细胞内神经细胞抗原的自身抗体相关的 PNS，主要为 CTL 依赖性机制，因而对治疗反应差或有限。尽管用皮质类固醇治疗仍有进展，但建议用免疫球蛋白治疗改善患者症状。然而，值得注意的是，免疫抑制治疗对癌症进展的潜在有害作用的知识是有限的。但关于伊匹单抗相关 irAE 的研究结果发现，使用皮质类固醇不会影响无进展生存或总体生存。

PNS 的其他治疗包括 B 细胞消耗方法，如利妥昔单抗，在 PNS 和癌-神经自身抗体患者的试验中，效果非常有限，但与抗 NMDAR 相关的脑炎中，治疗似乎更有效。接受纳武利尤单抗和伊匹单抗治疗的 SCLC 患者，发展为 Hu 自身抗体相关的边缘脑炎，那他珠单抗治疗有效。此药物是一种抗 α4 整合素的单克隆抗体，限制淋巴细胞迁移穿过血脑屏障，由于此作用机制不太可能干扰 ICI 的全身抗肿瘤作用，因此可能避免停止免疫治疗药物。但是，根据目前的指南，出现严重的 nirAE 是继续使用免疫治疗的一种禁忌证。

考虑到 PNS 恶化或触发 nirAE 的潜在风险，不论已知 PNS 患者还是血清学存在癌-神经抗体证据的患者，是否选择进行免疫检查点阻断治疗尚不清楚。在免疫治疗期间，有活动性自身免疫性疾病的患者，比自身免疫性疾病缓解的患者，症状发作频率更高（发生率为 50％ vs 18％），因此建议有症状的 PNS 患者，应避免使用免疫治疗。而且，初步的研究结果表明，没有重症肌无力的胸腺瘤患者，预先存在乙酰胆碱受体自身抗体，与抗 PD-L1 抗体阿维单抗治疗后肌炎的发生相关联。

（九）检查点抑制剂的心脏毒性

免疫检查点抑制的心脏毒性，首先在早期动物研究中得到证实，发现 CTLA-4 和 PD-1 缺陷的小鼠分别发生严重的 T 细胞心脏浸润和自身免疫性扩张型心肌病。后来的一项研究表明，将卵清蛋白（OVA）特异性 PD-1 缺陷型 $CD8^+$ T 细胞转移到 CMy-mOva 小鼠体内，在小鼠心肌细胞中转基因表达 OVA，导致更严重的心肌炎。此外，通过免疫心肌肌球蛋白诱导的，可以导致心肌炎的 $CD4^+$ T 细胞，PD-1 缺陷小鼠比对照小鼠更易感自身免疫的心肌炎。研究表明，PD-L1 和 PD-L2 的遗传或药理学耗竭，加剧了各种自身免疫性心肌炎模型的疾病严重程度。

1. 心肌炎

ICI 临床试验中的心脏毒性报告很少见，心肌炎是最常见的表现。在一项多中心的 I 期试验中，研究一种抗 PD-L1 抗体用于治疗各种恶性肿瘤，包括肺癌、黑色素瘤和结肠癌的 207 例患者，其中 1 例患者发生心肌炎。在 ICI 治疗之前，患者均未发现心脏病或高血压以外的危险因素。两例患者的实验室数据显示严重的肌炎和心肌炎，肌酐磷酸激酶和心肌酶水平升高（肌钙蛋白 I 和肌酐激酶心肌细胞带）。心电图（ECG）结果显示，1 例患者 P-R 间期延长，另 1 例患者 ST 段压低，超声心动图射血分数为 50％。两名患者最终均发生心室传导延迟，完全心脏传导阻滞。尽管在 1 例患者中使用高剂量类固醇治疗，并开始使用英夫利昔单抗，但两例患者均出现难治性室性心律失常，导致终末期心搏骤停。

对接受伊匹单抗或伊匹单抗加纳武利尤单抗联合治疗的 20594 例患者中，总共 18 例（0.09％）出现心肌炎。另外的回顾性分析，接受伊匹单抗加纳武利尤单抗联合治疗的心肌炎发生率高于纳武利尤单抗单药治疗组（0.27％ vs 0.06％）。此外，2974 例接受联合治疗的患者中有 5 例死亡，而接受纳武利尤单抗单药治疗的 17620 例患者中，有 1 例死亡。提示心肌炎是一种罕见的疾病，但双重 ICI 治疗的风险更高。

在 101 例 ICI 治疗后的重症心肌炎患者中，有 57％抗 PD-1 单药治疗，27％抗 CTLA-4 加抗 PD-1 或抗 PD-L1 治疗的联合。在可获得详细给药信息的 59 例患者中，76％在治疗后的前 6 周内出现心肌炎（范围 5～155d），64％的患者在心肌炎发作前仅接受过一次或两次 ICI 治疗。大多数患者（75％）在 ICI 治疗时未服用心血管药物。相当一部分患者（42％）患有严重的非心脏 irAE，包括肌炎和重症肌无力。总体死亡率高（46％），联合 ICI 治疗的患者明显高于单药治疗组（67％ vs 36％）。

使用多中心登记系统进一步探讨 ICI 相关性心肌炎的临床特征，以评估 ICI 治疗患者有（$n = 35$）和无（$n = 105$）心肌炎的结果。在 102d 的中位随访期间，46％的心肌炎患者出现了主要的心脏不良事件（MACE，定义为心血管死亡或猝死，心源性休克和血流动力学显著异常的完全心脏传导阻滞的复合症状）。有趣的是，38％出现过 MACE 的患者射血分数正常，因此对射血分数作为心脏 irAE 严重程度的衡量标准的可靠性，提出了质疑。

除心肌炎之外，ICI 还诱导其他心脏毒性。1 例转移性肺癌的患者，心电图和心导管检查结果正常，在第二周期纳武利尤单抗治疗后出现精神状态的改变，以及恶心和呕吐，随后显示心电图明显异常，伴有右束支传导阻滞，进展为多发性异位搏动，最终导致持续性室性心动过速，肌钙蛋白 I 和肌酸激酶同工酶（CK-MB）水平异常以及肝炎和肺炎。推测存在自身免疫性心脏毒性，使用高剂量糖皮质激素导致实验室标志物改善或消退，但心律从未正常化，并且在心动过缓、心搏骤停后死亡。尽管该病例未进行组织学分析，但纳武利尤单抗给药与心电图检查结果之间的时间关联表明，心脏传导异常是由药物毒性导致的。与伊匹单抗给药相关的非心肌炎心脏毒性包括心包炎、心脏压塞和具有心尖部心肌病的 Takotsubo 样综合征。2016 年对 6 个临床癌症中心的患者进行分析，确定了 8 例心脏 irAE 的患者，表现包括心肌纤维化、心搏骤停、心肌病和充血性心力衰竭，在 ICI 治疗开始后 4～22 周发病。经胸部超声心动图检查结果变异较大，但大多数表现为左右心室射血分数减少和运动功能减退。8 例患者中有 2 例患者出现心律失常；1 例患者出现非致命性心搏骤停，而另一例患者出现致命性室性心律失常。心内膜心肌活检显示淋巴细胞间质炎症、心肌细胞肥大和心肌纤维化。有趣的是，只有 3 例患者存在心脏 irAE；5 例患者存在其他自身免疫性疾病，包括垂体炎、葡萄膜炎、甲状腺炎、结肠炎和肝炎。

2. 诊断和处理

心脏 irAE 患者的临床表现存在相当大的变异性。在有心肌炎的情况下，临床表现可能涉及诸如疲劳、呼吸困难、胸痛和心律失常或实验室异常（例如心脏生物标志物升高）的症状。但是，缺乏诊断的具体标准。一般而言，ECG 和肌钙蛋白检测是初步的标准筛查工具。鉴于 ICI 治疗中，心律失常的高患病率，对疑似 ICI 诱发心脏病的患者进行心律监测是合适的。值得注意的是，一些患者可能缺乏心脏特异性症状并且心脏功能不全，患者在心电图、超声心动图和心脏 MRI 上显示正常结果。虽然有证据表明，炎性浸润的心脏内肌层活检是确诊心肌炎的最佳标准，但这种方法在重症患者或活组织检查具有高出血风险，或其他并发症的患者中，可能不合适或不可行的。对于不适合心内膜心肌活检的患者，目前建议进行 T1 加权和 T2 加权图像以及晚期钆增强的心脏 MRI。在心肌炎患者中，这种评估对于心肌炎的检测分别具有 76% 和 96% 的敏感度和特异度。鉴于与免疫相关的心肌炎相关的高死亡率，一些临床医师建议 ICI 患者接受心脏 irAE 筛查，并对基线心电图和肌钙蛋白水平进行治疗前评估，然后连续测量肌钙蛋白，特别是接受联合 ICI 治疗的患者。如前所述，由于在暴发性 ICI 相关性心肌炎的情况下射血分数保持不变，射血分数用于确定心脏受累严重程度的有效性受到质疑。

一旦诊断出 ICI 诱导的心肌炎或其他与 ICI 治疗特异性相关的心脏损伤，就必须立即开始使用高剂量皮质类固醇治疗。也可以使用其他免疫抑制剂包括抗胸腺细胞球蛋白、英夫利昔单抗和他克莫司。如上所述，尽管用免疫抑制剂治疗，但 ICI 相关的心脏毒性可能是严重的，会持续存在，导致在随后几天到几周内死亡。严重心脏受累的患者，不建议重新使用相同的 ICI。只有一个已发表的病例描述了心脏 irAE 出现后再次使用 ICI。在该患者中，伊匹单抗治疗后发生非致死性扩张型心肌病，不需要皮质类固醇。后来患者接受了帕博利珠单抗并且未出现复发性心脏功能障碍，提示在给予一种 ICI 后出现轻度心脏病的患者可能会耐受另一类药物。然而，没有数据可用于指导在 ICI 相关的心脏毒性后使用相同的 ICI 或新的 ICI。

（十）其他毒副作用

其他免疫检查点抑制剂相关不良反应，包括免疫相关炎症，如胰腺炎、肾炎、心包炎、心肌炎等；眼科疾病，如巩膜外层炎、结膜炎、葡萄膜炎等；血液系统疾病，如溶血性贫血、血小板减少、血友病等。这些不良反应均不常见，发生率均不超过 1%。对于所有免疫治疗后不良反应，建议各专科共同协助诊断及制订治疗策略。一般来讲，类固醇均是各类不良反应治疗的关键用药，3~4 级不良反应应考虑终止免疫检查点抑制剂的使用。

（十一）处理 ICI 毒性的新治疗观点

由于明显缺乏免疫抑制药物处理高级别 irAE 的前瞻性试验，临床医师只能从小型系列开始研究，从病例报告和专家意见中获得处理这些具有挑战性病例的信息。现行的指南从低剂量开始，逐步推进方法，首先是类固醇，然后根据需要增加免疫抑制药物。一个相反的例子是 ICI 相关的心肌炎，需要强烈免疫抑制药物，由于快速免疫抑制的疗效更好。推测是因为具有暴发性的临床表现，具有高度相关的发病率和死亡率，而且与高剂量治疗相比，较低剂量的类固醇有不良反应增加的风险。

由于缺乏经过验证的生物标志物，依据免疫病理学的个体化关闭策略 (shut-off strategy)，是处理严重 irAE 的合适选择。对于主要表现为 T 细胞浸润的患者，可以针对 T 细胞治疗，最好是抗 IL-6；如果没有药物，抗 IL-1 受体，或抗 IL-12 和抗 L-23 阻断，也可能是一种最佳方法。如果有明显的 B 细胞和浆细胞浸润，抗 B 细胞策略（抗 CD20 和抗 B 细胞激活因子阻断）可能是最佳的选择。中性粒细胞和单核细胞渗透性占主导地位，有或没有肉芽肿模式，靶向抗 TNF-α 是最佳策略。ICI 治疗的数据已经发现，钙调神经磷酸酶抑制剂和吗替麦考酚酯对 T 细胞反应具有明显的抑制作用，可作为二线免疫抑制药物；但是，对于免疫原性肿瘤患者，应避免使用，特别是如果有治愈可能的患者。针对 IL-6 通路，是免疫抑制药物的有力替代，因为 IL-6 是细胞毒性 T 细胞分化中一个主要的急性炎症期调节分子，具有促肿瘤特征，因此不削弱免疫治疗的效果。

1. 皮质类固醇

皮质类固醇被认为是严重 irAE 的一线治疗，因其作用迅速而使用方便。常用的方案包括口服泼尼松（1~2mg/kg）或肠外甲泼尼龙（125~1000mg）。大剂量皮质类固醇具有感染性并发症和干扰代谢的固有风险（如医源性库欣综合征），因此皮质类固醇应该从患者出现早期康复的迹象开始减量。但是，建议逐渐减量的时间是 4~6 周，相对于半衰期长的 ICI 避免反跳现象。

2. 钙调神经磷酸酶抑制剂、硫唑嘌呤、吗替麦考酚酯和抗 TNF-α 治疗

治疗 ICI 相关性结肠炎和肝炎，可以用单剂量 5mg/kg 英夫利昔单抗（TNF-α 单克隆抗体），是皮质类固醇难治性结肠炎非常有效的治疗。对于一些复发或症状没有改善的患者，2 周后第二次给药是必要的。依那西普、阿达木单抗、赛妥利珠（certolizumab）和戈利木单抗（golimumab）也可以替代英夫利昔单抗。值得提出的是，当使用抗 TNF-α 单克隆抗体治疗 irAE 时，应该谨慎罕见的矛盾不良事件——这些药物会加剧他们准备治疗的 irAE 事件。主要包括银屑病（牛皮癣）、炎症性肠病、肺肉芽肿病和葡萄膜炎的出现或恶化。因此，临床医师应该考虑鉴别诊断。可能的具体方案是阿达木单抗每 2 周 40mg，戈利木单抗 50mg 每月 1 次，依那西普 50mg 每周 1 次，或赛妥利珠 400mg 每月 1 次。

目前的大多数指南提倡吗替麦考酚酯是 ICI 相关毒性的二线治疗，但证据水平相对较低。钙调神经磷酸酶抑制剂也被用作皮质类固醇难治性结肠炎和肝炎的

辅助治疗，但相关文献也并不是很多。为了确认安全的治疗剂量并避免毒性，吗替麦考酚酯和钙调神经磷酸酶抑制剂应该依据血浆水平制订剂量和给药计划。

3. 抗 IL-1 阻断治疗

IL-1 是急性炎症期间的主要细胞因子之一。IL-1 阻断被认为对癌症治疗没有不利影响，可能是某些 irAE 的一种主要治疗选择，如急性重症肌无力、脑炎、严重的关节炎、慢性炎症脱髓鞘多发性神经根神经炎、严重的抗 TNF-α 难治性结肠炎、肺炎和心肌炎。可能的方案是阿那白滞素（anakinra），一种重组 IL-1 受体拮抗剂 100mg 每天一次，或卡那单抗（canakinumab）300～600mg 每 8 周一次。

4. 抗 IL-6 阻断治疗

IL-6 与 IL-1 和 TNF-α 一样，也是急性炎症阶段的主要细胞因子之一。另外，IL-6 可促进癌症的发展和转移，并作为主要细胞因子，产生全身炎症反应和扩大癌症相关症状，可能导致体能状态和生活质量的恶化。因此，使用抗 IL-6 治疗作为前期治疗方案，可能是抗 TNF-α 或抗 IL-1 药物一个很好的替代，用于许多 irAE 适应证，不损害免疫治疗的效果。使用剂量是 8mg/kg，通过静脉内每月给药一次治疗，或 162mg 皮下注射每周一次。但是，ICI 相关的小肠结肠炎患者则应小心使用，因可能增加胃肠道穿孔的风险。

5. 抗 IL-17 治疗

在伊匹单抗诱导的结肠炎中，存在高 IL-17 血清水平。然而，有关 IL-17 阻断存在相互矛盾的证据，由于在不同的肿瘤类型和个体微环境中，IL-17 具有控制或促进肿瘤的双重作用。有几种抗 IL-17 单克隆抗体可供，可按如下方式使用：依西贝单抗（ixekizumab）皮下注射，80mg，每 2 周一次；博达路单抗（brodalumab）皮下注射，210mg，每 2 周一次；苏金单抗（司库奇尤单抗，secukinumab）皮下注射，150mg，每周 1 次。

6. 抗 IL-23 和抗 IL-12 治疗

乌司奴单抗（ustekinumab）是一种常见的针对 IL-23 和 IL-12 p40 亚基的单克隆抗体，批准治疗皮肤银屑病和相关的关节炎。对于严重的 irAE，乌司奴单抗是一种可以选择的治疗方案，诱导剂量 6mg/kg 静脉治疗，然后 90mg 每 8～12 周一次。

7. 抗 B 细胞策略

irAE 的发病机制中，T 细胞的主要作用已经确立，但也有一些研究报道了 B 细胞可能的作用，特别是在皮肤 irAE（具有大疱表型）和内分泌 irAE（如垂体炎和甲状腺炎）中。利妥昔单抗可能是 ICI 诱导的具有自身抗体的自身免疫性疾病的一种极好治疗选择，可能方案是利妥昔单抗两个疗程，1g，每隔 2 周，每周 1

次，持续 4 周。贝利尤单抗（belimumab，抗 B 细胞激活因子抗体）已在系统性红斑狼疮患者中显示出疗效，因此可能是利妥昔单抗的辅助药物，但最佳组合和适当的治疗顺序，仍然不是很清楚。

　　8. 静脉注射免疫球蛋白和血浆置换去除术

　　ICI 诱导的不良反应，标准治疗方法是静脉内注射免疫球蛋白 400mg/（kg·d），持续 5d，显示明显改善 irAE。难治性疾病可能会需要用钙调神经磷酸酶抑制剂或静脉注射免疫球蛋白治疗。可能的方案是静脉注射免疫球蛋白 400mg/（kg·d），连续 5d，每月一次，总共 3～4 次。血浆置换作为吉兰-巴雷综合征治疗的基石，皮质类固醇难治性免疫相关吉兰-巴雷综合征和脑炎患者，血浆置换可被视为潜在的候选策略[2]。

第四节　免疫细胞治疗相关不良反应及处理

　　免疫细胞疗法包括肿瘤浸润性淋巴细胞治疗（TIL）、T 细胞受体治疗（TCR）、CAR。目前仅有靶向 B 细胞上 CD19 蛋白的 CAR-T 成功用于临床。由于正常细胞也表达 CD19 蛋白，因此 CAR-T 细胞治疗的不良反应在所难免。CAR-T 细胞治疗的不良反应主要包括 CRS、神经系统毒性、脱靶效应、过敏反应以及肿瘤溶解综合征（TLS）。

一、不良反应的机制

　　脱靶效应是 CAR-T 细胞治疗后另一常见的不良反应。由于 CAR-T 细胞的靶抗原既表达于肿瘤组织表面也在一定程度上表达于正常组织及器官表面，因此 CAR-T 细胞治疗中难以避免攻击正常组织及细胞，造成脱靶效应。另一方面，即使靶抗原不同于正常组织抗原，部分序列/表位或结构上的相似性也有可能触发交叉免疫反应，发生交叉不良反应。在 CAIX 特异性 CAR-T 细胞治疗转移性肾细胞癌的研究中首次报道了脱靶效应不良反应的发生。此研究发现，患者在输注自体 CAR-CAIX 细胞后发生严重黄疸，肝脏穿刺活检结果显示在胆道周围有明显的 T 细胞浸润，提示发生了胆管炎，采用免疫组化染色发现在 T 细胞浸润区域的胆管上皮有较高的 CAIX 表达，从而揭示了 CAR-CAIX 细胞对正常组织的损害机制。此外，在 CAR-Her2 临床试验中，转移性结直肠癌患者在输注细胞后，CAR-T 细胞攻击了部分表达 Her2 的正常肺组织，并发生急性肺水肿、呼吸衰竭。CAR-T 细胞的这种损伤机制与抗原有关，因此筛选更具特异性的肿瘤抗原是减少脱靶效应发生的关键。

靶外毒性的机制是由于交叉抗原识别（或交叉反应），产生不可预知的特异性反应。非天然 TCR 对不同抗原表位可发生交叉反应，被认为导致了个别病例的主要毒副作用。抗黑色素瘤相关抗原基因 A3（MAGE-A3）的鼠源性 TCR，可识别 MAGE-A12 中的相似表位，也由 HLA-A0201 提呈。这两个表位的不同在于 P2 氨基酸的不同，其中 MAGE-A12 表位为蛋氨酸且恰好是 HLA-A0201 结合锚定残基。正常组织不表达 MAGE-A3，但脑组织表达 MAGE-A12，2 例 MAGE-A3 改造的 T 细胞治疗患者遭受了不可逆的 CNS 损伤。另一个 MAGE-A3 抗原表位由 HLA-A0101 提呈，为 TCR 的靶点。此 TCR 可识别肌联蛋白的一个表位，后者存在于心肌细胞。2 例使用这种 CAR 免疫细胞治疗的患者发生了致命的心脏毒性。

二、细胞因子释放综合征

细胞因子释放综合征（cytokinerelease syndrome，CRS）是 CAR-T 细胞治疗中最常见、最严重的不良反应。CRS 是指在 CAR-T 输注及预处理过程中，机体免疫细胞大量活化、溶解，导致细胞因子，如 IL-6、IFN-γ、TNF、IL-2、IL-8 和 IL-10 等被大量释放，从而引起一系列全身症状。CRS 临床诊断标准包括以下几点。①发热（≥38℃）至少持续 3d。②两种细胞因子最大倍增数≥75 倍，或一种细胞因子最大倍增数≥250 倍。一旦发生 CAR-T 细胞治疗相关毒性，应采取及时有效的评估处理措施。③至少有一种临床毒性症状表现，包括低血压、低氧血症、神经系统症状。CRS 患者的典型发热通常在回输 CAR-T 细胞后约 24 h 开始并且可以持续数天。然而，发热与临床相关毒性的多少、严重程度和发病趋势并没有明确的关系。

CRS 对患者造成的影响是多方面的，常见的症状包括高热寒战、低血压、心脏输出功能下降、缺氧与肺水肿、转氨酶及胆红素异常、急性肾损伤、贫血、凝血功能异常、B 细胞成熟障碍及神经功能障碍（抽搐、行为改变、反应迟钝等）。尽管 CRS 为 CAR-T 细胞治疗最严重的不良反应，但 CRS 也是 CAR-T 细胞治疗疗效预测的重要因素。CRS 的严重程度也与治疗前肿瘤负荷呈正相关，治疗前肿瘤负荷高的患者，CRS 发生的严重程度更高。血清 CRS 相关细胞因子的监测也可以指导和判断 CRS 发生的严重程度。另一方面，研究发现血清 C 反应蛋白（CRP）水平的增减与 CRS 患者血清细胞因子（IL-6）水平显著相关，同样 C 反应蛋白水平与类固醇药物对 CRS 的疗效显示了明显的负相关。C 反应蛋白水平超过正常阈值预示具有 CRS 发生的高度危险性。但与细胞免疫治疗中 CRS 预测相关的生物标志物仍在进一步探索中。

所有接受 CAR-T 细胞输注前，应完善心电图、超声心动图及肌钙蛋白的检测以制订基线标准，患者需至少住院观察 9d，并进行密切的血流动力学监测。住院期间定期检测体温、心率、呼吸、血压等一般生命体征，并根据检测结果，调整检测频率。每 2 d 监测血液学指标，关注血细胞代谢情况；每天检测血尿酸、IL-6 等细胞因子及 C 反应蛋白，评估肾功能及体内炎性反应情况。所有接受 CD19 特异性 CAR-T 细胞治疗患者均需定期进行 B 细胞检测，B 细胞成熟障碍往往伴随着低丙种球蛋白血症。若患者血清中 IgG 低于 40mg/L，需静脉输注丙种球蛋白进行替代治疗。

发热是 CAR-T 细胞输注后最常见的症状，一般采用非甾体抗炎药（NSAID）及物理降温措施控制体温。尽管在大多数 CAR-T 临床试验中，糖皮质激素及 NSAID 经常被用于炎症控制，但有研究者认为，糖皮质激素会影响 CAR-T 细胞的功能，应避免使用。对于出血、胃黏膜损伤及肾功能损伤的患者，NSAID 也应谨慎使用。粒细胞缺乏症患者如果出现高热症状，首先考虑感染并按照相关临床路径进行治疗。由于 CRS 及感染均可产生发热症状，因此在临床治疗时需检测细胞因子水平加以鉴别。如发现发热的患者，应使用血液和尿液培养，胸部 X 线摄影和其他检查（如巨细胞病毒 PCR、呼吸道病毒筛查和胸部 CT）进行感染评估。处理顺序应该包括经验性广谱抗生素治疗，包括革兰氏阴性菌的覆盖率，因为脓毒症和 CRS 有重叠症状，没有阳性培养物不能排除免疫功能低下的癌症患者的致病性感染。

CAR-T 输注后出现的血流动力学改变（低血压）必须引起重视并进行早期处理，补液治疗（5% 葡萄糖氯化钠注射液或葡萄糖酐）最为直接，但在容量复苏时需考虑血管渗出及肺水肿的可能，并做好相应应急预案。对于肺容量不足的低血压患者，需予血管活性药物升压治疗。CAR-T 输注造成的单一或多种血细胞减少，需进行成分输血或补偿相应血细胞生长因子（EPO、TPO 等）。如果中性粒细胞计数少于 $0.5 \times 10^9/L$，应使用粒细胞集落刺激因子，直到绝对计数大于 $1.5 \times 10^9/L$；如果出现血红蛋白低于 80g/L 或者血小板低于 $20 \times 10^9/L$ 的情况，需进行成分输血；如出现 APTT 时间延长大于正常值的 2 倍，输注新鲜冰冻血浆也是重要的手段，如血浆纤维蛋白原低于 10mg/L，需输注冷沉淀。

CAR-T 细胞治疗后一旦发生 CRS 并诊断明确，则应尽早采取合适的治疗方案控制炎症因子上升引起的临床症状，在避免发生致命性 CRS 的前提下最好不要影响免疫细胞的抗肿瘤效应。皮质类固醇应避免用于发热或在输血前用药，以避免限制 CAR-T 细胞治疗的有效性。全身性应用皮质激素也已被证实对 CAR-T 输注后 CRS 有抑制作用，并可以快速控制 CRS 症状而不影响初始抗肿瘤效应。然而，由于皮质类固醇抑制 T 细胞功能和（或）诱导 T 细胞凋亡，长期（超过 2

周）大剂量应用皮质激素会影响抗肿瘤作用。虽然长期疗效是否受到影响仍然不清楚，但皮质激素用于治疗由 CAR-T 细胞治疗引起的毒性作用并不影响客观和完全缓解率，也不影响反应的持久性。考虑到这些问题，只有当 CAR-T 细胞治疗的毒性对抗 IL-6 治疗难以处理时，通常才考虑使用皮质类固醇。

　　CAR-T 细胞治疗后，CRS 严重程度与血液 CAR-T 细胞水平峰值和血清 IL-6 水平呈现强烈的正相关。因此，建议仅在托珠单抗无法控制的 CRS 出现时，给予皮质激素的治疗（如甲泼尼龙）。IL-6 受体抑制剂托珠单抗（tocilizumab）是 2017 年经美国 FDA 批准的有效并且能立即控制 CRS 症状的单克隆抗体。托珠单抗可以封闭 IL-6 受体，CRS 症状包括发热和低血压几乎可以立刻好转，但封闭 IL-6 造成的神经系统后遗症目前尚未知。因此，托珠单抗或嵌合的抗 IL-6 单克隆抗体司妥昔单抗（siltuximab），已成为治疗中度至重度 CRS 的药物选择。迄今为止，托珠单抗在治疗 CRS 方面比司妥昔单抗更常用，在总体缓解率、完全缓解率、缓解持续时间等方面，似乎并未影响 CAR-T 细胞治疗的疗效。然而，使用托珠单抗是否比司妥昔单抗治疗为 CRS 提供了优势尚不明确。其他细胞因子抑制剂，如 TNF 抑制剂依那西普（etanercept）等，在理论上可以抑制 TNF 相关性 CRS，但仍需进一步临床研究验证。

三、神经系统不良反应

　　CAR-T 所产生神经毒性的临床处理较为复杂。与 CRS 类似，CAR-T 细胞相关脑病综合征（CAR-T cell relevant encephalopathy syndrome，CRES）的管理基于毒性等级。1 级 CRES 主要进行支持性治疗管理。病床的头部应升高至少 30°，以尽量减少误吸风险并改善脑静脉血流。对于所有 CRES 患者，无论分级如何，均应要求神经学会诊，进行彻底的神经评估，包括脑电图和基底扫描检查以排除视盘水肿。对于非瞳孔放大的不安定患者，评估皮肤水肿可能很困难。如果有神经影像学检查和脑脊液开放测压，可以更好地评估颅内压增高和可能的脑水肿，以排除视盘水肿；然而，当患者不安或患有凝血功能异常时，腰椎穿刺也可能不行。在具有奥马西亚测压患者中，可以在仰卧位测量开放压力，并将压力计底部置于心脏水平。应结合这些技术来诊断颅内压是否增高和脑水肿。尤其是重复的神经影像学检查，最好结合神经放射学检查结果，推荐检测 3 级或 4 级 CRES 患者的脑水肿早期征象，以及 CRES 级别快速改变的患者（两级分级增加，如 1 级 CRES 恶化到 3 级）。患者的临床状态通常决定选择神经影像学模式：颅脑 MRI 是首选，但不适用于不稳定或激动的患者，而 CT 可以替代。根据经验（涉及约 50 例 CRES 患者中的 4 例），用 CAR-T 细胞治疗的患者，发生脑水肿的概率与其他急性和临床显著的神经学改变相关，例如低 CARTOX-10 评分和（或）癫痫发作。

对于 1 级及以上 CRES 合并 CRS 的患者，推荐使用抗 IL-6 治疗（但相反的观点认为，托珠单抗分子量较大，很难通过血脑屏障，因此对中枢神经系统毒性的治疗作用较弱。而且如果在不恰当的时候使用托珠单抗，将导致外周 IL-6 受体饱和，进而升高血清中游离的 IL-6 水平，加重神经系统毒性）；如果不与 CRS 相关，皮质类固醇是 2 级以上 CRES 患者的优选治疗方法，并且可以在 CRES 改善至 1 级后逐渐减量。最佳类固醇治疗的疗程尚不清楚，尽管根据文献的经验，短期治疗可以改善神经毒性，但不会影响抗肿瘤治疗的反应。在皮质类固醇逐渐减少期间，应密切监测患者神经毒性症状的复发情况。对于 3 级 CRES 患者，建议在 ICU 进行监测；所有 4 级 CRES 患者都需要监测，因为可能需要机械通气保护气道。这些患者的非惊厥性和惊厥性癫痫持续状态，应根据需要使用苯二氮䓬类药物和其他抗癫痫药物（最好使用左乙拉西坦）来控制。一些患者对苯二氮䓬类药物的反应迅速，脑电图和精神状态均有改善。在左乙拉西坦治疗后，苯巴比妥是治疗 CRES 相关症状的首选抗癫痫药物；苯妥英钠和拉科酰胺与心血管不良反应风险较高相关，因此，应将其排除用于并发 CRS 患者，以避免心律失常和低血压。颅内压升高的 3 级 CRES 患者应立即使用皮质类固醇和乙酰唑胺进行处理；患有脑水肿的 4 级 CRES 者应接受高剂量皮质类固醇，过度通气和高渗治疗[3]。

四、HLH/MAS 毒性

噬血细胞性淋巴组织细胞增多症（haemophagocytic lymphohistiocytosis）/巨噬细胞活化综合征（macrophage activation syndrome）（HLH/MAS）包括一组严重的免疫功能紊乱，其特征为巨噬细胞和淋巴细胞的超活化，促炎细胞因子的产生，淋巴组织细胞浸润和免疫调节的多器官功能衰竭。CAR-T 细胞治疗后 CRS 患者的临床特征和实验室检查结果与 HLH/MAS 相似，包括高热，多器官功能障碍，中枢神经系统紊乱，血清铁蛋白、乳酸脱氢酶、可溶性 CD25 和细胞因子（如 IFN-γ 和 IL-6）的血清水平上升，以及低血清纤维蛋白原水平。因此，CRS 与 HLH/MAS 可能属于类似的系统性炎症性疾病。

根据 CAR-T-cell-therapy-associated toxicity（CARTOX）工作组的经验，CRS 患者通常对抗 IL-6 治疗和皮质类固醇治疗有反应，但在所有 CAR-T 细胞治疗的患者中，约有 1% 出现暴发性和难治性 HLH/MAS，并需要额外的治疗。事实上，如果不及时治疗，难治性 HLH/MAS 与高死亡率相关；然而，在 CRS 的情况下，HLH/MAS 的诊断可能很困难。传统的 HLH/MAS 诊断标准：在三种造血细胞系（红细胞、白细胞和血小板）中至少有两种出现减少，发热，脾大，伴有 D-二聚体升高的高甘油三酯血症或低蛋白血症，在骨髓中血红细胞增多症，高铁蛋白血症，高水平的可溶性 CD25 以及低或不存在的 NK 细胞活性（并不是特异性的）。事实上，上述特征常常出现在即使是低度 CRS 患者中，也存在于没有 CAR-T 细胞治疗的晚期血液恶性肿瘤患者中。因此，CAR-T 细胞治疗后 CRS 患者的 HLH/MAS 诊断需要新的标准。

如果患者在 CRS 期（通常在细胞输注后的前 5d 内）具有＞10000ng/mL 的峰值铁蛋白水平，并且已经发展了"≥3 级涉及肝脏、肾脏或肺脏的器官毒性"或者"骨髓或其他器官中的血细胞吞噬"中的任何一项，则应该进行 CAR-T 细胞相关性 HLH/MAS 的诊断。根据 CRS 建议，对疑似 HLH/MAS≥3 级器官毒性的患者，应使用抗 IL-6 治疗和皮质类固醇治疗。如果患者在 48 h 内，临床症状或血清学方面没有改善，应该考虑采用依托泊苷 $75 \sim 100 mg/m^2$，因为证据表明，该药物是难治性 HLH 的首选治疗。此外，该药物可用于肝肾功能不全患者。事实上，尽管存在器官功能障碍，依托泊苷治疗可以快速起效，对 HLH 诊断概率高的患者来说是必不可少的，因为 HLH/MAS 死亡风险很高。$4 \sim 7d$ 后依托泊苷可以重复使用，以达到充分的疾病控制。对于 HLH 相关神经毒性的患者，也应考虑鞘内注射阿糖胞苷（含或不含氢化可的松）。尽管依托泊苷和阿糖胞苷经常用于治疗家族性和恶性相关性 HLH，但是目前还缺乏直接证据支持其用于 CAR-T 细胞相关性 HLH 患者。

广义而言，HLH 治疗的目标是抑制过度活跃的 $CD8^+$ T 细胞和巨噬细胞，改善这种免疫综合征；然而，目前的治疗并不专门针对这些细胞类型。在不久的将来，在 HLH/MAS 中发挥核心作用的特定细胞因子，如 IFN-γ，将可能在临床开发中使用药物进行靶向治疗。例如：人源化抗 IFN-γ 单克隆抗体 NI-0501 在 13 例难治性原发性 HLH 患儿中有 9 例（69％）产生反应，具有良好的耐受性。

五、其他不良反应

其他不良反应有过敏反应及肿瘤溶解综合征（TLS）。

过敏反应也是 CAR-T 细胞治疗的不良反应之一。在一项对胸膜间皮瘤患者进行 CAR-T 细胞治疗临床研究中，发现一位接受过多次抗人间皮素 CAR-T 细胞治疗的患者，在第三次输注结束后出现严重的过敏反应，导致心搏骤停。分析原因，多考虑为 CAR 结构中鼠源性抗体序列表达导致机体释放 IgE 所致。

TLS 是 CAR-T 细胞疗法的另一个不常见的不良反应。在 CAR-T 细胞治疗血液肿瘤的研究中，部分未接受过化疗的患者发生了肿瘤溶解综合征，说明此类 TLS 主要由 CAR-T 细胞治疗引起，而与化疗无明显关系。TLS 主要表现为高尿酸血症、高钾血症、高磷血症、低钙血症、代谢性酸中毒等一系列代谢异常，发生机制为溶解的肿瘤细胞的胞内代谢产物快速释放并进入血液循环。肿瘤溶解综合征也可表现为延迟性发作，在 CD19 特异性 CAR-T 细胞输注后 1 个月发生。

TLS 的治疗应采取相应的处理方式，包括使用别嘌醇、水化、碱化尿液以及应用拉布立酶等。对于肿瘤负荷较大的患者，尤其是已侵犯骨髓的 ALL 及 NHL 患者，在 CAR-T 输注前应该采用别嘌醇等预防 TLS 的发生[4]。

参考文献

[1] 胡胜 . 临床肿瘤免疫治疗学 [M]. 武汉：湖北科学技术出版社，2020.

[2] 程思远，韩子翰，郭晓欢，等 . 肠道菌群与肿瘤免疫治疗疗效及不良反应关系的研究进展 [J]. 实用肿瘤学杂志，2022，36（6）：520-525.

[3] 孟雨，白玉贤 . 肿瘤免疫治疗引起的常见免疫不良事件及相关问题总结分析 [J]. 现代肿瘤医学，2022，30（18）：3418-3422.

[4] 张晓艳，王东，隋东江，等 . 肿瘤免疫治疗并发免疫相关不良事件 1 例 [J]. 武警医学，2022，33（8）：707-710.